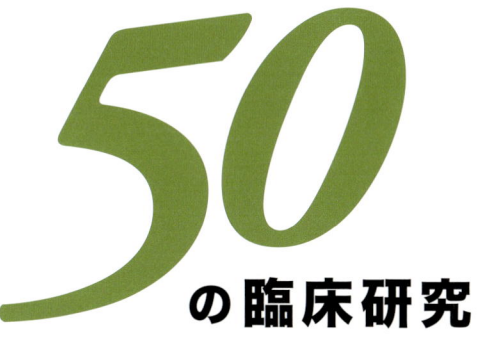

医師として知らなければ恥ずかしい 50の臨床研究

内科医編

編

Kristopher J. Swiger, MD
Resident Physician, Internal Medicine
The Johns Hopkins Hospital
Baltimore, Maryland

Joshua R. Thomas, MD, MPH
Cardiology Fellow, Pediatrics and
Adult Congenital HD
Nationwide Children's Hospital
The Ohio State University
Columbus, Ohio

Michael E. Hochman, MD, MPH
Medical Director for Innovation
AltaMed Health Services
Los Angeles, California

Steven D. Hochman, MPH
Medical Student
Keck School of Medicine of
the University of Southern California
Los Angeles, California

シリーズ編者

Michael E. Hochman, MD, MPH

訳

石山貴章
新潟大学地域医療教育センター/魚沼基幹病院
総合診療科

谷口俊文
千葉大学医学部附属病院
感染症内科・感染制御部
国際医療センター

50 Studies
Every Internist
Should Know

メディカル・サイエンス・インターナショナル

To Shannon, the reason for everything I do.

—*Kristopher J. Swiger, MD*

To my wife, Ive Caroline, and children, Jeffrey, Daniel, and Jacob, and to my parents, Jeff and Sharolyn Thomas. Thanks for all of your love and support.

—*Joshua R. Thomas, MD, MPH*

To the Cambridge Health Alliance Internal Medicine Residency Program, where I learned to practice thoughtful, patient-focused, evidence-based medicine.

—*Michael E. Hochman, MD, MPH*

To Mom and Hannah.

—*Steven D. Hochman, MPH*

Authorized translation of the original English Edition,
"50 Studies Every Internist Should Know", First Edition
edited by Kristopher J. Swiger, Joshua R. Thomas, Michael E. Hochman, Steven D. Hochman

© Oxford University Press 2015
All rights reserved.

本書は2015年に出版された50 Studies Every Internist Should Knowの翻訳であり、オックスフォード大学出版局との契約により出版されたものである。翻訳に関するすべての責任はメディカル・サイエンス・インターナショナルにあり、オックスフォード大学出版局は内容の誤り、欠如、不正確さ、あいまいな表現、およびこれら翻訳によって生じた損害について、いかなる責任も負わない。

50 Studies Every Internist Should Know, First Edition was originally published in English in 2015. This translation is published by arrangement with Oxford University Press. Medical Sciences International, Ltd. is solely responsible for this translation from the original work and Oxford University Press shall have no liability for any errors, omissions or inaccuracies or ambiguities in such translation or for any losses caused by reliance thereon.

© First Japanese Edition 2016 by Medical Sciences International, Ltd., Tokyo

Printed and Bound in Japan

訳者序文

　システマティックな教育を受けている印象がある，米国内科臨床研修。だが，いわゆる先輩から後輩への「口伝」の部分は意外と多い。「エビデンスに基づくと，こうだ」とか「それにはエビデンスがない」という形での，「口伝」である。私自身，もう10年ほど前に受けた米国内科臨床研修で，そういった口伝で学んでいたことを思い出す。

　本書を訳しながら日々感じていたのは，「ああ，あの治療はこのエビデンスがもとになっていたのか」とか「これが，あのもとネタか」といったことであった。内容は「口伝」により知ってはいても，その原著論文を意外に読んでいなかったことに気づかされて，そこで自分の勉強不足を深く恥じる，その繰り返しであった。その意味で，本書日本語タイトル「知らないと恥ずかしい」は，私の胸に深く突き刺さるものである。

　米国臨床の利点を1つだけ挙げるとすれば，それはそういった「口伝」による学びでも，あるいはもはや当たり前に行われている治療や予防でも，それらがすべて「エビデンス」に基づいているという，ある意味当たり前の事実である。「エビデンスに基づく」ということが，呼吸をするように根付いている，そういう印象を受ける。

　日常臨床で「スタンダード」になっているものは基本すべて，多かれ少なかれエビデンスに基づいているという事実。これは，「口伝」での学びでもある程度大丈夫，という安心感につながってくる（無論，十分ではない。原著に当たったほうがよいのは，いうまでもない）。振り返って，日本ではどうか。（日本発のエビデンスはむろん重要だが，）昔から使われてきた薬を，ただ漫然と使ってはいないか？　「新製品」を，製薬会社の説明をなんとなく鵜呑みにして，使ってはいないか？

　本書は，そういった臨床世界の「エビデンスの宝庫」からの，エッセンスの抽出である。すでに研修を修了し，雑多な日常臨床業務に追われる医師が，膨大なエビデンスに関して1つひとつ原著に当たるのは，ほぼ不可能であろう。その際に，この良質なエッセンスは，プラクティカルな意味で，大きな助けとなるはずである。また本書を読むことで，「エビデンスに基づく」ということの意味の一端に触れることもできる。

　本書は著者らによって触れられているように「医師として知らなければ恥ずかし

い 50 の臨床研究」の姉妹編である．内科関連で本書と重なっている合計 20 章は，姉妹編の訳者である谷口俊文先生が訳し，残りを私が訳した．結果，訳者として谷口先生との共同作業となっている．セントルイスでご一緒し，折に触れ励ましあった谷口先生との共同作業ができたことは，私にとって感慨深い．

　翻訳に関しては，可能な限り原著に忠実に，でも読みやすさを損なわないように心掛けたつもりである．読者の皆さんの一助になれば，訳者として望外の喜びである．

平成 28 年 3 月吉日
お酒とお米のおいしい魚沼にて
石山貴章

訳者序文

　本書は家庭医を対象にした「医師として知らなければ恥ずかしい50の臨床研究」の姉妹編であり，内科医を対象としている．前書と同じ論文を取り上げている章を私が担当し，新たな章は石山貴章先生が担当した．石山先生は日本の臨床現場で活躍されている本格的な米国流内科医であり，尊敬する友人の1人である．本書の翻訳をご一緒できたのは誠に光栄である．

　さて医師ならば常日頃勉学に励み，最新の文献には目を通すべき，と思われるだろうか？　EBM (Evidence-Based Medicine) の教科書ではよく Oscar London の Kill as Few Patients as Possible という本に書かれている Rule 31 が引用される．

Rule 31　"Review the world literature fortnightly"

「2週間に一度は世界中のすべての文献に目を通すべし」といっているのだ．もちろん臨床現場で使用するためには，批判的吟味をして妥当性の評価をしなければならない．もしこれができれば本書はいらない．幅広い内科領域を網羅するように重要論文を効率よく勉強したい方には本書を読み，基礎を作ったうえで，さらに掘り下げた勉強をしていただければ幸いである．

平成28年3月吉日
行きつけのスターバックスにて
谷口俊文

原著序文

50 Studies Every Doctor Should Know シリーズ*の1つとして，この本は書かれた。そしてその目標は，実地臨床に携わる医療者，研修医，そしてまた興味をもつ患者らに，一般内科のエビデンスの土台を形づくる「鍵となる研究 (key study)」に慣れ親しんでもらうことである。我々は臨床的な判断を下す際，しばしば文献をその拠り所とするものだが，たいていはまず，その量の多さに圧倒されてしまう。そして外来診療，あるいは病棟において何か判断をする際，まず医学論文の理解から始めることは非実用的であり，また時に時間の無駄のようにも感じられるかもしれない。なんやかんやいっても，その道のプロ集団が提供するガイドラインは，要約した形でそのベストプラクティスを明確に示してくれる。それで十分ではないのか。

問題は，臨床における意思決定がしばしば微妙であるという点だ。たとえば，最近のガイドラインでは，60歳以上の成人の血圧目標値は150/90 mmHgより低値，となっている。だが，高齢でかつ虚弱な患者に対しても，この推奨は当てはまるのだろうか。この本のなかでその概要を述べている高血圧に対する「鍵となる研究」が，この質問に対し，重要な見識を我々に与えてくれる。これらの研究は，80歳以上を含む高齢者における血圧管理の利点を示してはいる。だが，こういった研究では，認知症のような重大な合併症をもつ薬剤副作用リスクの高い患者は，はなから除外されている。そのために，高齢かつ虚弱な患者に対する適切な血圧管理は，いまだにはっきりしないのである。そして最適なケアを行うためには，単にガイドラインを参照するだけでなく，医学論文とさらに患者個人の状況とを，それぞれよく考え合わせる必要が生じるわけだ。同様に，メジャーなガイドラインは現在，50〜74歳の女性に対し，マンモグラフィーによるスクリーニングを推奨している。だが実は，この本にあるように，そういったスクリーニングの絶対的な利点は少ないことがわかっている。そしてまた，それは本来臨床的に意味をもたなかったであろうがんを過剰診断してしまう危険を，常に孕んでいるのである。こうしてみると，もし

---

* **訳者注**：同シリーズの本としてMEDSiから，『医師として知らなければ恥ずかしい50の臨床研究』が刊行されている。

女性患者が強くスクリーニングを拒んだならば，その際に彼女の選択を誠意をもってサポートすることは，十分に適切な行為といえるかもしれない。たとえそれが，ガイドラインという観点からは逸脱するとしても。

　この巻で我々は，一般内科分野の「鍵となる研究」を見極めたうえで，それらを，わかりやすいフォーマットにまとめるよう試みた。我々が選んだ研究のうち，20 はオリジナルの版である 50 Studies Every Doctor Should Know から，残りの 30 はこの版のために新規に選ばれたものだ。我々はまず，それぞれの研究の問題となっている臨床的な課題をはっきりさせたうえで要約を始めた。そのうえで，その研究の主要結果と，その方法論的な長所と短所とをそれぞれまとめた。そしてその中心となるメッセージと，それが実地臨床において意味するところを，それぞれ強調することにより要約の結びとした。さらにもう 1 つ，そこで学んだことを読者が実地臨床に生かせるように，それぞれの章の最後に臨床症例を挙げている。

　読者がこの本を読み終えた際，単にここで述べる「鍵となる研究」を強く理解するだけでなく，自身で臨床研究をレビューするためのフレームワークを身につけ，そしてその結果を実地臨床に生かせるようになっていることを，我々は望んでいる。そしてまたそれが，医師と患者どちらに対しても，より思慮深くそして知識に基づいた臨床的な判断を可能にすることを，我々は期待している。

　読者は，我々がここであげる研究をどのように選別したかに興味があるかもしれない。オリジナルの版である 50 Studies Every Doctor Should Know〔『医師として知らなければ恥ずかしい 50 の臨床研究』(MEDSi)〕，そこから得たフィードバックに基づき，我々は厳格な選別のプロセスをたどった。そのプロセスにおいて，我々は一般内科学の分野でのエキスパートをその調査の対象とし，彼らからアドバイスをもらい，リストを作成した。研究を選別する際にシステマティックなプロセスを用いようとする我々の努力にもかかわらず，その選別に難癖をつける人もいるだろう（我々だって完成したリストを見て難癖をつけたのだから！）。だが，この本で我々が取り上げた研究が一般内科の幅広いトピックをカバーし，そして一般内科論文に慣れ親しむそのよい出発点となるであろうことを，我々は信じている。その例をいくつか挙げるならば，我々が取り上げたイマチニブに対する第 1 相研究。これは慢性骨髄性白血病の治療に対してのみならず，分子標的薬剤治療に対する我々の考え方に対しても，革命的であった。また，DCCT 試験。これは 1 型糖尿病患者に対する血糖値のタイトコントロールにおける利点を示した。さらには，認知症を伴う患者に対する腸管栄養チューブ挿入，そのリスクとベネフィットを評価した研究などもある。この本の今後の版のために，フィードバックと提案は，いつもどおり大歓迎である。

　読者であるあなたが，この作品を楽しんで読んでくれること，そして医学論文が我々にもたらしてくれたのと同様の啓蒙を，あなたにももたらしてくれることを，

我々チーム一同，心から願っている。

Kristopher J. Swiger, MD
Joshua R. Thomas, MD, MPH
Michael E. Hochman, MD, MPH
Steven D. Hochman, MPH

献辞

我々は，この本に記載されている40名の論文執筆者たちに，まず御礼を申し上げたい。正確を期するため，我々がまとめた内容に誤りがないかを，彼らは快くレビューしてくださった（38名の名前は以下に記してある。2名は匿名希望であった）。これら執筆者の皆様方のご協力に，深く感謝の意を表したい。しかしながら，この本のなかで述べた見解は下記の著者らの見解を示すものではなく，その内容に誤りがないと，彼らが保証しているわけでもないことは，大切なこととして述べておきたい。もし誤りがあるとすれば，それはすべて，この本の著者である我々の責任である。

- Dr. William C. Knowler, Diabetes Prevention Program Writing Committee: Reduction in the incidence of type 2 diabetes with lifestyle intervention or metformin. *N Engl J Med.* 2002 Feb 7; 346(6): 393-403.
- Dr. Lawrence Appel, first author: A clinical trial of the effects of dietary patterns on blood pressure. DASH Collaborative Research Group. *N Engl JMed.* 1997; 336: 1117.
- Dr. Charles H. Hennekens, principal investigator of the Physicians' Health Study Research Group and Chairman of the Steering Committee: Final report on the aspirin component of the ongoing Physicians' Health Study. *N Engl J Med.* 1989 Jul 20; 321(3): 129-135.
- Dr. Paul M. Ridker, first author: A randomized trial of low-dose aspirin in the primary prevention of cardiovascular disease in women. *N Engl J Med.* 2005 Mar 31; 352(13): 1293-1304.
- Dr. Rowan T. Chlebowski, member of the Women's Health Initiative Steering Committee: Risks and benefits of estrogen plus progestin in healthy postmenopausal women: principal results from the Women's Health Initiative randomized controlled trial. *JAMA.* 2002 Jul 17; 288(3): 321-333.
- Dr. Fritz H. Schröder, first author: Prostate-cancer mortality at 11 years of follow-up. *N Engl J Med.* 2012 Mar 15; 366(11): 981-990.
- Dr. Denise Alberle, of the National Lung Screening Trial Research Team: Reduced lung-cancer mortality with low-dose computed tomographic screening. *N Engl J Med.* 2011; 365(5): 395-409.
- Ms. Patricia Cleary, principal investigator of the Diabetes Control and Complications Trial

Research Group: The effect of intensive treatment of diabetes on the development and progression of long-term complications in insulin-dependent diabetes mellitus. The Diabetes Control and Complications Trial Research Group. *N Engl J Med*. 1993; 329: 977.
- Dr. William Cushman, ACCORD Study investigator: Effects of intensive blood-pressure control in type 2 diabetes mellitus. *N Engl J Med*. 2010; 362: 1575.
- Dr. Brian Druker, first author: Efficacy and safety of a specific inhibitor of the BCR-ABL tyrosine kinase in chronic myeloid leukemia. *N Engl J Med*. 2001; 344: 1031.
- Dr. Jeffrey (Jerry) G. Jarvik, first author: Rapid magnetic resonance imaging vs. radiographs for patients with low back pain: a randomized controlled trial. *JAMA*. 2003; 289(21): 2810-2818.
- Drs. Catriona Grigor and Duncan Porter, first and senior authors: Effect of a treatment strategy of tight control for rheumatoid arthritis (the TICORA study): a single-blind randomised controlled trial. *Lancet*. 2004 Jul 17-23; 364(9430); 263-269.
- Dr. Keith Wheatley, ASTRAL investigator: Revascularization versus medical therapy for renal-artery stenosis. *N Engl J Med*. 2009; 361: 1953.
- Dr. Juan Carlos Garcia-Pagan, Early TIPS Corporative Study Group: Early use of TIPS in patients with cirrhosis and variceal bleeding. *N Engl J Med*. 2010 June 24; 362(25): 2370-2379.
- Dr. Gregory Moran, EMERGEncy ID Net Study Group: Methicillin-resistant *S. aureus* infections among patients in the emergency department. *N Engl J Med*. 2006; 355: 666-674.
- Dr. Paul M. Ridker, principal investigator, trial chair, and first author: Rosuvastatin to prevent vascular events in men and women with elevated C-reactive protein. *N Engl J Med*. 2008 Nov 20; 359(21): 2195-2207.
- Dr. Terje Pedersen, 4S Study investigator: Randomised trial of cholesterol lowering in 4,444 patients with coronary heart disease: the Scandinavian Simvastatin Survival Study (4S). *Lancet*. 1994; 344: 1383.
- Dr. William C. Cushman, member of the ALLHAT Group Steering Committee: Major outcomes in high-risk hypertensive patients randomized to angiotensin-converting enzyme inhibitor or calcium channel blocker vs diuretic: the antihypertensive and lipid-lowering treatment to prevent heart attack trial (ALLHAT). *JAMA*. 2002 Dec 18; 288(23): 2981-2997.
- Dr. Brian Olshanksy, AFFIRM investigator: A comparison of rate control and rhythm control in patients with atrial fibrillation. *N Engl J Med*. 2002 Dec 5; 347(23): 1825-1833.
- Dr. William E. Boden, cochair for the COURAGE Trial Research Group, and first author: Optimal medical therapy with or without PCI for stable coronary disease. *N Engl J Med*. 2007 Apr 12; 356(15): 1503-1516.
- Dr. Keith Fox, Randomized Intervention Trial of Unstable Angina Investigators: Interventional versus conservative treatment for patients with unstable angina or non-ST-elevation myocardial infarction: the British Heart Foundation RITA 3 randomized trial. *Lancet*. 2002; 360: 743-751.
- Dr. Arthur Moss, Multicenter Automatic Defibrillator Implantation Trial II investigator:

- Prophylactic implantation of a defibrillator in patients with myocardial infarction and reduced ejection fraction. *N Engl J Med.* 2002; 346: 877.
- Dr. Anne L. Taylor, chair of the A-HeFT Steering Committee and first author: Combination of isosorbidedinitrate and hydralazine in blacks with heart failure. *N Engl J Med.* 2004 Nov 11; 351(20): 2049-2056.
- Dr. Holger Thiele, IABP-SHOCK II Study investigator: Intraaortic balloon support for myocardial infarction with cardiogenic shock. *N Engl J Med.* 2012; 367: 1287.
- Dr. Simon Finfer, NICE-SUGAR Study investigator: Intensive versus conventional glucose control in critically ill patients. *NEJM.* 2009; 360(13): 1283-1297.
- Dr. Paul C. Hébert, first author: A multicenter, randomized, controlled clinical trial of transfusion requirements in critical care. *N Engl J Med.* 1999 Feb 11; 340(6): 409-417.
- Dr. Laurent Brochard, first author: Noninvasive ventilation for acute exacerbations of chronic obstructive pulmonary disease. *N Engl J Med.* 1995 Sep 28; 333(13): 817-822.
- Dr. Roy Brower, ARDS Network: Ventilation with lower tidal volumes as compared with traditional tidal volumes for ALI and ARDS. *N Engl J Med.* 2000; 342: 1301-1308.
- Dr. Emanuel Rivers, first author: Early goal-directed therapy in the treatment of severe sepsis and septic shock. *N Engl J Med.* 2001 Nov 8; 345(19): 1368-1377.
- Dr. Daniel De Backer, SOAP II investigator: Comparison of dopamine and norepinephrine in the treatment of shock. *N Engl J Med.* 2010 Mar 4; 362(9): 779-789.
- Dr. John Kress, first author: Daily interruption of sedative infusions in critically ill patients undergoing mechanical ventilation. *N Engl J Med.* 2000; 342: 1471.
- Dr. Andres Esteban, first author: A comparison of four methods of weaning patients from mechanical ventilation. Spanish Lung Failure Collaborative Group. *N Engl J Med.* 1995; 332: 345.
- Dr. Charles M. Morin, first author: Behavioral and pharmacological therapies for late-life insomnia: a randomized controlled trial. *JAMA.* 1999; 281(11): 991-999.
- Dr. Nigel Beckett, HYVET Study Group: Treatment of hypertension in patients 80 years of age and older. *New Eng J Med.* 2008; 358: 1887-1898.
- Dr. Joan Teno, first author: Does feeding tube insertion and its timing improve survival? *J Am Geriatr Soc.* 2012; 60: 1918.
- Dr. Jennifer S. Temel, first author: Early palliative care for patients with metastatic non-small-cell lung cancer. *N Engl J Med.* 2010 Aug 19; 363(8): 733-742.
- Dr. Herbert C. Schulberg, first author: Treating major depression in primary care practice. *Arch Gen Psychiatry.* 1996; 53: 913-919.
- Dr. Richard Saitz, first author: Individualized treatment for alcohol withdrawal: a randomized double-blind controlled trial. *JAMA.* 1994; 272: 519.

訳者一覧（翻訳順）

石山 貴章（いしやま たかあき）
新潟大学地域医療教育センター / 魚沼基幹病院
総合診療科
(2, 7, 10〜14, 16〜18, 20〜23, 26, 30〜33, 35, 36, 38〜40, 42〜44, 46, 47, 50)

谷口 俊文（たにぐち としぶみ）
千葉大学医学部附属病院
感染症内科・感染制御部
国際医療センター
(1, 3〜6, 8, 9, 15, 19, 24, 25, 27〜29, 34, 37, 41, 45, 48, 49)

執筆者一覧

Adel Boueiz, MD
Fellow, Pulmonary and Critical
 Care Medicine
Department of Medicine
Massachusetts General Hospital
Boston, Massachusetts

William Butron, MD
Resident, Internal Medicine
 and Pediatrics
Department of Internal Medicine
 and Pediatrics
University of Oklahoma
Tulsa, Oklahoma

Lavanya Kondapalli, MD
Fellow, Cardio-Oncology
Division of Cardiovascular
 Medicine
Hospital of the University of
 Pennsylvania
Philadelphia, Pennsylvania

Thomas Kriley, MD
North Colorado Family Medicine
Greeley, Colorado

Vimal Ramjee, MD
Fellow, Cardiovascular Disease
Division of Cardiovascular
 Medicine
University of Pennsylvania
Philadelphia, Pennsylvania

Laalitha Surapaneni, MBBS, MPH
Bloomberg School of Public Health
Johns Hopkins University School of
 Medicine
Baltimore, Maryland

Kathryn White, DO
Resident, Internal Medicine
Department of Internal Medicine
University of Oklahoma
Tulsa, Oklahoma

目次

Section 1　予防医学 …… 1
1. 糖尿病の予防：糖尿病予防プログラム　2
2. 高血圧改善のための食事アプローチ　6
3. アスピリンによる心血管疾患の一次予防：Physicians' Health Study と Women's Health Study　11
4. 閉経後ホルモン療法：Women's Health Initiative（WHI）　16
5. マンモグラフィーによる乳がんスクリーニングのコクランレビュー　21
6. 前立腺がんスクリーニングの欧州ランダム化試験　26
7. 肺がんのスクリーニングにおける低線量 CT vs. 胸部 X 線写真：NLST 試験　32

Section 2　内分泌学 …… 39
8. 2 型糖尿病患者の高血糖治療：UKPDS 試験　40
9. 2 型糖尿病患者の血糖管理での強化療法 vs. 保守的標準療法：ACCORD 試験　46
10. 1 型糖尿病患者の血糖管理での強化療法 vs. 従来型療法：DCCT 試験　50
11. 2 型糖尿病患者の血圧管理での強化療法 vs. 保守的療法：ACCORD-BP 試験　55

Section 3　血液学と腫瘍学 …… 59
12. がん患者における再発性静脈血栓塞栓症予防のための抗凝固薬の選択：CLOT 試験　60
13. 近位深部静脈血栓症患者における肺塞栓症予防のための下大静脈フィルター　64
14. 慢性骨髄性白血病患者に対するイマチニブ（STI571）第 1 相研究　69

Section 4　筋骨格疾患 ……………………………………………………………… 73
15. 腰痛に対する MRI 検査　74
16. 関節リウマチに対する早期治療：TICORA 研究　80

Section 5　腎臓学 ………………………………………………………………… 87
17. 腎動脈狭窄に対する血行再建術 vs. 内科的治療：ASTRAL 試験　88
18. 慢性腎障害からなる貧血の治療：CHOIR 試験　93
19. 透析の早期導入 vs. 導入延期戦略：IDEAL 試験　98

Section 6　消化器病学 ……………………………………………………………… 103
20. 肝硬変と特発性細菌性腹膜炎をもつ患者に対する静注アルブミンの使用　104
21. 肝硬変および静脈瘤出血患者に対する早期経頸静脈肝内門脈体循環シャント術の使用　108

Section 7　感染症 ………………………………………………………………… 113
22. 救急外来患者におけるメチシリン耐性黄色ブドウ球菌(MRSA)感染　114
23. 慢性閉塞性肺疾患(COPD)増悪に対する抗菌薬治療　119
24. HIV 感染者に対する抗レトロウイルス薬による早期治療 vs. 治療延期：NA-ACCORD 試験　123

Section 8　心臓病学 ……………………………………………………………… 129
25. CRP 高値の健康な患者へのスタチン：JUPITER 試験　130
26. スカンジナビア・シンバスタチン・サバイバル研究(4S)　135
27. 高血圧の第 1 選択薬：ALLHAT 試験　140
28. 心房細動のレートコントロール vs. リズムコントロール：AFFIRM 試験　145
29. 安定冠動脈疾患の初期治療：COURAGE 試験　150
30. 不安定狭心症や非 ST 上昇型心筋梗塞に対する早期侵襲的 vs. 保存的治療：RITA 3 試験　155
31. 心筋梗塞後の駆出率低値患者に対する予防的除細動器植え込み：MADIT II 試験　160
32. 心筋梗塞後の左室機能障害を有する患者に対するカプトプリル投与：SAVE 試験　165
33. 重症心不全に対するスピロノラクトン投与：RALES 試験　170
34. アフリカ系米国人における心不全試験：A-HeFT 試験　175
35. 心原性ショックを伴う心筋梗塞に対する大動脈内バルーンポンプサポート：IABP-SHOCK II 試験　180

Section 9　呼吸器／集中治療　　185

36. 重篤な患者の血糖管理での強化療法 vs. 従来型療法：NICE-SUGAR 研究　186
37. 重症患者における赤血球輸血：TRICC 試験　190
38. 慢性閉塞性肺疾患の急性増悪に対する非侵襲的人工呼吸管理　195
39. 急性呼吸促迫症候群／急性肺障害に対する低1回換気量による人工呼吸管理：ARDSNet 試験　200
40. 集中治療室における人工呼吸管理中の成人患者に対するルーチン vs. オンデマンド胸部 X 線撮影　204
41. 敗血症の早期目標指向型治療　208
42. ショックの治療に対するドパミン vs. ノルアドレナリン　213
43. 人工呼吸管理が必要な重篤な患者に対する静注鎮静薬，その毎日の中断　217
44. 人工呼吸器から患者を離脱させる4つの方法の比較　221

Section 10　高齢者と緩和ケア　　225

45. 高齢者の不眠症に対する行動療法 vs. 薬物療法　226
46. 高齢者に対する高血圧治療：HYVET 試験　232
47. 認知症患者に対する栄養チューブの使用　237
48. 非小細胞肺がんに対する早期緩和医療　241

Section 11　メンタルヘルス　　245

49. うつ病の初期治療　246
50. アルコール離脱症状に対する症状に応じた治療 vs. 既定量治療　252

索引　257

注意

本書に記載した情報に関しては，正確を期し，一般臨床で広く受け入れられている方法を記載するよう注意を払った。しかしながら，著者(訳者)ならびに出版社は，本書の情報を用いた結果生じたいかなる不都合に対しても責任を負うものではない。本書の内容の特定な状況への適用に関しての責任は，医師各自のうちにある。

　著者(訳者)ならびに出版社は，本書に記載した薬物の選択，用量については，出版時の最新の推奨，および臨床状況に基づいていることを確認するよう努力を払っている。しかし，医学は日進月歩で進んでおり，政府の規制は変わり，薬物療法や薬物反応に関する情報は常に変化している。読者は，薬物の使用に当たっては個々の薬物の添付文書を参照し，適応，用量，付加された注意・警告に関する変化を常に確認することを怠ってはならない。これは，推奨された薬物が新しいものであったり，汎用されるものではない場合に，特に重要である。

SECTION 1

予防医学

Preventive Medicine

糖尿病の予防
糖尿病予防プログラム
Preventing Diabetes

Michael E. Hochman

> 我々の研究結果では，2型糖尿病の発症を遅らせる，もしくは予防するには，メトホルミンと生活習慣改善の2つが効果的な方法だった。生活習慣改善が特に効果的で，3年間の介入で7人あたり1人の糖尿病発症を防ぐことができた。
>
> —— The Diabetes Prevention Program Research Group[1]

研究課題：2型糖尿病は，メトホルミン投与と生活習慣改善で予防または発症を遅らせることができるのか[1]。

研究資金提供：米国国立衛生研究所（National Institutes of Health：NIH），米国インディアン医療サービス局（Indian Health Service：IHS），米国疾病管理予防センター（Centers for Disease Control and Prevention：CDC），米国臨床試験センター（General Clinical Research Center Program），米国糖尿病学会（American Diabetes Association），Bristol-Myers Squibb社，Parke-Davis社

研究開始：1996年

研究発表：2002年

研究実施場所：米国の27医療機関

研究対象：25歳以上の成人，BMI（body mass index）24 kg/m² 以上，空腹時血清血糖値95〜125 mg/dL，75 g経口ブドウ糖負荷試験で2時間後の血糖値140〜199 mg/dLの基準を満たす者

研究除外対象：すでに糖尿病の診断を受けている，耐糖能を変化させる薬を服用している，重症疾患により余命が限られていたり臨床試験参加が困難な者

被験者数：3,234人

研究概要：臨床試験デザインの概要は，図 1.1 を参照。

```
        2 型糖尿病発症リスクがある被験者
                    │
                ランダム化
            ┌───────┼───────┐
         プラセボ  メトホルミン  生活習慣改善
```

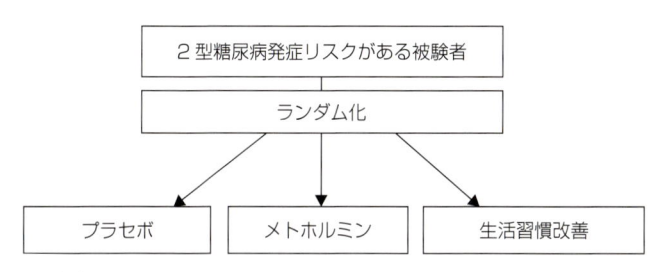

図 1.1　研究デザインの概要

介入内容：プラセボ群に割り付けられた被験者は，標準的な生活習慣改善の指導を受けた。メトホルミン群に割り付けられた被験者は，標準的な生活習慣改善の指導に加え，メトホルミン 850 mg を 1 日 2 回服用した。生活習慣改善群に割り付けられた被験者は生活習慣改善強化プログラム(体重 7%以上の減量，食事摂取の改善，週に 150 分以上の運動の目標を達成するように，ケースマネージャーによる 1 対 1 の指導)を受けた。生活習慣改善強化プログラムでは，24 週間で 16 回の講習，その後は個人指導(通常月 1 回)とグループ指導を受けた。

経過観察：平均 2.8 年

エンドポイント(評価項目)：
　一次アウトカム：糖尿病(2 回の測定で次のいずれかに該当する場合：空腹時血糖値 126 mg/dL 以上，または 75 g 経口ブドウ糖負荷試験で 2 時間後の血糖値が 200 mg/dL 以上)

結果

- 生活習慣改善群の平均的な被験者は研究期間中に 5.6 kg 減量したのに対して，メトホルミン群では 2.1 kg，プラセボ群では 0.1 kg であった($P<0.001$)。
- 生活習慣改善群の被験者はメトホルミン群とプラセボ群に比べて有意に運動が多く，研究最後の面談では 58%もの被験者が最低でも週 150 分の運動を報告した。
- メトホルミン群の被験者は生活習慣改善群と比べて消化器症状が約 6 倍多くみられた。筋骨格系症状は，生活習慣改善群のほうがメトホルミン群より約 1.2 倍多くみられた。
- 生活習慣改善群は研究期間中の糖尿病発症率がいちばん低かった(表 1.1 参照)。

表 1.1　主要結果のまとめ

	プラセボ	メトホルミン	生活習慣改善
3年間での糖尿病の累積発症率	28.9%[a]	21.7%[a]	14.4%[a]

[a] 差は統計学的に有意である。

批判と制限事項：生活習慣改善群の被験者は減量のみならず，食事や運動のパターンで大幅な改善を認めており，これらはこの臨床試験における被験者が非常に意欲的であったことを示唆する。このような改善は他の集団では認められない可能性がある。さらに，この臨床試験では生活習慣改善やメトホルミンによる介入が糖尿病関連微小血管障害など臨床的ハードエンドポイントの減少につながったのかを評価していない。

関連研究と有用情報：
- いくつかの研究が，生活習慣改善の介入が糖尿病発症リスクのある患者で糖尿病の発症を遅らせることを示している[2]。
- 最近発表された糖尿病予防プログラム (Diabetes Prevention Program) に参加している被験者の10年間追跡評価では，糖尿病累積発症率はプラセボ群と比べて生活習慣改善群で34%，メトホルミン群で18%の低下が維持されていることを示した[3]。
- ある費用対効果分析では，糖尿病発症予防プログラムで使用された生活習慣改善介入は10年間継続して費用対効果が優れており，メトホルミン群はプラセボ群と比べてわずかに費用対効果が上回っていることを示した[4-7]。
- 米国糖尿病学会は，耐糖能異常，空腹時血糖値異常，そしてヘモグロビン (Hb) A1cが5.7〜6.4%の人に対して，生活習慣改善を糖尿病予防の第1手段として推奨している。また一方，このような高リスクの人々にはメトホルミンの使用も考慮することができる[8]。

要点と結果による影響：糖尿病発症を3年間で1人予防するためには，7人に生活習慣改善強化プログラムによる介入をするか，14人にメトホルミンによる治療をする必要がある。すなわち，糖尿病の予防または発症を遅らせるためには，生活習慣改善による介入が適している。

臨床症例　糖尿病の予防

症例病歴：
　54歳の女性が空腹時血糖値 116 mg/dL を2回示し，境界型糖尿病と診断さ

れた．彼女は BMI 29 kg/m^2 と体重過多で，運動はあまりしないという．

　この女性の担当医として，あなたは糖尿病発症リスクを減らすために減量と運動療法を推奨した．しかし彼女はあまり気が乗らず，生活習慣改善に関しては「忙しいからできない」という．また，「生活習慣を改善しても何も変わらないわよ」ともいう．

　糖尿病予防プログラムの結果に基づき，糖尿病の予防のために生活習慣を改善する効果についてどのように説明したらよいだろうか．

解答例：
　糖尿病予防プログラムは，生活習慣改善が薬物療法よりも明らかに糖尿病発症リスクを低減させることを示している．あなたはその患者に対して「とてもよくデザインされた研究による科学的根拠があり，生活習慣改善が効果的である」ことを伝えればよい．

　この女性は多忙で，本研究の被験者のように生活習慣改善強化プログラムに参加することはできないかもしれないので，彼女自身でやりやすいような簡単な生活習慣改善（たとえば，1日30分歩くなど）を推奨してもよい．無理なく達成できる目標（たとえば，3か月後の来院時までに2.3〜4.5 kg 減量する）を設定するのもよいだろう．

文献

1. Diabetes Prevention Program Research Group. Reduction in the incidence of type 2 diabetes with lifestyle intervention or metformin. *N Engl J Med.* 2002; 346(6): 393-403.
2. Tuomilehto J et al. Prevention of type 2 diabetes mellitus by changes in lifestyle among subjects with impaired glucose tolerance. *N Engl J Med.* 2001; 344(18): 1343.
3. Diabetes Prevention Program Research Group. 10-year follow-up of diabetes incidence and weight loss in the Diabetes Prevention Program outcomes study. *Lancet.* 2009; 374(9702): 1677-1686.
4. Diabetes Prevention Program Research Group. The 10-year cost-effectiveness of lifestyle intervention or metformin for diabetes prevention: an intent-to-treat analysis of the DPP/DPPOS. *Diabetes Care.* 2012; 35(4): 723-730.
5. Li G et al. The long-term effect of lifestyle interventions to prevent diabetes in the China Da Qing Diabetes Prevention Study: a 20-year follow-up study. *Lancet.* 2008; 371(9626): 1783.
6. Saito T et al. Lifestyle modification and prevention of type 2 diabetes in overweight Japanese with impaired fasting glucose levels: a randomized controlled trial. *Arch Intern Med.* 2011; 171(15): 1352.
7. Davey Smith G et al. Incidence of type 2 diabetes in the randomized multiple risk factor intervention trial. *Ann Intern Med.* 2005; 142(5): 313.
8. American Diabetes Association. Standards of medical care in diabetes—2014. *Diabetes Care.* 2014; 37(Suppl 1): S14.

高血圧改善のための食事アプローチ
Dietary Approaches to Stop Hypertension (DASH)

Steven D. Hochman

> 果物，野菜，そして低脂肪の乳製品……。これらが豊富な食品群の摂取は，大幅な血圧の低下をもたらす。
>
> —— Appel et al.[1]

研究課題：食事パターンの改善は，高血圧前段階(prehypertension)あるいはステージ1高血圧症(stage I hypertension)の患者の血圧を下げることができるのか[1]。

研究資金提供：米国国立心肺血液研究所(National Heart, Lung, and Blood Institute：NHLBI)，そしてマイノリティヘルスリサーチオフィス(Office of Research on Minority Health)

研究開始：1994年

研究発表：1997年

研究実施場所：米国の多数施設

研究対象：拡張期血圧が80〜95 mmHgかつ収縮期血圧が160 mmHg以下で，降圧薬を内服していない22歳以上の成人

研究除外対象：BMI(body mass index)＞35，コントロール不全の糖尿病あるいは脂質異常症，研究開始6か月以内の心血管イベント，腎障害，あるいは研究参加に支障をきたす慢性疾患を有する者。さらに，血圧に影響を与える薬を内服している者，重度アルコール常用者，そしてマグネシウムやカルシウムを含むサプリメントや制酸薬の内服を中止しようとしない，あるいはできない者

被験者数：459人

研究概要：臨床試験デザインの概要は，図2.1を参照。

```
┌─────────────────────────────────┐
│ 高血圧前段階, あるいはステージ1 高血圧症 │
└─────────────────────────────────┘
              │
        ┌─────────┐
        │ ランダム化 │
        └─────────┘
      ┌──────┼──────┐
      ▼      ▼      ▼
┌──────────┐ ┌──────────┐ ┌──────────────┐
│ コントロール食 │ │ 果物・野菜食 │ │ コンビネーション │
│          │ │          │ │  (DASH)食    │
└──────────┘ └──────────┘ └──────────────┘
```

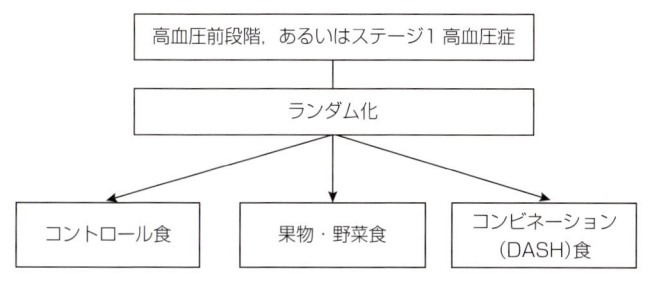

図2.1　研究デザインの概要

介入内容：被験者はランダムに3つの食事内容のうちの1つに割り付けられた。
- コントロール食：カリウム，マグネシウム，カルシウム値が米国で消費される食事の25パーセンタイルにあてはまり，そしてタンパク質，炭水化物，脂質，食物繊維の値が米国で消費される食事の平均にあてはまるもの〔典型的なアメリカンダイエット(typical American diet)〕。
- 果物・野菜食：カリウムとマグネシウム値が米国で消費される食事の75パーセンタイルにあてはまり，かつ，食物繊維，果物，そして野菜を多く含んでいるもの。
- コンビネーション(DASH)食：食物繊維，果物，野菜を多く含むもの(果物・野菜食)に加え，高タンパク質かつ低脂肪の乳製品，かつ飽和・総脂質の両方が低いもの。

すべての食事において，ナトリウムは低値(3,000 mg/日)とした。

　被験者は8週間，それぞれ処方された食事に従った。毎日，被験者は1食は研究センターで摂取し，そしてそれ以外の食事は研究センター以外の場所で摂取した。研究食以外の摂取は避け，カフェイン飲料の摂取は1日3回以下，アルコール飲料の摂取は1日2回以下に抑えるよう，それぞれ指示が与えられた。1日あたりの総カロリーは，被験者が適正体重を維持しうるように調整された。

経過観察：8週

エンドポイント(評価項目)：
　一次アウトカム：拡張期血圧の変化
　二次アウトカム：収縮期血圧の変化

結果

- ベースラインの特徴は各グループで類似しており，平均年齢は44歳，平均血圧は132/85 mmHg，被験者の51%は女性であり，59%は黒人であった。

- 処方された食事のアドヒアランスは，3つのグループのいずれも高かった。
- 血圧の平均減少量は，果物・野菜食やコントロール食に比べ，コンビネーション(DASH)食においてより高値であった(表2.1)。
- 血圧の平均減少量は，高血圧症の診断基準に当てはまる患者群において最も顕著であり(表2.1)，そしてその平均減少量は，性別やマイノリティー群を含むいくつかのサブグループにわたって，ほぼ一定していた。
- 収縮期血圧の平均減少量は，コントロール食に比べ，果物・野菜食においてより高値であった(-2.8 mmHg, $P<0.001$)。

表2.1 主要結果のまとめ

	DASH食 vs. コントロール食	P値	DASH食 vs. 果物・野菜食	P値
収縮期血圧の変化	−5.5 mmHg	<0.001	−2.7 mmHg	0.001
高血圧症患者群	−11.4 mmHg	<0.001	−4.1 mmHg	0.04
拡張期血圧の変化	−3.0 mmHg	<0.001	−1.9 mmHg	0.002
高血圧症患者群	−5.5 mmHg	<0.001	−2.6 mmHg	0.03

批判と制限事項：被験者が食事をすべて提供されたという点で，この試験は有効度の高い研究といえよう。いったん実験環境を外れると，食事に対するコンプライアンスは当然下がるため，こういった食事の改善による効果は，かなり低くなるであろうと思われる。だが，同じDASH食を用いた研究において，被験者がその試験期間に食事を提供されなかった場合においても，好ましい結果が得られている(「関連研究と有用情報」を参照)。

加えて制限事項をいえば，本試験では食事パターンによる効果を調べているため，ここで認めた血圧の低下が，用いた食事のどの成分に起因しているのかがはっきりしない，という点が挙げられよう。

関連研究と有用情報：
- DASH食とコントロール食を比較したいくつかの追加試験でも，同様の結果が認められている。同じ研究グループの他の食事介入試験では，DASH食とナトリウム制限は，単独，併用ともに血圧を下げることが示されている[2]。
- PREMIER試験では，DASH食に加え，血圧を下げるであろう他のライフスタイル要因(体重減少，身体活動性の向上，そしてナトリウム制限)を含んだ行動介入(behavioral intervention)を受けた患者において，有意な血圧低下が示された。なお，オリジナルのDASH試験とは異なり，PREMIER試験における被験者は，食事を提供されるのではなく，研究者からカウンセリングを受けている[3]。

要点と結果による影響： この試験の結果，食事療法が血圧の低下に際し，特に高血圧症の患者に対してはパワフルな効果を示すことが証明された。DASH 食は，多くの人が食べている典型的な食事と比べ，平均で収縮期血圧 5.5 mmHg，拡張期血圧 3.0 mmHg の低下に，そして果物・野菜食に比べ，それぞれ平均で 2.7 mmHg/1.9 mmHg の低下に寄与した。現実世界においては，DASH 食へのコンプライアンスの維持はおそらく難しいと思われる。しかし，高血圧前段階，あるいはステージ 1 高血圧症の患者において，食事療法はその血圧を下げることができるということを，これらの結果は強く指し示している。

臨床症例　　DASH 食

症例病歴：

34 歳の男性が，ルーチンの経過観察としてクリニックを訪れた。最後の受診は 2 年前であり，その際の血圧は 132/86 mmHg であった。患者は健康であり，週に 3～4 回 30 分ほどのジョギングをしているとのこと。独居であり，週に何度もファストフードで食事をし，また自炊の際も，ポテトや肉を好んで食べるとのことであった。食事に際し食塩を使用することはないものの，インスタントスープやポテトチップスは，ナトリウムが多く含まれていることを承知のうえで，よく摂取するとのことである。本日のクリニックでのバイタルサインは，血圧が明らかに高く 144/94 mmHg で，心拍は 72 拍/分，BMI は 28 であった。

この試験の結果をもとにすると，あなたはどのようにしてこの患者の血圧を管理するだろうか。

解答例：

この患者の本日の血圧は上昇している。高血圧症の診断を確定するため再度の測定が必要なのはもちろんだが，患者の血圧は本日の受診以前からすでに高血圧前段階域にあり，そのため血圧低下を目的としたライフスタイルの改善は，この患者にとって有益であると考えられる。具体的には，身体活動性の向上，体重減少，さらにナトリウム摂取制限，そして DASH 食（果物，野菜かつ低脂肪乳製品を多く含み，そして，飽和脂質かつコレステロールの低い食事）と同等の食事改善，などが挙げられよう。さらにこういった食事改善に際し，栄養士や健康指導士（health educator）へ患者を紹介し，より詳細な指導を受けてもらう必要もあるかもしれない。

さらに，定期的に血圧を測定するよう，患者に指導する必要もある（おそらく，カフを用いての自宅での血圧測定は可能だろう）。ライフスタイルの改善にもかかわらず，もし患者の血圧が高血圧症の範囲に留まる際には，最終的には薬物療法が必要になると思われる。

文献

1. Appel LJ et al. A clinical trial of the effects of dietary patterns on blood pressure. DASH Collaborative Research Group. *N Engl J Med.* 1997; 336: 1117.
2. Sacks FM et al. Effects on blood pressure of reduced dietary sodium and the Dietary Approaches to Stop Hypertension (DASH) diet. DASH-Sodium Collaborative Research Group. *N Engl J Med.* 2001; 344: 3.
3. Appel LJ et al. Effects of comprehensive lifestyle modification on blood pressure control: main results of the PREMIER clinical trial. *JAMA.* 2003; 289: 2083.

アスピリンによる心血管疾患の一次予防

3

Physicians' Health StudyとWomen's Health Study

Aspirin for the Primary Prevention of Cardiovascular Disease

Michael E. Hochman

> Physicians' Health Study は，男性で明らかに心筋梗塞のリスクが減ることを示したが，脳卒中と全心血管疾患による死亡に関するエビデンスは不透明のままである……予想どおり，アスピリンの服用は上部消化管出血と出血関連のトラブルのリスクが増加した。
> —— The Physicians' Health Study Research Group[1]

> Women's Health Study では，アスピリンは脳卒中のリスクを減少させたが，心筋梗塞と心血管関連死のリスクは変わらなかった……また予想どおり，出血や潰瘍などの副作用の頻度は増加していた。
> —— Ridker et al.[2]

研究課題：いかにも健康そうな成人がアスピリンを服用することで，心血管疾患予防の効果はあるのか[1,2]。

研究資金提供：[Physicians' Health Study] 米国国立衛生研究所 (National Institutes of Health：NIH)，[Women's Health Study] 米国国立心肺血液研究所 (National Heart, Lung, and Blood Institute：NHLBI)，米国国立がん研究所 (National Cancer Institute：NCI)

研究開始：[Physicians' Health Study] 1982 年，[Women's Health Study] 1992 年

研究発表：[Physicians' Health Study] 1989 年，[Women's Health Study] 2005 年

研究実施場所：[Physicians' Health Study] 郵送書類による募集に応じた全米のい

かにも健康そうな男性医師が対象，［Women's Health Study］郵送書類による募集に応じた全米のいかにも健康そうな女性医療者が対象

研究対象：［Physicians' Health Study］いかにも健康そうな40〜84歳までの男性医師，［Women's Health Study］いかにも健康そうな45歳以上の女性医療者

研究除外対象：すでに心血管疾患，がん，他の慢性疾患を患っている者，もしくはすでにアスピリンか非ステロイド性抗炎症薬(nonsteroidal anti-inflammatory drugs：NSAIDs)を服用している者は2つの研究から除外された。また，どちらの研究でも，試験導入期間にプロトコルへのコンプライアンスが悪そうだと判断された者はランダム化前に除外された。

被験者数：［Physicians' Health Study］22,071人の男性，［Women's Health Study］39,876人の女性

研究概要：臨床試験デザインの概要は，図3.1を参照。

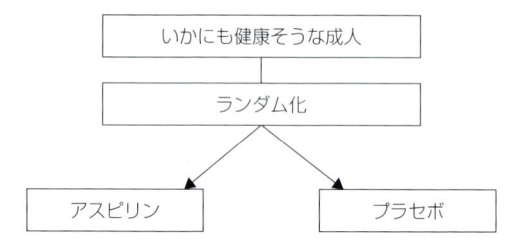

図3.1 研究デザインの概要

介入内容：［Physicians' Health Study］アスピリン投与群の患者にはアスピリン325 mgを隔日投与した。［Women's Health Study］アスピリン投与群の患者にはアスピリン100 mgを隔日投与した。また，両方の試験ともコントロール群にはプラセボを隔日投与した。

経過観察：［Physicians' Health Study］約5年，［Women's Health Study］約10年

エンドポイント(評価項目)：心筋梗塞，脳卒中，心血管関連死，副作用としての出血

結果

- 両方の試験でアスピリンにより心血管イベントのわずかな減少がみられたが、同時に出血イベントの増加もみられた（表3.1、表3.2参照）。
- 両方の試験でアスピリンは高齢者（男性50歳以上、女性65歳以上）で最も有効性が認められた。

表3.1　Physicians' Health Study の主要結果のまとめ

アウトカム	アスピリン群	プラセボ群	P値
心筋梗塞	1.3%	2.2%	<0.00001
脳卒中	1.1%	0.9%	0.15
心血管関連死	0.7%	0.8%	0.87
消化管潰瘍	1.5%	1.3%	0.08
輸血を要する出血	0.4%	0.3%	0.02

表3.2　Women's Health Study の主要結果のまとめ

アウトカム	アスピリン群	プラセボ群	P値
心血管イベント[a]	2.4%	2.6%	0.13
脳卒中	1.1%	1.3%	0.04
心筋梗塞	1.0%	1.0%	0.83
心血管関連死	0.6%	0.6%	0.68
消化管出血	4.6%	3.8%	<0.001

[a] 心筋梗塞、脳卒中、心血管死を含む。

批判と制限事項：Physicians' Health Study ではアスピリン 325 mg が隔日投与され、Women's Health Study では 100 mg が隔日投与された。実際の臨床現場では、多くの患者がアスピリン 81 mg を毎日服用するよう処方されている（最適なアスピリン投与量に関するデータは少ない）。

　両方の試験はあまり一般性がない。両試験はともに対象が社会的に裕福な患者層であった。さらに、試験導入期間に服薬のコンプライアンスが悪い患者は除外されている。実際の診療における一般的な患者はもっとコンプライアンスが悪いことが予想され、「現場」でのアスピリンの有効性はさらに低い可能性がある。

関連研究と有用情報：

- アスピリンと心血管疾患の予防に関する他の臨床試験では，この試験と同じようにアスピリンは心血管イベントを減少させるが，出血リスクを増加させることも示した[3]。
- いくつかのデータは，アスピリンは大腸がんの発症を減らすことを示しているが，ベネフィットは少なく，この結論を支持するにはより多くのデータが必要である[4]。
- アスピリンの効用が男性と女性で違うかは不明である．あるメタ解析の結果では，アスピリンは男性では心筋梗塞の予防効果が，女性では脳卒中の予防効果がより高いことを示した[5]．ただし，これが少々結論を急ぎすぎているという他の専門家の意見もある[6]。
- アスピリンは血管疾患がある高リスク患者における心血管イベントの予防にも有効であり[7]，絶対的な効果はこうした患者群のほうが大きい。

　米国心臓協会（American Heart Association：AHA）は初回心血管イベントの10年リスクが10％を超える健康な男性と女性に対して，アスピリンを毎日服用することを推奨している．米国予防医学専門委員会（United States Preventive Services Task Force：USPSTF）では下記の状況下で，心血管疾患の一次予防のために低用量アスピリン（75 mg）を毎日服用することを推奨している。

- 55〜79歳の女性で，虚血性脳卒中のリスク低下が消化管出血リスク上昇よりも大きい（たとえば，脳卒中リスクが高く出血リスクが低い女性ならばアスピリンのよい適用になるし，出血リスクが高く脳卒中リスクが低い女性ならば適用とはならないだろう）。
- 45〜79歳の男性で，心筋梗塞のリスク低下が消化管出血リスク上昇よりも大きい（たとえば，心筋梗塞リスクが高く出血リスクが低い男性ならばアスピリンのよい適用になるし，出血リスクが高く心筋梗塞リスクが低い男性ならば適用とはならないだろう）。

要点と結果による影響： いかにも健康そうな男性と女性でアスピリンは心血管疾患リスクのわずかな減少をもたらすが，出血リスクを増加させる．男性では心筋梗塞の予防効果がより大きく，女性では脳卒中の予防効果が大きくなる可能性があるが，結論はまだわかっていない．アスピリン使用は，心血管疾患リスク因子があり，消化管出血リスクが低い場合には，心血管疾患の一次予防として考慮すべきである。

臨床症例　アスピリンによる心血管疾患の一次予防

症例病歴：

60歳の女性で高血圧と脂質異常症，肝硬変，食道静脈瘤，再発性消化管出血の病歴がある患者が，心血管疾患のリスクを下げるためにアスピリンを服用すべきか聞いてきた。Women's Health Study に基づいて，あなたはどう答えるべきか。

解答例：

Women's Health Study は，45歳以上の健全な女性医療者が毎日アスピリンを服用した場合に心血管疾患リスクをわずかに減少させることができるが，同時に出血リスクを増加させることを示した。USPSTF は55〜79歳の女性に対して，心血管疾患リスク低下が消化管出血リスク上昇よりも大きいと考えられる場合に，低用量アスピリンを毎日服用することを推奨している。

この症例の患者は心血管疾患のリスク因子があり，アスピリンの服用も考慮できそうである。ところが，彼女は消化管出血リスク因子が多くあるため，アスピリン療法は危険だろう。すなわち，この患者ではアスピリン服用によるリスクのほうが，ベネフィットを上回ってしまう可能性がある。

文献

1. The Physicians' Health Study Research Group. Final report on the aspirin component of the ongoing Physicians' Health Study. *N Engl J Med.* 1989; 321(3): 129-135.
2. Ridker PM et al. A randomized trial of low-dose aspirin in the primary prevention of cardiovascular disease in women. *N Engl J Med.* 2005; 352(13): 1293-1304.
3. Antithrombotic Trialists' (ATT) Collaboration. Aspirin in the primary and secondary prevention of vascular disease: collaborative meta-analysis of individual participant data from randomised trials. *Lancet.* 2009;373(9678): 1849.
4. Dubé C et al. The use of aspirin for primary prevention of colorectal cancer: a systematic review prepared for the U.S. Preventive Services Task Force. *Ann Intern Med.* 2007; 146(5): 365.
5. Berger JS et al. Aspirin for the primary prevention of cardiovascular events in women and men: a sex-specific meta-analysis of randomized controlled trials. *JAMA.* 2006; 295(3): 306.
6. Hennekens CH et al. Sex-related differences in response to aspirin in cardiovascular disease: an untested hypothesis. *Nat Clin Pract Cardiovasc Med.* 2006; 3: 4-5.
7. Berger JS et al. Low-dose aspirin in patients with stable cardiovascular disease: a meta-analysis. *Am J Med.* 2008; 121(1): 43.

閉経後ホルモン療法
Women's Health Initiative (WHI)

Postmenopausal Hormone Therapy

Michael E. Hochman

　Women's Health Initiative (WHI) は，健康な閉経後女性のために健康問題に対する重要な答えを導き出してくれている——慢性疾患を予防するためにエストロゲン-プロゲスチンを使用してはならない。

—— Fletcher and Colditz[1]

研究課題：閉経後女性は，心血管疾患と骨折の予防のためにホルモン併用療法をすべきか[2]。

研究資金提供：米国国立心肺血液研究所 (National Heart, Lung, and Blood Institute：NHLBI)

研究開始：1993 年

研究発表：2002 年

研究実施場所：米国の 40 医療機関

研究対象：50 〜 79 歳の閉経後女性

研究除外対象：子宮摘出術の手術歴がある者，余命 3 年未満と考えられる重篤な病気の患者，がんの既往歴がある者

被験者数：16,608 人

研究概要：臨床試験デザインの概要は図 4.1 を参照。

```
        子宮がある閉経後女性
              ↓
           ランダム化
          ↙        ↘
エストロゲン-プロゲスチン    プラセボ
    併用療法
```

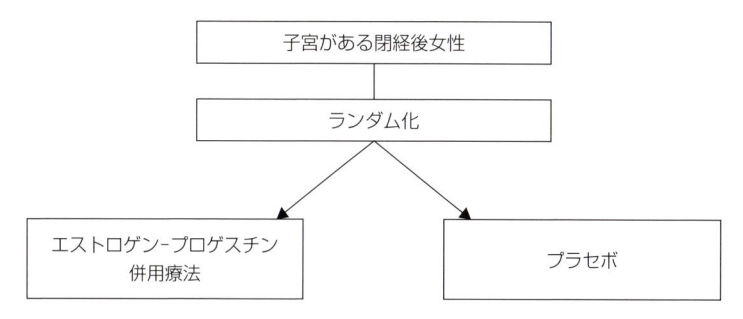

図 4.1　研究デザインの概要

介入内容：ホルモン併用療法群の患者には結合型ウマエストロゲン 0.625 mg とメドロキシプロゲステロン酢酸エステル 2.5 mg の錠剤を毎日投与した．コントロール群の患者はプラセボの錠剤を投与した．

経過観察：平均 5.6 年（8.5 年の治療が計画されていたが，初期結果において健康リスクがベネフィットを上回ることが判明し，早期終了となった．また，当初は経過観察は 5.2 年と報告されていたが，WHI 運営委員会の委員である Dr. Rowan Chlebowski によると，より正確には 5.6 年であるという）

エンドポイント（評価項目）：
　一次アウトカム：冠動脈疾患（非致死または致死性心筋梗塞）と侵襲性乳がん
　他の主要アウトカム：脳卒中，肺塞栓症，股関節部骨折，死亡，ホルモン併用療法のリスクとベネフィットをまとめたグローバル・インデックス

結果

- ホルモン併用療法にて心血管疾患と乳がんが増加したが，股関節部骨折は減少した（表 4.1 参照）．
- ホルモン併用療法のリスクとベネフィットをまとめたグローバル・インデックス・スコアは，ホルモン併用療法が全体的にわずかに有害であることを示した．

表 4.1　主要結果のまとめ

アウトカム	ホルモン併用療法群[a]	プラセボ群[a]	統計学的有意差の有無[b]
心筋梗塞	0.37%	0.30%	ボーダーライン
脳卒中	0.29%	0.21%	あり
静脈血栓塞栓症	0.34%	0.16%	あり
侵襲性乳がん	0.38%	0.30%	ボーダーライン
股関節部骨折	0.10%	0.15%	あり
死亡率	0.52%	0.53%	なし

[a] パーセントは平均年率，すなわち 1 年間でアウトカムがあった人の割合を表している。
[b] 詳細な P 値は報告されていない。

批判と制限事項：この研究はホルモン併用療法の 1 パターンの投与量，1 種類の製剤しか試験していない。エストロゲンとプロゲスチンをさらに低用量にしたり，異なる製剤を使用するとリスクとベネフィットが違ってくる可能性もある。

関連研究と有用情報：

- ホルモン併用療法を評価したさらに別の研究では，一般的に WHI と結果は同じである[3]。
- WHI が行われる前の観察研究（ケース・コントロールとコホート研究）では，ホルモン併用療法が心血管疾患リスクを減少させることを示した[4,5]。現在では，これらの観察研究でホルモン併用療法を使用していた女性は，使用していない女性よりも健康であったため，ホルモン併用療法が心血管疾患リスクを減少させるといった間違った結論を導いたと考えられている。
- HERS 試験 (Heart and Estrogen / Progestin Replacement Study) は，心臓病を患っている女性のなかでは，ホルモン併用療法を使用した患者は静脈血栓塞栓症の割合が高いことを示した[6]。
- WHI は子宮摘出術の手術歴がある患者で（プロゲスチンなしの）恒常的エストロゲン刺激療法を単独に評価している。この研究では，エストロゲン療法を使用した患者で脳卒中が増加したが，心筋梗塞と乳がんの割合はエストロゲン治療群とプラセボ群であまり変わらなかった[7]。
- WHI の患者の 11 年間に及ぶ追跡評価では，ホルモン併用療法を使用して乳がんを発症した患者は，プラセボと比べてステージが進行し，乳がんによる死亡率も高かった[8]。
- 最新のデータによると，閉経直後にホルモン併用療法を開始すれば，有害性は少なく，ベネフィットすらある可能性が示されている[9,10]。ただし，このデータは

予備検討のもので議論の余地がある。
- ホルモン療法は，閉経後の女性の症状を管理するために適切であると考えられるが，米国予防医学専門委員会 (United States Preventive Services Task Force：USPSTF) のガイドラインでは，病気の予防のためのホルモン療法の使用を推奨していない[11]。

要点と結果による影響：WHIは，ホルモン併用療法のリスク（心血管疾患，血栓塞栓症と乳がん）がベネフィット（骨折の減少）を上回ることを示した。しかしながら，絶対リスクは小さいため，ホルモン併用療法は閉経後の症状に対する選択肢としてはまだ残っている。ただし，ホルモン併用療法を使用するのは，他の治療法が奏効しなかった場合に限ったほうがよいだろう。WHIは医学界に重要な教訓を与えてくれた。つまり，特に難しい状況ではない限り，新しい治療法を標準化するためにはケース・コントロールやコホート研究ではなく，ランダム化比較試験が必要であるということである。

臨床症例　閉経後ホルモン療法

症例病歴：
　52歳の女性で子宮の手術歴はない。1年前の閉経後から，のぼせやほてりが持続する不快な症状，また腟の乾燥を訴え受診。リラクゼーション法で改善がなく，症状をコントロールするためにホルモン療法について説明を求めてきた。
　WHIの結論に基づき，ホルモン療法のリスクについて何を説明すべきだろうか。

解答例：
　WHIは長期（5年以上）エストロゲン-プロゲスチン併用療法により，心筋梗塞，脳卒中，静脈血栓塞栓症，乳がんが増えること，そして股関節部骨折が減ることを示した。しかし，これらのリスクの絶対的増加はわずかであり，短期的（2～3年が望ましい）なホルモン療法であれば，他の治療法で改善しない閉経後の不快な症状の治療として許容できるだろう。
　WHIの女性被験者はホルモン療法を平均5.6年間受けた。短期的な治療であれば，そのリスクはもっと低いはずである。さらに，この研究の被験者は結合型ウマエストロゲン0.625 mgとメドロキシプロゲステロン酢酸エステル2.5 mgを毎日投与された。これよりも低い投与量を使用すれば，より安全になるのではないかと考える専門家もいるが，これをサポートするデータはない。また，最新のデータによると閉経直後のさらに若い年齢で開始すれば，より安全なのではないかと示されている。

文献

1. Fletcher SW, Colditz GA. Failure of estrogen plus progestin therapy for prevention. *JAMA*. 2002; 288: 366-368.
2. The Women's Health Initiative Investigators. Risks and benefits of estrogen plus progestin in healthy postmenopausal women: principal results from the Women's Health Initiative randomized controlled trial. *JAMA*. 2002; 288(3): 321-333.
3. Nelson HD et al. Menopausal hormone therapy for the primary prevention of chronic conditions: a systematic review to update the U.S. Preventive Services Task Force recommendations. *Ann Intern Med*. 2012; 157(2): 104.
4. Stampfer M, Colditz G. Estrogen replacement therapy and coronary heart disease: a quantitative assessment of the epidemiologic evidence. *Prev Med*. 1991; 20: 47-63.
5. Grady D et al. Combined hormone therapy to prevent disease and prolong life in postmenopausal women. *Ann Intern Med*. 1992; 117: 1016-1037.
6. Hulley S et al. Noncardiovascular disease outcomes during 6.8 years of combined hormone therapy: Heart and Estrogen/progestin Replacement Study follow-up (HERS II). *JAMA*. 2002; 288(1): 58-66.
7. Anderson GL et al. Effects of conjugated equine estrogen in postmenopausal women with hysterectomy: the Women's Health Initiative randomized controlled trial. *JAMA*. 2004; 291(14): 1701-1712.
8. Chlebowski RT et al. Estrogen plus progestin and breast cancer incidence and mortality in postmenopausal women. *JAMA*. 2010; 304(15): 1684-1692.
9. Salpeter SR et al. Brief report: Coronary heart disease events associated with hormone therapy in younger and older women: a meta-analysis. *J Gen Intern Med*. 2006; 21(4): 363.
10. Schierbeck LL et al. Effect of hormone replacement therapy on cardiovascular events in recently postmenopausal women: randomised trial. *BMJ*. 2012; 345: e6409.
11. Moyer VA, US Preventive Services Task Force. Menopausal hormone therapy for the primary prevention of chronic conditions: U.S. Preventive Services Task Force recommendation statement. *Ann Intern Med*. 2013; 158(1): 47.

5 マンモグラフィーによる乳がんスクリーニングのコクランレビュー

The Cochrane Review of Screening Mammography

Michael E. Hochman

10年間でスクリーニングを受けた女性の2,000人に1人が，乳がんによる死を免れることができるだろう。そして10人の健康な女性が，もしスクリーニングを受けていなければ乳がんと診断されず，無駄な治療を受けずに済んだであろう。

— Gøtzsche and Nielsen[1]

研究課題：マンモグラフィーによる乳がんスクリーニングは有効なのだろうか[1]。

研究資金提供：コクラン共同計画（政府・大学・病院・義援金・寄付によって支えられている独立非営利組織。コクラン共同計画は商業的資金を受け取らない）

研究開始：これはマンモグラフィーによる乳がんスクリーニングの7つのランダム化試験のメタ解析である。最初の試験は1963年に始まり，最近の試験は1991年に開始された。

研究発表：それぞれの試験が論文として発表されたのは，1970年代，1980年代，1990年代，2000年代である。このコクランレビューは2013年に発表された。

研究実施場所：スウェーデン，米国，カナダ，英国

研究対象：39〜74歳の女性

被験者数：599,090人

研究概要：この研究は，乳がんの診断がされていない女性に対する，マンモグラフィーを使用したスクリーニングに関するランダム化比較試験のメタ解析である。

解析対象となった臨床試験：下記の質の高い7つの試験がメタ解析に含まれた（括弧内は実施国と開始年）。
- Health Insurance Plan 試験（米国，1963年）
- Malmö 試験（スウェーデン，1978年）
- Two-County 試験（スウェーデン，1977年）
- Canadian 試験（異なる年齢群の2つの試験）（カナダ，1980年）
- Stockholm 試験（スウェーデン，1981年）
- Göteborg 試験（スウェーデン，1982年）
- United Kingdom age 試験（英国，1991年）

介入内容：7つのすべての試験で，被験者の女性はマンモグラフィーによる乳がんスクリーニングを受けるか（スクリーニング群），受けないか（コントロール群）にランダム化された。スクリーニング群に割り付けられた女性は2～9回（試験によって異なる）のスクリーニングを受けた。

経過観察：平均13年間

エンドポイント（評価項目）：乳がんによる死亡率，全死亡率，手術（乳房切除術，乳腺腫瘍摘出術），放射線療法

結果

- 研究者らは7つの試験のうち，3つが適切なランダム化の方法をとっていたと判断した。これらの3つの試験では，292,153人の女性のデータが入手できた。
- マンモグラフィーによる乳がんスクリーニングは，乳がんによる死亡率を減少させるが，全死亡率には影響がなかった（表5.1参照）。
- 研究者らは，スクリーニングで診断された乳がんの約30％は過剰診断だったと算出した（すなわち，スクリーニングされていなければ解析期間中に臨床的に明確な乳がんとはならなかっただろうし，治療も必要なかったであろうと思われる）。

表5.1 主要結果のまとめ

アウトカム	スクリーニングによる相対リスク（95％信頼区間）
乳がんによる死亡率	
7つすべての試験	0.81（0.74～0.87）
適切な方法による3つの試験	0.90（0.79～1.02）

全死亡率	
7つすべての試験	信頼できない[a]
適切な方法による3つの試験	0.99（0.95～1.03）
外科治療	
このアウトカムを報告している5つのすべての試験	1.35（1.26～1.44）
適切な方法による3つの試験	1.31（1.22～1.44）
放射線療法	
このアウトカムを報告している5つのすべての試験	1.32（1.16～1.50）
適切な方法による1つの試験	1.24（1.04～1.49）

[a] 研究者らはこの数字が信頼できなかったため，報告しないことにした。

批判と制限事項：このメタ解析に含まれる各試験は方法に欠点が指摘されている。これらの欠点がスクリーニングに有利な結果を示したり，コントロール群に有利な結果を示すバイアスを与えた可能性がある。

- コントロール群とスクリーニング群への割り付けで，意図的に差をつけるような割り付けがされたケースが多かった。たとえば，乳がんの診断を以前受けた女性を除外しようと努力はしたものの，Two-County 試験では，試験開始前に乳がんと診断されている被験者がコントロール群に含まれたまま解析されているようである。このような違いが結果にバイアスを与えた可能性がある。
- 乳がんによる死亡率の決定は，多くの試験でバイアスがあるか不正確であったことが考えられる。死亡原因を決定した医師は，患者がスクリーニング群とコントロール群のどちらに割り付けられているか知っていた場合が多く，このことが判断に影響を及ぼした可能性がある。さらに，検死解剖は少数にしか行われておらず，多くの死亡原因が不正確であった可能性もある。
- 専門家によっては，このマンモグラフィーによるスクリーニングの試験を批判している。いくつかの試験では，コントロール群に割り付けられていた女性が試験終了前にスクリーニングを受け始めたからである。スクリーニングのベネフィットが明らかになるまでは数年かかることが予想されるので，これが試験の結果に直接影響を与えたとは考えにくい。それでもやはり，コントロール群の患者がマンモグラフィーを受けたことにより，この試験におけるスクリーニングのベネフィットが部分的に解釈困難な結果となってしまった可能性はある。
- この試験でマンモグラフィーを受けた女性のなかには，標準的な2方向ではなく，1方向のマンモグラフィーを受けた者がいる。1方向のフィルムのほうが，がん病変を検出することが難しい可能性はある。
- これらの試験はすべて数年前に行われた。近年，乳がん治療の進歩はめざましく，現在の治療の選択肢があれば，乳がんの早期発見のベネフィットは少なくなるのではないかと考える専門家もいる[2]。

関連研究と有用情報：

- モデル的研究により，マンモグラフィーによるスクリーニングを2年に1回受けることで，「毎年スクリーニングを受けるベネフィットを，少ないリスクで達成できる」ことを示した。さらに，この研究は，40〜49歳の女性におけるマンモグラフィーはわずかなベネフィットしかないわりに偽陽性が高いことも示している[3]。
- 約90,000人の女性が参加したCanadian試験の25年に及ぶ追跡解析では，「40〜59歳において乳がんスクリーニングのために毎年マンモグラフィーを行うことは，乳がんに対するアジュバント（術後薬物）療法が自由に使える場合は，身体診察や通常診療以上に乳がん死亡率を低下させることはない」と結論づけた。また，スクリーニングで検出された浸潤性乳がんの22%は過剰診断であり，スクリーニングを受けていた424人に1人が乳がんと過剰診断されていただろうと示唆している[4]。
- このような解析結果をはじめとして，そのほかの解析も検討した結果，2014年にスイス医療委員会（Swiss Medical Board）は，スイスにおけるマンモグラフィーによる乳がんスクリーニングプログラムを推奨しないことにした[5]。
- 表5.2に，2つの主要団体から出ている乳がんスクリーニングのガイドラインを示す。

表5.2 主要な乳がんスクリーニングガイドライン

ガイドライン	推奨
米国予防医学専門委員会（USPSTF）	・50〜74歳の女性には，2年に1回のスクリーニングを推奨する ・50歳未満でスクリーニングを開始するか否かは，個別に患者背景を考慮して判断すべきである
米国がん協会（ACS）	・健康である限りは，40歳からマンモグラフィーを毎年行うことを推奨する

要点と結果による影響： ほとんどのマンモグラフィーによるスクリーニングに関する試験には，方法に重大な欠点がある。これらの欠点を考慮に入れながらも，このコクランレビューではマンモグラフィーによるスクリーニングによって乳がんによる死亡率がわずかだが低下する一方，全死亡率が低下することはなかったことを示している。さらに，マンモグラフィーによるスクリーニングは，乳がん発症が絶対に出なかったであろう多くの患者の不必要な診断と治療を行うことにつながっている。この研究の著者らによると，10年間で2,000人にマンモグラフィーによるスクリーニングを行うと，1人が死を免れることになり，10人が不必要な乳がん治療を受けることになるとしている。マンモグラフィーによるスクリーニングの適正使用はまだまだ議論の余地がありそうである。

| 臨床症例 | マンモグラフィーによる乳がんスクリーニング |

症例病歴：

　68歳の女性で，慢性閉塞性肺疾患，糖尿病，骨粗鬆症を治療している患者が，定期的な診察のためにあなたのクリニックを訪れた。あなたが，マンモグラフィーをそろそろしなければならないことを告げると，彼女は反論した。「こんなにたくさんの病気を治療しているのに，なんでさらに病気を探さなければならないの？」

　マンモグラフィーに関するコクランレビューに基づき，あなたはマンモグラフィーによる乳がんスクリーニングについてどのようにリスクとベネフィットを説明すべきだろうか。

解答例：

　マンモグラフィーに関するコクランレビューは，マンモグラフィーによる乳がんスクリーニングで乳がんによる死亡率は少しだけ低下するが，全死亡率を低下させることはできなかったことを示した。さらに，乳がんを発症することはないと考えられる相当数の女性に不必要な乳がんの診断と治療をすることにつながる。女性によっては，このベネフィットとリスクのバランスがつり合っておらず，スクリーニングを受ける価値がないと考えるかもしれない。

　この症例の女性は他の重要な疾患を患っており，さらに病気を「探す」ことをしたくないという。そのため，この女性がスクリーニングを受けないと判断することは合理的な考え方だ。この患者の健康状態はすでにあまりよくないので，マンモグラフィーによるスクリーニングを受けること自体が適切な判断ではないかもしれない。スクリーニングによるベネフィットは数年先でしかみられず，彼女はベネフィットに気づくまで長く生きられないかもしれない。これを裏づけるかのように，米国がん協会（American Cancer Society：ACS）はスクリーニングを全般的に健康な女性のみに推奨している。

文献

1. Gøtzsche PC, Jørgensen KJ. Screening for breast cancer with mammography. *Cochrane Database Syst Rev.* 2013 Jun 4; 6: CD001877.
2. Welch HG. Screening mammography—a long run for a short slide? *N Engl J Med.* 2010; 363(13): 1276–1278.
3. Mandelblatt JS et al. Effects of mammography screening under different screening schedules: model estimates of potential benefits and harms. *Ann Intern Med.* 2009; 151: 738-747.
4. Miller AB et al. Twenty-five-year follow-up for breast cancer incidence and mortality of the Canadian National Breast Screening Study: randomised screening trial. *BMJ.* 2014 Feb 11; 348: g366.
5. Biller-Andorno N, Jüni P. Abolishing mammography screening programs? A view from the Swiss Medical Board. *N Engl J Med.* 2014 May 22; 370(21): 1965-1967.

前立腺がんスクリーニングの欧州ランダム化試験

The European Randomized Study of Screening for Prostate Cancer (ERSPC)

Michael E. Hochman

European Randomized Study of Screening for Prostate Cancer (ERSPC)試験は，スクリーニング群において前立腺がんによる死亡率の相対リスク減少が21％であることを示した……ただし，この減少はさまざまなリソースを使用した結果，達成できたものである……全死亡率は割り付け群間で有意差はなかった。
—— Dr. Anthony B. Miller[1]

研究課題：前立腺特異抗原 (prostate-specific antigen：PSA) を使用した前立腺がんのスクリーニングは有効だろうか[2,3]。

研究資金提供：Europe Against Cancer，欧州連合 (European Union：EU)，施設の助成金，Beckman Coulter 社 (PSA 検査の製造会社) から無制限の助成金

研究開始：1991 年

研究発表：2012 年

研究実施場所：欧州 7 か国 (オランダ，ベルギー，スウェーデン，フィンランド，イタリア，スペイン，スイス) にある多数の施設

研究対象：55 〜 69 歳の男性

被験者数：162,388 人

研究概要：研究デザインの概要は，図6.1を参照。

```
        ┌─────────────────┐
        │  55～69歳の男性  │
        └─────────────────┘
                 │
        ┌─────────────────┐
        │    ランダム化    │
        └─────────────────┘
           ↙           ↘
┌──────────────┐   ┌──────────────┐
│  PSAによる    │   │ スクリーニングを │
│スクリーニングを提示│   │   提示しない   │
└──────────────┘   └──────────────┘
```

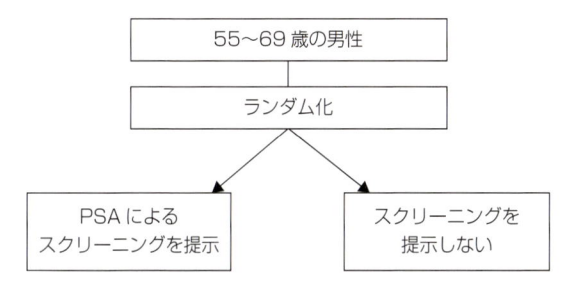

図6.1　研究デザインの概要

介入内容：国によって研究プロトコルが若干異なった。スクリーニング群では多くの場合，被験者はスクリーニングを4年ごとに行うことを勧められ，そのほとんどがPSA検査のみによるスクリーニングであった（直腸指診と経直腸的超音波検査を行った被験者もいる）。PSA 3.0 ng/mL以上で，前立腺生検を勧めた。しかし国によっては，より高いカットオフ値（多くの場合，4.0 ng/mL）が使用された。生検を受けた被験者のほとんどが，経直腸的超音波ガイド下で6か所を生検された。生検が陽性であった場合は，その担当医の判断で治療が行われた（すなわち，標準的な治療プロトコルは指定されていなかった）。

コントロール群では，研究の一環として，PSAスクリーニングは勧められていなかったが，研究プロトコルとは別に，PSAスクリーニングを受けていた男性がごくわずかいた。

経過観察：11年（中央値）

エンドポイント（評価項目）：
　一次アウトカム：前立腺がんによる死亡
　二次アウトカム：前立腺がんの診断，全死亡率

結果

- スクリーニング群の82.2%は最低でも1回のスクリーニングを受け（すなわち，17.8%がスクリーニングを拒否した），その平均回数は2.3回であった。
- スクリーニング検査の16.6%が陽性であった（PSA 3.0 ng/mL以上）。
- スクリーニング陽性患者のうち85.9%が生検を受けることに同意し，生検を受けた者の24.1%ががんと診断された。
- 全体ではスクリーニング群の9.6%が前立腺がんと診断され，コントロール群で

は 6.0％であった。
- スクリーニング群で発見された前立腺がんはコントロール群と比べて進行していなかった（より早期のステージと低い Gleason 分類）。
- 研究者らは，前立腺がんによる死亡を 1 人救うためには 936 人のスクリーニングが必要で，33 人が前立腺がんと診断されなければならないと計算した（12 年以上のフォローアップデータを含む）。
- 前立腺がんによる死亡率は，スクリーニング群がコントロール群と比べて低下が認められたが，全死亡率に差はなかった（表 6.1 参照）。

表 6.1 主要結果のまとめ [a]

アウトカム	スクリーニング群	コントロール群	P 値
前立腺がん死亡率	0.39	0.50	0.001
全死亡率	18.2	18.5	0.50

[a] 事象率は 1,000 人-年ごと，すなわち 1,000 年の参加時間ごとに起こる死亡数である。たとえば，1,000 人-年に 0.39 の死亡ということは，平均して，10 年間臨床試験に参加している 100 人のうち 0.39 人が死亡したということである。

批判と制限事項：コントロール群の被験者のなかには（約 20％），研究プロトコル外の医師から前立腺がんスクリーニングを受けていた可能性がある（これを「コンタミネーション」と呼んでいる）。研究者らはコンタミネーションがどれくらいの割合で起きたのかを推測しなかった。もし頻繁に起こっていたのなら，このスクリーニングのリスクとベネフィット両方の過小評価につながっているであろう。

これはまだ継続されている ERSPC 試験の予備報告である。将来的には，長期的なフォローアップデータが解析されるはずである。より長期的な経過観察を行うことでスクリーニングがよりよい評価を受ける可能性がある。実際に，13 年間の追跡解析による最近の報告結果では，スクリーニングに関してわずかにベネフィットがリスクを上回ることが示唆された（以下参照）。

この研究の被験者男性はだいたい 4 年に 1 回スクリーニングされているが，多くの他の国（歴史的に見ても多い米国を含む）ではもっと頻繁にスクリーニングされている（たとえば，1〜2 年おき）。さらに頻繁にスクリーニングをすれば，スクリーニングのベネフィットが向上することが推測される。ただし，偽陽性によるリスクも増える可能性がある（すなわち，患者の生涯で絶対に悪影響がないような早期がんの過剰診断や過剰治療）。

スクリーニングが陽性となった患者のほとんどが 6 か所生検を受けたが，泌尿器科ではさらに広範囲の生検が推奨されている。広範囲生検では，前立腺がん診断の感度が向上するが，偽陽性が増えることにもなる。

この研究はスクリーニング群とコントロール群間の全死亡率のわずかな低下を検出するための検出力が適切でなかった。

関連研究と有用情報：
- 早期前立腺がんは通常，手術もしくは放射線療法で治療する〔「積極的な監視（active surveillance）」での観察も推奨されている方法ではある〕。手術と放射線療法による合併症は，尿失禁，性機能不全，腸管障害である。
- ERSPC試験のデータを使用したシミュレーション解析によれば，スクリーニング施行による前立腺がんの過剰診断と過剰治療は，生活の質（QOL）に悪影響を及ぼし，スクリーニングのベネフィットを部分的に打ち消す可能性がある[4]。
- ERSPC試験データにおける13年間の追跡解析では，追跡スクリーニングが長期に及ぶことによりスクリーニングの全体的なインパクトがわずかに向上することが示唆された。13年で前立腺がんによる死亡率はスクリーニング群1,000人-年あたり0.43であり，コントロール群では0.54であった。これを解析した研究者らは，前立腺がんによる死を1人防ぐためには781人が前立腺がんのスクリーニングを受けて，27人が前立腺がんと診断される必要があると算定した。この場合もやはり，全死亡率のベネフィットは全くなかった[5]。
- この研究が行われた一施設から14年間のフォローアップデータが報告された。この報告によると，患者は2年おきにスクリーニングを受け，前立腺がんによる死亡が大幅に減少した（前立腺がんによる死亡を1人救うために293人のスクリーニングが必要で，12人が前立腺がんと診断されなければならない）。しかしながら，全死亡率の低下はみられなかった[6]。
- 米国で行われたもう1つの大規模なランダム化比較試験では，1年に1回のPSA検査と直腸指診による前立腺がんのスクリーニングにベネフィットを見いだせなかった。ただし，コントロール群の患者のなかには研究プロトコル外の医師からスクリーニングを受けた者がいるため，その影響も考えられる[7,8]。
- 2012年に米国予防医学専門委員会（United States Preventive Services Task Force：USPSTF）は，ルーチンに前立腺がんスクリーニングを行うことに反対するガイドラインを出した。スクリーニングによるリスク（不要な手術や放射線療法）がスクリーニングのベネフィットを上回る可能性があるからである[9]。米国内科学会（American College of Physicians）からの勧告では，50～69歳の男性患者に「前立腺がんスクリーニングを行うことによるベネフィットがわずかであること，スクリーニングを行うことによるかなりのリスク」について説明すること，また「前立腺がんスクリーニングに関して明確な希望がない患者にはPSAを用いた前立腺がんスクリーニングをしてはならない」としている[10]。

要点と結果による影響： PSAを使用した前立腺がんスクリーニングを4年に1回行うことで，前立腺がんによる死亡をわずかではあるが有意差をもって低下させる

が，おそらく不要な前立腺がんの診断と治療の増加にもつながる。全死亡率はスクリーニングで変わらなかったが，この解析を行うためには検出力が足りない。ERSPC 試験はまだ継続されており，将来的には長期的なフォローアップデータの解析が出てくるだろう。それまでの間，USPSTF はルーチンのスクリーニングを推奨しないことにした。

臨床症例　前立腺がんのスクリーニング

症例病歴：

50 歳のアフリカ系米国人男性が定期健診のためにあなたのクリニックを受診した。彼の父親は 64 歳のときに前立腺がんで亡くなっている。ERSPC 試験の結果に基づき，あなたは彼に前立腺がんのスクリーニングを勧めるべきか。

解答例：

ERSPC 試験は，4 年に 1 回 PSA による前立腺がんスクリーニングを受けるとわずかに前立腺がんによる死亡を減らすことができるが，前立腺がんの（おそらく不必要な）診断と治療が大幅に増えることを示した。スクリーニングによって全死亡率は影響がなかったが，この解析のためには検出力が足りなかったのであろう。ERSPC 試験と米国の大規模な臨床試験の結果に基づき，USPSTF はルーチンのスクリーニングをしないことを推奨した。

しかしながら，この症例の患者は前立腺がんの発症リスクが特に高い（アフリカ系米国人，前立腺がんの家族歴はリスクが高い）。そのため，専門家によってはスクリーニングを推奨するかもしれない。

一方，PSA スクリーニングが高リスク患者で危険ながん病変を検出するのに有効であるエビデンスは存在しない。PSA 値は白人よりも黒人で高く示す傾向があり，この症例の患者が自身の一生に影響を及ぼさない遅延発育型前立腺がんのために，不適切に前立腺がんと診断されるリスクも高い（ERSPC 試験ではアフリカ系米国人の割合，前立腺がんの家族歴をもつ患者の割合などは示されてない）。

そのため，この患者をスクリーニングすべきか否かに正解はない。あなたはこの患者に，前立腺がんのスクリーニングはもはやほとんどの男性に推奨されていないこと，ただし，彼の場合はリスクが高いため，スクリーニングを考慮してもよいことを告げるべきだろう。患者がスクリーニングを希望すれば，あなたはスクリーニングをすることのリスク（不必要な診断が下されるリスク，生涯において全く影響を与えることがないと思われる遅延発育型前立腺がんをわざわざ治療してしまうリスク）を説明してから，検査をすべきである。

文献

1. Miller AB. New data on prostate-cancer mortality after PSA screening. *N Engl J Med*. 2012; 366(11): 1047-1048.
2. Schröder FH et al. Screening and prostate-cancer mortality in a randomized European study. *N Engl J Med*. 2009; 360(13): 1320-1328.
3. Schröder FH et al. Prostate-cancer mortality at 11 years of follow-up. *N Engl J Med*. 2012; 366(11): 981-990.
4. Heijnsdijk EA et al. Quality-of-life effects of prostate-specific antigen screening. *N Engl J Med*. 2012; 367(7): 595-605.
5. Schröder FH, Hugosson J, Roobol MJ, Tammela TL, Zappa M, Nelen V, Kwiatkowski M, Lujan M, Määttänen L, Lilja H, Denis LJ, Recker F, Paez A, Bangma CH, Carlsson S, Puliti D, Villers A, Rebillard X, Hakama M, Stenman UH, Kujala P, Taari K, Aus G, Huber A, van der Kwast TH, van Schaik RH, de Koning HJ, Moss SM, Auvinen A; for the ERSPC Investigators. Screening and prostate cancer mortality: results of the European Randomised Study of Screening for Prostate Cancer (ERSPC) at 13 years of follow-up. *Lancet*. 2014 Aug 6. pii: S0140-6736(14)60525-0.
6. Hugosson J et al. Mortality results from the Göteborg randomised population-based prostate-cancer screening trial. *Lancet Oncol*. 2010; 11(8): 725-732.
7. Andriole GL et al. Mortality results from a randomized prostate-cancer screening trial. *N Engl J Med*. 2009; 360: 1310-1319.
8. Andriole GL et al. Prostate cancer screening in the randomized Prostate, Lung, Colorectal, and Ovarian Cancer Screening Trial: mortality results after 13 years of follow-up. *J Natl Cancer Inst*. 2012; 104: 1-8.
9. Chou R et al. Screening for Prostate Cancer: A Review of the Evidence for the U.S. Preventive Services Task Force. *Ann Intern Med*. 2011; 155(11): 762-771.
10. Qaseem A et al. Clinical Guidelines Committee of the American College of Physicians. Screening for prostate cancer: a guidance statement from the Clinical Guidelines Committee of the American College of Physicians. *Ann Intern Med*. 2013; 158(10): 761.

肺がんのスクリーニングにおける低線量 CT vs. 胸部 X 線写真
NLST 試験

Screening for Lung Cancer with Low-Dose Computed Tomography versus Chest Radiography

Kathryn White

NLST 試験(National Lung Screening Trial：米国肺スクリーニング試験)では，低線量 CT グループにおいて肺がん死亡率の 20.0%の相対的低下が認められた…が，肺がん死亡率の低下は，スクリーニングの偽陽性や過剰診断(overdiagnosing)，そしてコストといった，スクリーニングに伴うであろう実害に鑑みて，比較検討される必要がある。

—— **National Lung Screening Trial Investigators**[1]

研究課題：相当な喫煙歴のある高齢者において，低線量 CT スクリーニングは単方向胸部 X 線写真と比較し，肺がん死亡率を低下させるか[1]。

研究資金提供：米国国立がん研究所(National Cancer Institute：NCI)

研究開始：2002 年

研究発表：2011 年

研究実施場所：米国の 33 医療施設

研究対象：現在あるいは過去の喫煙者で，55 〜 74 歳までの，最低 30 箱数×年数(pack-year)の喫煙歴をもつ患者。過去の喫煙者に関しては，ランダム化前の 15 年以内に禁煙した者に絞った。

研究除外対象：肺がんの既往のある，あるいは臨床的に肺がんの疑いのある者(たとえば，喀血あるいは意図しない体重減少など)，そして研究登録開始の 18 か月以内に CT を撮った者は除外した。

被験者数：53,454 人

研究概要：研究デザインの概要は，図 7.1 を参照。

```
┌─────────────────────────┐
│ 30 箱数×年数以上の喫煙歴をもつ， │
│   55～74 歳までの患者       │
└─────────────────────────┘
            │
            ▼
      ┌──────────┐
      │ ランダム化 │
      └──────────┘
         ↙      ↘
┌──────────────────┐  ┌────────────────────────┐
│ 低線量 CT スクリーニング │  │ 単方向胸部 X 線写真(PA 像) │
└──────────────────┘  └────────────────────────┘
```

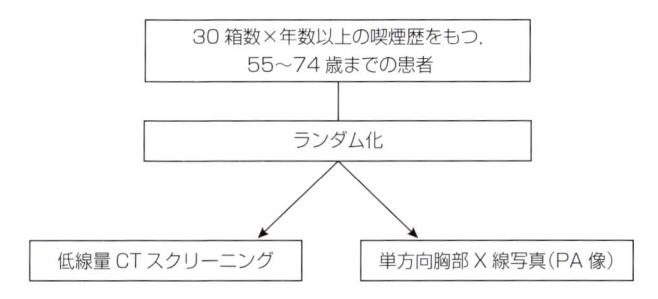

図 7.1　研究デザインの概要

介入内容：被験者はまず研究登録時に，さらにその後 2 年にわたり，毎年，低線量 CT あるいは胸部 X 線写真によるスクリーニングを受けた（被験者あたり年 1 回，計 3 回のスクリーニング）。被験者がこの研究以外のスクリーニングを受けることは，原則禁止された。すべての CT スキャンは多方向性スキャナーを用いて実施され，平均放射線量は 1.5 mSv であった（診断用 CT スキャンの平均放射線量は通常，8 mSv である）。

　低線量 CT においては 4 mm 以上の非石灰化結節を，胸部 X 線写真においてはどのような非石灰化結節あるいは腫瘤であっても，それぞれスクリーニング陽性とした。リンパ節腫脹，胸水，あるいは肺がんを示唆する他の所見は，読影する放射線科医の裁量により適宜陽性と捉えられた。

　スクリーニングの結果は 4 週間以内に被験者，および彼らのかかりつけ医に送られた。スクリーニング陽性に対する精査のガイドラインは，研究期間中に試行錯誤で発達していったが，プロトコル上では義務化は行っていない。

経過観察：中央値 6.5 年

エンドポイント(評価項目)：
　一次アウトカム：肺がん死亡率
　二次アウトカム：全死亡率と，肺がん診断率

結果

- スクリーニングへのアドヒアランスは両群で高かった（低線量 CT 群で 95%，胸

部X線写真群で93%)。
- 3回にわたるスクリーニングすべてで，胸部X線写真群に比較して明らかに低線量CT群の陽性頻度は高かった(表7.1)。2回目のスクリーニングでは両群で陽性率の著しい低下を認めた。
- 診断のための精査は，概して追加画像検査と，時折，より侵襲的な診断手技を用いた。精査による合併症率は，両群で同様であった(低線量CT群1.4% vs.胸部X線写真群1.6%)。
- 低線量CT群における肺がんの率は，胸部X線写真群に比して高かった(表7.2)。
- すべての回にわたり，低線量CT群でスクリーニング陽性の3.6%，胸部X線写真群でスクリーニング陽性の5.5%に，その後の精査上でがんを認めた。
- 胸部X線写真群($n=137$)に比べ，低線量CT群($n=44$)では，インターバルでみつかるがん(interval cancers：スクリーニングプロトコル外で発見されるがん)の割合が少なかった。
- 低線量CT群では，胸部X線写真群に比べて，より多くのステージIAの肺がんとより少ないステージIV肺がんをそれぞれ認めた。これは，CTスクリーニングによって，より早いステージでのがんの診断が可能になったことを反映していると思われる。
- 胸部X線写真群と比較し，低線量CT群では肺がん死亡率はより低かった(表7.2)。
- 全死亡率は，胸部X線写真群に比較し低線量CT群で6.7%低く($P=0.02$)，また胸部X線写真群での肺がんによる死亡は，60.3%も過剰であった。

表7.1 試験におけるスクリーニング検査陽性の割合

	最低1つ陽性項目があった割合
低線量CT群	39.1
胸部X線写真群	16.0

表7.2 主要結果のまとめ

	低線量CT群	胸部X線写真群	比較測定
肺がん診断	100,000人-年あたり645例	100,000人-年あたり572例	オッズ比 1.13 (1.03, 1.23)
肺がん死亡率	100,000人-年あたり247例死亡	100,000人-年あたり309例死亡	相対リスク減少 20.0%(6.8, 26.7)

批判と制限事項：昨今のCTスキャナーの進歩は著しく，このNLST試験で用い

たものよりも，より低線量で鮮明な診断画像を得ることが現在可能である。また，NLST試験を施行した施設はすべて，肺がんの治療と放射線診断に特化しており，この試験の結果は一般的な施設では再現できない可能性がある。国家レベルでこれを実施するためには，方法の規格化，同レベルの専門性，そしてリスクに対して最適なベネフィットを得るための多職種にわたるアプローチを，それぞれ必要とするであろう。最後に，スクリーニングなしのコントロール群が，この研究では設けられていない。だが，胸部X線写真群とスクリーニングなし群を比較した他の大規模研究において，胸部X線写真群によるスクリーニングが全くベネフィットを示さなかった，という点は指摘しておきたい。

関連研究と有用情報：
- NLST試験データの追跡評価では，CTスクリーニングで診断された肺がんのうち，その20%近くは6.4年の経過観察の後も臨床的には顕在化しなかった[2]。だが，さらに長期の経過観察を行う，あるいは別のスクリーニング陽性の判定基準を用いた場合，そのようながんの比率は減少するかもしれない。
- NLST試験に参加した患者のうち2,812人が，スクリーニングの前後で，健康面の生活の質(QOL)や不安レベルを評価するためのアンケート(質問票)に答えている。結果が真陽性であった患者がほかの被験者に比して，より健康面のQOLの低下と不安レベルの上昇を示したのに対し，偽陽性患者や重要な偶発的所見があるもスクリーニング陰性の患者では，差は認められなかった[3]。
- ヨーロッパでのより小規模の試験が，低線量CTスクリーニングと通常のケアを行ったコントロール群(NLST試験における胸部X線写真に代わって)を比較し，わずかであるがスクリーニング群のベネフィットを示している[4,5,6]。
- 米国予防医学専門委員会(United States Preventive Services Task Force：USPSTF)は現在，55～80歳かつ30箱数×年数以上の喫煙歴のある患者に対する年1回の低線量CTによる肺がんスクリーニングをGrade Bとしている。患者が15年以上禁煙した場合，あるいはその後の生命予後を危ぶむ健康上の問題が生じた場合，スクリーニングは終了すべきとされている[7]。

要点と結果による影響： 肺がん高リスク喫煙者に対する低線量CTスクリーニングによる，肺がん死亡率の20%の相対的低下と，小さいが有意な総体的死亡率の低下を，NLST試験はそれぞれ示した。NLST試験の基準を用いた場合，肺がんによる死亡を1例予防するためには大雑把に320人の患者をスクリーニングする必要がある。NLST試験のこの結果に基づきUSPSTFの新しいガイドラインは現在，年齢と喫煙歴に基づいた肺がん高リスク症例に対しては，低線量CTによる毎年の肺がんスクリーニングを推奨している。

臨床症例　低線量CTスクリーニング

症例病歴：

慢性閉塞性肺疾患（chronic obstructive pulmonary disease：COPD）と高血圧の既往のある63歳の男性が，ルーチンの診察のために来院した。患者は1日1箱のタバコを，16〜55歳まで喫煙していた。NLST試験の結果に基づいた際，あなたはこの患者に低線量CTによる肺がんスクリーニングを薦めるだろうか。

解答例：

喫煙歴からみた肺がん高リスク患者に，低線量CTを1年に一度施行することで，肺がん死亡率の低下が認められることをNLST試験は示した。この患者の39箱数×年数の喫煙歴とそれをやめた年をみると，患者はこの研究の基準に適合する。そのため，低線量CTによる1年ごとの肺がんスクリーニングを考慮すべきである。その際，肺がん死亡率を下げる可能性がある，というこのスクリーニングの利点とともに，高い偽陽性のために生じうる欠点も，患者と話し合う必要がある。その欠点としては，経過観察のための検査からくる合併症，あるいは，本来問題にならなかったであろう緩徐進行がんを過剰治療してしまう，といった点が挙げられよう。最後に，禁煙とその長期継続が決定的に重要であることを，スクリーニングの際にはもちろん，日々の外来受診の際に強調する必要がある。

スクリーニングのリスクとベネフィットを理解したうえで，最終的にはその患者が，スクリーニングを受けるか否かを決める必要がある。もし患者がスクリーニングを選択した場合，USPSTFは1年ごとのスクリーニングを推奨している。その継続時期としては，患者が禁煙して15年になるまで，あるいは患者が以下の条件に沿う健康問題を発症するまで，とされている。その条件とは，患者の健康問題のため生命予後が限られる，または治癒の可能性のある肺外科手術が選択外になる，の2点が挙げられている。

文献

1. National Lung Screening Trial Research Team. Reduced lung-cancer mortality with low-dose computed tomographic screening. *N Engl J Med.* 2011; 365(5): 395-409.
2. Patz EF Jr et al. Overdiagnosis in low-dose computed tomography screening for lung cancer. *JAMA Intern Med.* 2014; 174: 269-274.
3. Gareen IF et al. Short-term impact of lung cancer screening on participant health-related quality of life and state anxiety in the National Lung Screening Trial. *Cancer.* 2014; 120(21): 3401-3409.
4. Infante M et al. A randomized study of lung cancer screening with spiral computed tomography: three-year results from DANTE trial. *Am J Respir Crit Care Med.* 2009; 180(5): 445-453.
5. Saghir Z et al. CT screening for lung cancer brings forward early disease. The randomized

Danish Lung Cancer Screening Trial: status after five annual screening rounds with low-dose CT. *Thorax.* 2012; 67(4): 296-301.
6. Pastorino U et al. Annual or biannual CT screening versus observation in heavy smokers: 5-year results of the MILD trial. *Eur J Cancer Prev.* 2012; 21(3): 308-315.
7. US Preventive Services Task Force. Recommendation statement: screening for lung cancer. http://www.uspreventiveservicestaskforce.org/uspstf13/lungcan/lungcanfinalrs.htm. Accessed on February 8, 2014. *Ann Intern Med.* Published online 2013 Dec 31; doi: 10.7326/M13-2771

SECTION 2

内分泌学

Endocrinology

2型糖尿病患者の高血糖治療
UKPDS 試験

Treating Elevated Blood Sugar Levels in Patients with Type 2 Diabetes

Michael E. Hochman

UKPDS(United Kingdom Prospective Diabetes Study)試験は，ヘモグロビン(Hb)A1cを7.0〜7.4%に維持する強化血糖管理療法が糖尿病による合併症を大幅に減らすことを示している。

—— The UKPDS Study Group[1]

研究課題：2型糖尿病患者の血糖降下薬物療法は，食事療法のみよりも糖尿病合併症を減らすことができるのだろうか[1,2]。

研究資金提供：英国医学研究審議会(Medical Research Council of the United Kingdom)とその他の英国公共団体，米国国立衛生研究所(National Institutes of Health：NIH)，複数の寄付団体，複数の製薬会社

研究開始：1997年

研究発表：1998年

研究実施場所：英国の多数の総合診療医から紹介された患者

研究対象：25〜65歳までの2型糖尿病と診断されたばかりで，2回の午前検査(2回の検査は1〜3週間の間隔をあける)で空腹時血糖値が108 mg/dL以上の患者

研究除外対象：血清クレアチニン値2.0 mg/dL以上，1年以内の心筋梗塞，狭心症または心不全，レーザー療法を必要とする網膜症，平均余命に影響のある疾患がほかにある患者

被験者数：4,209人

研究概要：2,505人の患者群(過体重も非過体重も両方含む)がインスリンまたはス

ルホニル尿素薬による強化療法，もしくは食事療法のみにランダムに割り付けられた．1,704人の過体重の患者がメトホルミンによる強化療法，インスリンまたはスルホニル尿素薬による強化療法，もしくは食事療法のみに割り付けられた．図8.1が割り付けの概要である．

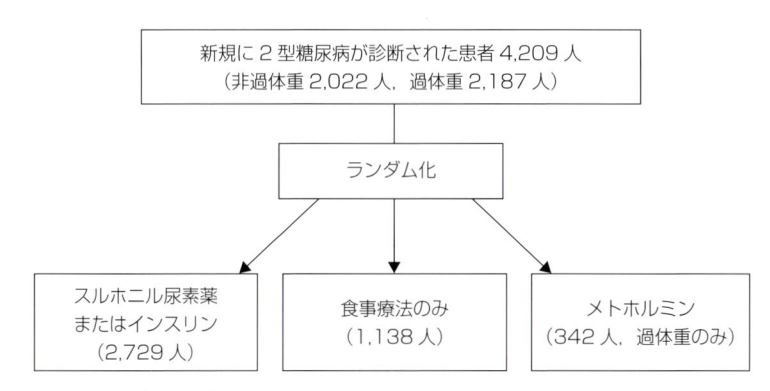

```
       新規に2型糖尿病が診断された患者 4,209人
         (非過体重 2,022人，過体重 2,187人)
                      │
                   ランダム化
          ┌───────────┼───────────┐
    スルホニル尿素薬      食事療法のみ       メトホルミン
    またはインスリン      (1,138人)      (342人，過体重のみ)
      (2,729人)
```

図8.1 研究デザインの概要

介入内容：食事療法に割り付けられた患者には栄養士がカウンセリングを行った．スルホニル尿素薬／インスリン群とメトホルミン群は，両群ともカウンセリングを行い薬剤を投与した．

　すべての薬剤は，空腹時血糖値108 mg/dL以下を目標に投与量が設定された．インスリン群の患者は基礎インスリンから開始し，食前インスリンはインスリンの1日投与量が14単位以上か食前・就寝時血糖値が126 mg/dL以上の場合に追加した．スルホニル尿素薬群の患者には，クロルプロパミドかグリベンクラミド，またはグリピジドを投与した．メトホルミン群の患者は，メトホルミン1日1回850 mgから開始し，最大量で朝に1,700 mg，夜に850 mg投与した．

　食事療法群，スルホニル尿素薬投与群，メトホルミン投与群で，高血糖の症状(口渇または多尿)が出た患者，もしくは血糖値が270 mg/dL以上となった患者には新たな薬物療法を追加した．

経過観察：スルホニル尿素薬／インスリン投与群で中央値10.0年，メトホルミン群で中央値10.7年

エンドポイント(評価項目)：
1. 糖尿病関連エンドポイント：突然死，高血糖または低血糖による死亡，心筋梗塞，狭心症，心不全，脳卒中，腎不全，下肢切断と眼科の合併症
2. 糖尿病関連死：突然死または心筋梗塞による死亡，末梢血管疾患，腎疾患，高血糖または低血糖

3. 全死亡
4. 微小血管疾患：硝子体出血，網膜光凝固，腎不全

結果

スルホニル尿素薬／インスリン群 vs. 食事療法群
- 治療後，スルホニル尿素薬／インスリン群の HbA1c 中央値は 7.0％，食事療法群は 7.9％であった。
- 食事療法群よりもスルホニル尿素薬／インスリン群のほうが低血糖発作が多かった。
- スルホニル尿素薬／インスリン群は食事療法群と比べて平均 2.9 kg 体重が増加した。
- スルホニル尿素薬／インスリン群のほうが食事療法群よりも糖尿病関連合併症が少なく，微小血管疾患も少なかった（表 8.1 参照）。

表 8.1　主要結果のまとめ[a]

アウトカム	スルホニル尿素薬／インスリン群 (n = 2,729)	食事療法群 (n = 1,138)	P 値
糖尿病関連エンドポイント	40.9	46.0	0.03
糖尿病関連死	10.4	11.5	0.34
全死亡	17.9	18.9	0.44
微小血管疾患	8.6	11.4	0.01

[a] 事象率は 1,000 人-年，すなわち，試験参加者期間 1,000 年ごとに起こるイベントの数である。たとえば，40.9 イベント／1,000 人-年とは 100 人の試験参加者に 10 年間で平均 40.9 回のイベントが発生したということである。

メトホルミン群 vs. 食事療法群 vs. スルホニル尿素薬／インスリン群（過体重の患者）
- 治療後，メトホルミン群の HbA1c 中央値は 7.4％，食事療法群は 8.0％であった（スルホニル尿素薬／インスリン群の患者の HbA1c 値はメトホルミン群と同等であったが，実際の値は報告されていない）。
- 食事療法群よりもメトホルミン群のほうが低血糖発作が多かったが，インスリン／スルホニル尿素薬群の患者が最も低血糖発作の発生が多かった。
- メトホルミン群と食事療法群の体重変化はほぼ同等であったが，スルホニル尿素薬／インスリン群の患者はメトホルミン群および食事療法群の患者よりも体重増加が大きかった。
- 過体重患者では，メトホルミン群のほうが食事療法群およびスルホニル尿素薬／インスリン群の患者よりも糖尿病関連合併症が少なかった（表 8.2 参照）。

表 8.2 過体重患者における主要結果[a]

アウトカム	メトホルミン群 ($n=342$)	食事療法群 ($n=411$)	スルホニル尿素薬／ インスリン群 ($n=951$)	P値[b]
糖尿病関連 エンドポイント	29.8	43.8	40.1	0.0023, 0.0034
糖尿病関連死	7.5	12.7	10.3	0.017, 有意差なし[c]
全死亡	13.5	20.6	18.9	0.011, 0.021
微小血管疾患	6.7	9.2	7.7	0.19, 有意差なし[c]

[a] 事象率は 1,000 人-年を示す。
[b] メトホルミン群 vs. 食事療法群，メトホルミン群 vs. スルホニル尿素薬／インスリン群。
[c] 実際の P 値は報告されていない。

批判と制限事項：UKPDS 試験は，2 型糖尿病患者における HbA1c の最適目標値を定義づけなかった。

関連研究と有用情報：UKPDS 試験終了後，患者の糖尿病はそれぞれの主治医により治療された。また，UKPDS 試験の研究者によりさらに 10 年間追跡調査された。スルホニル尿素薬／インスリン群では中央値 16.8 年，メトホルミン群で 17.7 年の経過観察で長期アウトカムが報告された[3]。

- 試験終了後 1 年間で平均 HbA1c 値は，すべての群でほぼ同等であった。
- スルホニル尿素薬／インスリン群の患者のほうが，食事療法群よりも糖尿病関連エンドポイントと微小血管疾患が引き続き少なかった。
- 最初の解析では報告されなかったが，スルホニル尿素薬／インスリン群の患者のほうが食事療法群よりも心筋梗塞が少なく，糖尿病関連死および全死亡が少なかった。
- 過体重の患者ではメトホルミン群のほうが食事療法群およびスルホニル尿素薬／インスリン群の両者よりも糖尿病関連エンドポイント，糖尿病関連死，全死亡が少なかった。

UKPDS 試験では，試験に参加している高血圧の患者に対して，アンジオテンシン変換酵素 (angiotensin-converting enzyme：ACE) 阻害薬と β 遮断薬を用いた血圧の厳格管理（目標血圧 150/85 mmHg 以下）と緩い管理（目標血圧 180/105 mmHg 以下）の比較を行った。厳格な血圧管理が行われた患者のほうが，全糖尿病関連エン

ドポイント，糖尿病関連死，脳卒中と微小血管疾患が減少した[4]。試験終了後10年間の追跡解析ではこの効果は維持できていなかったが，これはおそらく「効果を維持するためには継続して良好な血圧管理を行う必要がある」ことを示しているのだろう[5]。

2型糖尿病の患者での血糖管理を研究しているほかの重要な試験については，ACCORD試験の要約にまとめている（第9章参照）．1型糖尿病患者での厳格血糖管理のベネフィットについては，DCCT試験の要約で検討されている（第10章参照）．

要点と結果による影響：UKPDS試験は，2型糖尿病患者における高血糖治療に使用する薬物療法のベネフィットを結論づけた最初の研究である．スルホニル尿素薬，インスリン，メトホルミンを投与されている患者は，食事療法のみの患者と比べて糖尿病関連合併症が少なかった．この薬物療法のベネフィットは試験終了後10年間にわたり持続した．

臨床症例　2型糖尿病患者の高血糖治療

症例病歴：

36歳の女性が初めて2型糖尿病と診断されて，あなたの外来を受診した．彼女はBMI（body mass index）36 kg/m^{2}と過体重であり，運動は全くしない．HbA1cは7.8%である．UKPDS試験の結果に基づくと，この患者の高血糖を治療するために薬物療法を開始すべきだろうか．

解答例：

UKPDS試験は，2型糖尿病患者の高血糖治療に使用する薬物療法のベネフィットを結論づけた最初の研究である．スルホニル尿素薬，インスリン，メトホルミンを投与されている患者は，食事療法のみの患者と比べて糖尿病関連合併症が少なかった．

症例の患者はとても若く，HbA1cの値は軽度にしか上昇していない．薬物療法（おそらくはメトホルミン）を開始するのも悪くはないが，まず，生活習慣の改善を促すべきだという意見もあるだろう．彼女が体重を大幅に減らすことに成功し，運動を開始したならば，おそらくは彼女の糖尿病は改善して薬物療法が必要なくなるのではないだろうか．

文献

1. UK Prospective Diabetes Study Group. Intensive blood-glucose control with sulphonylureas or insulin compared with conventional treatment and risk of complications in patients with type 2 diabetes (UKPDS 33). *Lancet*. 1998; 352(9131): 837-853.
2. UK Prospective Diabetes Study Group. Effect of intensive blood-glucose control with

metformin on complications in overweight patients with type 2 diabetes (UKPDS 34). *Lancet.* 1998; 352(9131): 854-865.
3. Holman RR et al. Ten-year follow-up of intensive glucose control in type 2 diabetes. *N Engl J Med.* 2008; 359: 2049-2056.
4. UK Prospective Diabetes Study Group. Tight blood pressure control and risk of macrovascular and microvascular complications in type 2 diabetes: UKPDS 38. UK Prospective Diabetes Study Group. *BMJ.* 1998; 317(7160): 703-713.
5. Holman RR et al. Long-term follow-up after tight control of blood pressure in type 2 diabetes. *N Engl J Med.* 2008; 359(15): 1565-1576.

2型糖尿病患者の血糖管理での強化療法 vs. 保守的標準療法
ACCORD 試験

Intensive versus Conservative Blood Sugar Control in Patients with Type 2 Diabetes

Michael E. Hochman

この試験の重要なメッセージは，血糖値は低ければ低いほうがよいという20年以上にもわたる常識が覆されたことだ。ACCORD 試験の驚くべき結果とは，標準療法よりも強化療法のほうが死亡率が高かったことである。

— Dr. David McCulloch
（Clinical Professor of Medicine, University of Washington）

研究課題：2型糖尿病治療の目標血糖値は「正常値」がよいのか[1]。

研究資金提供：米国国立心肺血液研究所 (National Heart, Lung, and Blood Institute：NHLBI)

研究開始：2001年

研究発表：2008年

研究実施場所：米国とカナダの77施設

研究対象：40～79歳までの2型糖尿病患者で，ヘモグロビン (Hb) A1c 7.5%以上，かつすでに判明している心血管疾患の合併またはリスク因子がある者

研究除外対象：家庭での血糖モニタリングを希望しない患者，インスリン注射を希望しない患者，低血糖発作が頻繁にある患者，血清クレアチニン値 1.5 mg/dL 以上の患者

被験者数：10,251人

研究概要：ACCORD 試験デザインの概要は，図 9.1 を参照。

```
        糖尿病患者
            ↓
         ランダム化
          ↙     ↘
    強化療法群      コントロール群
  目標 HbA1c≦6.0%  目標 HbA1c 7～7.9%
```

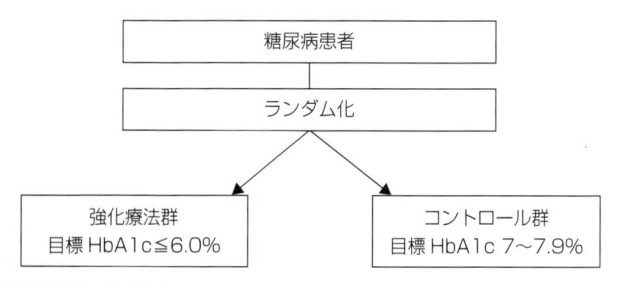

図 9.1　研究デザインの概要

介入内容：治療医は目標血糖値を達成するためにどのような薬物療法を選択してもかまわない。メトホルミンが 60%の患者に使用され，インスリンは 35%，スルホニル尿素薬は 50%だった。

経過観察：平均 3.5 年

エンドポイント(評価項目)：
　一次アウトカム：非致死性心筋梗塞，非致死性脳卒中または心血管疾患による死亡の複合アウトカム
　二次アウトカム：全死亡

結果

- 両群のベースラインの HbA1c 平均値は 8.1%であった。
- 強化療法群の治療後 HbA1c 平均値は 6.4%で，コントロール群は 7.5%であった。
- 強化療法群の平均体重増加は 3.5 kg で，コントロール群は 0.4 kg であった。
- ACCORD 試験の主要結果のまとめは，表 9.1 を参照。

表 9.1　主要結果のまとめ

アウトカム	強化療法群	コントロール群	P 値
医療介入が必要な低血糖	10.5%	3.5%	<0.001
心血管イベントまたは心臓死	6.9%	7.2%	0.16
全死亡率	5.0%	4.0%	0.04

批判と制限事項： この試験は，心血管疾患がすでに判明している，もしくはそのリスク因子がある患者だけが参加しており，またどの薬剤が「強化療法群」において死亡率の上昇をまねいたのかわからない。

関連研究と有用情報：
- 強化療法群における死亡率の上昇は，5 年後の経過観察でも持続していた[2]。
- ACCORD 試験のデータを用いたほかの報告によると，強化療法群は死亡率が上昇したにもかかわらず，早期微小血管疾患（アルブミン尿症，眼科合併症や神経障害）の発生率は低かった[3]。
- 米国退役軍人省糖尿病試験（Veteran's Affairs Diabetes Trial：VADT）は，強化血糖管理（「正常」血糖値を目標とした）と標準血糖管理を比較して，強化的アプローチのベネフィットを見いだすことができなかった[4]。
- ADVANCE（Action in Diabetes and Vascular Disease：Preterax and Diamicron Modified Release Controlled Evaluation）試験は，標準的な HbA1c 目標値に設定して治療した患者よりも，目標値を 6.5% に設定したほうが，糖尿病関連合併症，特に腎障害の発生率が低かったことを報告している[5]。
- 多くの臨床ガイドラインは HbA1c の目標値を 6.5 〜 7.5% 未満に設定し，高齢者など低血糖のリスクが高い患者に関しては，目標値を緩めるように推奨している[6,7]。

要点と結果による影響： ACCORD 試験では HbA1c 目標値を 6.0% 以下に設定すると，目標値 7.0 〜 7.9% の場合と比べて死亡率が上昇することを示した。ただし，HbA1c 目標値を 6.0% 以下にすることで早期微小血管疾患は減少した。糖尿病患者における最適な HbA1c 目標値はまだ不明な点も多く，研究が続けられている。

臨床症例　2 型糖尿病の血糖管理での強化療法 vs. 保守的標準療法

症例病歴：

60 歳の女性で，2 型糖尿病，高血圧，脂質異常症を長い間治療してきた患者が，定期的な診察のためにあなたの外来を受診した。彼女の糖尿病の薬は，メトホルミン 1,000 mg を 1 日 2 回，就寝時にインスリングラルギン 40 単位，レギュラーインスリンを各食前に 12 単位である。彼女が自信をもって見せてくれた血糖値の記録によると，早朝の空腹時血糖平均値は 82 mg/dL であり，非常によくコントロールされていた。直近の HbA1c は 6.4% である。彼女の悩みは体重が落ちないことと，血糖値が 75 mg/dL を下回るときに「震える」ことがあることである。

ACCORD 試験の結果を踏まえたうえで，彼女の糖尿病治療薬を変更するとしたら，どのようにすべきか。

解答例：
　ACCORD試験は，HbA1cの目標値を6.0%以下に設定することで死亡率が上昇することを示した．さらに，HbA1c目標値を6.0%以下にすると，体重増加，低血糖発作の発生率が上昇することも示した．この患者のHbA1cは6.4%である．すなわち，この患者の値はACCORD試験の強化療法群の平均HbA1c値と同等である．この患者の血糖コントロールは厳格すぎるため，インスリン（インスリングラルギンかレギュラーインスリン，もしくは両方）を減量すべきである．こうすることによって低血糖発作が減り，体重減量もしやすくなり，おそらくは彼女の死亡リスクを減少させることができるだろう．

文献

1. Action to Control Cardiovascular Risk in Diabetes Study Group. Effects of intensive glucose lowering in type 2 diabetes. *N Engl J Med*. 2008; 358(24): 2545-2559.
2. The ACCORD Study Group. Long-term effects of intensive glucose lowering on cardiovascular outcomes. *N Engl J Med*. 2011; 364(9): 818-828.
3. Ismail-Beigi F et al. Effect of intensive treatment of hyperglycaemia on microvascular outcomes in type 2 diabetes: an analysis of the ACCORD randomised trial. *Lancet*. 2010; 376(9739): 419-430.
4. Duckworth W et al. Glucose control and vascular complications in veterans with type 2 diabetes. *N Engl J Med*. 2009; 360(2): 129-139.
5. The ADVANCE Collaborative Group. Intensive blood glucose control and vascular outcomes in patients with type 2 diabetes. *N Engl J Med*. 2008; 358(24): 2560-2572.
6. American Diabetes Association. Standards of medical care in diabetes—2014. *Diabetes Care*. 2014; 37(Suppl 1): S14.
7. Handelsman Y et al. American Association of Clinical Endocrinologists Medical Guidelines for Clinical Practice for developing a diabetes mellitus comprehensive care plan. *Endocr Pract*. 2011; 17(Suppl 2): 1.

1型糖尿病患者の血糖管理での強化療法 vs. 従来型療法
DCCT 試験

Intensive versus Conventional Glycemic Control in Type 1 Diabetes Mellitus

Thomas Kriley

強化インスリン療法は，1型糖尿病患者の糖尿病網膜症，腎症，そして神経障害の発症，そしてその後の進展を効果的に遅らせる。

— DCCT Research Group[1]

研究課題：1型糖尿病患者に対するインスリンによる強化血糖管理は，糖尿病から生じる微小血管合併症 (microvascular complication) の発症と進展を抑制しうるか[1]。

研究資金提供：米国立糖尿病・消化器・腎疾病研究所 (National Institute of Diabetes and Digestive and Kidney Diseases)，米国立心肺血液研究所 (National Heart, Lung, and Blood Institute：NHLBI)，そして米国立眼病研究所 (National Eye Institute)

研究開始：1983年

研究発表：1993年

研究実施場所：米国およびカナダの29施設

研究対象：1型糖尿病をもつ13〜39歳の患者。1型糖尿病と診断後1〜5年で，網膜症所見がなく，24時間尿中アルブミン排泄量が40 mg未満の患者は，一次予防コホートに含むものとした。1型糖尿病と診断後1〜15年で，軽度から中度の非増殖網膜症があり，そして24時間尿中アルブミン排泄量が200 mg未満の患者は，二次予防コホートへ含むものとした。

研究除外対象：糖尿病に加え，高血圧，脂質異常症，「重度糖尿病合併症」，ある

いはほかの重大な病状のある患者

被験者数：1,441 人

研究概要：DCCT 試験デザインの概要は，図 10.1 を参照。

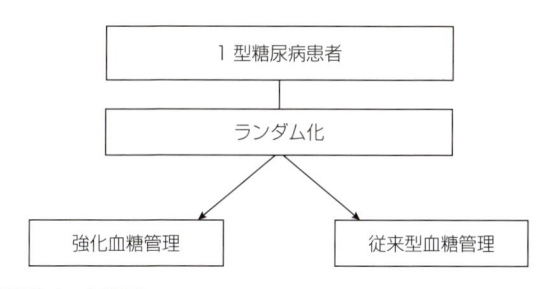

```
       １型糖尿病患者
            │
         ランダム化
         ┌────┴────┐
    強化血糖管理   従来型血糖管理
```

図 10.1　研究デザインの概要

介入内容：患者はそれぞれ，従来型もしくは強化インスリン療法のどちらかに，ランダムに割り付けられた。従来型療法は，1 日あたり 1〜2 回のインスリン投与，毎日の患者自身による血糖モニタリング，そして食事と運動に関する教育から構成される。従来型療法は，糖尿病による症状の管理，ケトン尿の予防，低血糖の回避，そして患者の正常発育の維持をその目標とした。

　強化療法は 1 日 3 回以上のインスリン投与，もしくはインスリンポンプの使用から成る。インスリン量の調節は，「（少なくとも 1 日 4 検の）血糖チェック，食事摂取，そして適切だとされる運動量などのセルフモニタリング」に基づき行われた。毎月，外来にて患者を経過観察し，また定期的に電話でもコンタクトをとることで，そのインスリンレジメンを評価することとした。目標血糖値は以下の通りとした。食前 70〜120 mg/dL，食後＜180 mg/dL，週に一度の午前 3 時の血糖値＞65 mg/dL，ヘモグロビン(Hb) A1c 値＜6.05%

経過観察：平均 6.5 年

エンドポイント（評価項目）：年 2 回の眼底鏡検査による網膜症の発症または進展〔糖尿病網膜症早期治療研究スケール(Early Treatment of Diabetic Retinopathy Study scale)で，3 ステップ以上の持続増加と定義〕。重度の非増殖あるいは増殖網膜症の発症。微量アルブミン尿(24 時間尿中アルブミン排泄量≧40 mg)あるいはアルブミン尿(24 時間尿中アルブミン排泄量≧300 mg)の出現で定義される腎症の発症。そしてベースラインでは存在しなかった神経障害の発症

結果

- 強化療法群における患者では，HbA1cの有意の低下（強化療法群 〜7% vs. 従来型療法群 〜9%）と，より低い平均血糖値（強化療法群 155±30 mg/dL vs. 従来型療法群 231±55 mg/dL, $P<0.001$）とをそれぞれ認めた。
- 一次，二次予防両方のコホートにおいて，糖尿病による微小血管合併症の発症は少なくなった（表10.1）。
- 強化療法を行うことで，高コレステロール血症を発症する患者数の減少が認められた〔高コレステロール血症は低比重リポタンパク質（LDL）値＞160 mg/dLと定義。34%のリスク削減を認めた。$P=0.02$〕。強化療法を施行された患者ではまた，有意ではなかったものの，メジャーな心血管イベントならびに末梢血管イベント数の減少をそれぞれ認めた。
- 重度低血糖のリスクは従来型療法群に比し，強化療法群においてより高かった（症状の発現は，100患者-年あたり62 vs. 19であった）。
- 5年間で，強化療法を受けている患者は従来型療法群に比べ，平均で4.6 kgの体重増加を認めた。
- 生活の質（QOL）スコアは試験を通して，両群でほぼ同様であった。

表10.1 主要結果のまとめ

	一次予防 従来型療法	一次予防 強化療法	P値	二次予防 従来型療法	二次予防 強化療法	P値
	100患者-年あたり率			100患者-年あたり率		
網膜症	4.7	1.2	≤0.002	7.8	3.7	≤0.002
微量アルブミン尿	3.4	2.2	<0.04	5.7	3.6	≤0.002
アルブミン尿	0.3	0.2	有意差なし	1.4	0.6	<0.04
5年目での神経障害	9.8	3.1	<0.04	16.1	7.0	≤0.002

批判と制限事項：この研究の被験者は若く，（高血圧や脂質異常症といった付加的な基礎疾患もない）比較的健康な患者であった。そのため，この結果が一般的に当てはまるかどうかには不安が残る。加えて，強化療法群における低血糖の高頻度発症に関しても，不安が生じる。

関連研究と有用情報：

- 糖尿病への介入と合併症に関する疫学（Epidemiology of Diabetes Interventions

and Complications：EDIC）研究は，DCCT 試験被験者の 93％を経過観察した長期間にわたる観察研究である．強化あるいは従来型療法を受けた患者は 17 年間の経過観察の結果，42％にわたる心血管疾患のリスク減少を認めた[2]．
- 米国糖尿病学会（American Diabetes Association：ADA）は，微小血管および大血管合併症を減らすため，1 型糖尿病患者と診断された直後の HbA1c 値の目標を，7％未満にするように推奨している．この目標値は患者が低血糖発作を避けることができるかによって上方あるいは下方に調節しうる[3]．

要点と結果による影響：食前血糖値 70 〜 120 mg/dL，食後血糖値＜ 180 mg/dL を目標とした強化血糖管理は，従来型療法と比較し，網膜症，腎症，そして神経障害といった微小血管合併症のリスクを減少させる．追跡評価はまた，強化療法が大血管合併症の減少をももたらすことを示している．強化療法の利点は，低血糖のリスクとバランスをとる必要があろう．ADA ガイドラインでは，1 型糖尿病を含むほぼすべての糖尿病患者に対し，HbA1c の目標値として 7％未満を推奨している．

臨床症例　糖尿病治療の目標

症例病歴：

　1 型糖尿病と診断され，入院していた 16 歳の女の子が，退院後の経過観察としてあなたの外来を受診した．患者は多尿と体重減少があり，糖尿病性ケトアシドーシスとして先週救急外来を受診している．その時点での患者の血糖値は 542 mg/dL であった．患者は退院時に，長時間および短時間作用性のインスリン療法を開始されている．DCCT 試験の結果に基づくと，この患者に最も適した HbA1c 値はいくつであろうか．また，患者のインスリン量をどのように管理するべきだろうか．

解答例：

　DCCT 試験の結果とその後のフォローアップ解析によると，強化血糖管理は 1 型糖尿病患者において微小そして大血管合併症のいずれをも減少させる．この患者にはまず，ライフスタイルのカウンセリングと，定期的な血糖モニタリングおよびインスリン量の調節に関する教育を与える必要がある．ADA ガイドラインによると，この患者の最初の HbA1c の目標値は 7％未満であり，低血糖の回避を行いつつ可能なら，さらにそれ以下を目指したい．この患者は新たに診断された 1 型糖尿病であり，いまだに β 細胞の機能はいくらか残存しているかもしれない．そのため，低血糖に関しては注意深い観察が必要であり，これはインスリン療法を新たに始めるどの患者にとっても重要なことである．

文献

1. The Diabetes Control and Complications Trial Research Group. The effect of intensive treatment of diabetes on the development and progression of long-term complications in insulin-dependent diabetes mellitus. *N Engl J Med*. 1993; 329: 977.
2. Nathan D. Intensive diabetes treatment and cardiovascular disease in patients with type 1 diabetes. *N Engl J Med*. 2005 Dec 22, 353(25): 2643.
3. Executive summary: standards of medical care in diabetes —2014. *Diabetes Care*. 2014 Jan (Suppl 1): S5-S13.

2型糖尿病患者の血圧管理での強化療法 vs. 保守的療法
ACCORD-BP 試験

Intensive versus Conservative Blood Pressure Control in Patients with Type 2 Diabetes

Steven D. Hochman

強化血圧管理が,「2型糖尿病患者」におけるメジャーな心血管イベントの発症率を低下させる…。研究結果はそのような証拠を示してはいない。
—— The ACCORD Study Group[1]

研究課題:2型糖尿病患者において,収縮期血圧目標が 120 mmHg 未満の強化療法は,目標が 140 mmHg 未満の緩徐療法に比べて優れているだろうか[1]。

研究資金提供:米国国立心肺血液研究所(National Heart, Lung, and Blood Institute:NHLBI)ならびにほかの米国国立衛生研究所(National Institutes of Health:NIH)関連施設

研究開始:2001 年

研究発表:2010 年

研究実施場所:米国およびカナダの 77 施設

研究対象:2型糖尿病をもつ 40 〜 79 歳で,ヘモグロビン(Hb)A1c >7.5%,そしてすでに心血管疾患の診断,あるいはそのリスク要因をもつ成人

研究除外対象:BMI(body mass index)>45,クレアチニン値 >1.5 mg/dL,そして「他の重篤な疾患」をもつ患者

被験者数:4,733 人

研究概要:ACCORD-BP 試験デザインの概要は,図 11.1 を参照。

```
┌─────────────────────────────┐
│ 2型糖尿病と，心血管疾患あるいは │
│   そのリスク要因をもつ成人      │
└─────────────────────────────┘
              │
       ┌──────────┐
       │ ランダム化 │
       └──────────┘
         ↙        ↘
┌──────────────┐  ┌──────────────┐
│ 強化血圧管理   │  │ 緩徐血圧管理   │
│(収縮期血圧目標 │  │(収縮期血圧目標 │
│ ＜120 mmHg)   │  │ ＜140 mmHg)   │
└──────────────┘  └──────────────┘
```

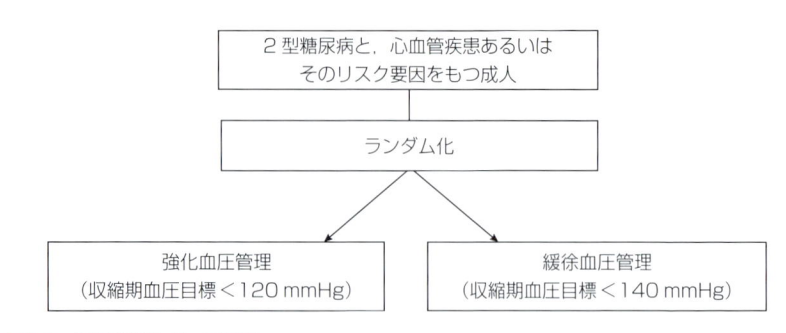

図11.1 研究デザインの概要

介入内容：強化血圧療法群にランダム化された患者には，収縮期血圧＜120 mmHg を目標とし降圧薬が投与された．一方，緩徐血圧療法群には，収縮期血圧＜140 mmHg を目標に降圧薬が投与された．緩徐療法群の患者に対しては，外来経過観察中に収縮期血圧が 130 mmHg 未満になった，あるいは外来で二度連続して 135 mmHg 未満を示した場合，降圧薬は減量した．強化療法群の患者には1〜2か月に一度，緩徐療法群には3〜4か月に一度，それぞれ経過観察受診を設けた．

経過観察：平均 4.7 年

エンドポイント（評価項目）：
　一次アウトカム：非致死性心筋梗塞，非致死性脳卒中，そして心血管死亡率の複合アウトカム
　二次アウトカム：全死亡率

結果

- ベースラインの特徴は両群とも類似しており，平均年齢が 62 歳，平均血圧が 139/76 mmHg であった．被験者の 48％が女性であり，34％は以前に心血管イベントの経験があった．
- 緩徐療法群と比較し，強化療法群の患者はより多くの降圧薬を服用し，1年後の経過観察ではより低い平均血圧を示した（表 11.1）．
- 強化療法群において，脳卒中の発症率がささやかな絶対的減少 (absolute reduction) を示した以外，両群のアウトカムには差を認めなかった（表 11.1）．
- 緩徐療法群に比較し，強化療法群ではより高率に降圧薬による有害事象を認めた（3.3％ vs. 1.3％，$P<0.001$）．

表 11.1　主要結果のまとめ

変数	強化療法群	緩徐療法群	P 値
1 年目の平均血圧	119/64	134/71	報告なし
降圧薬の平均使用数	3.4	2.1	報告なし
複合一次アウトカム	1.87 %/年	2.09 %/年	0.20
非致死性心筋梗塞	1.13 %/年	1.28 %/年	0.25
非致死性脳卒中	0.30 %/年	0.47 %/年	0.03
心血管死亡率	0.52 %/年	0.49 %/年	0.74
全死亡率	1.28 %/年	1.19 %/年	0.55

批判と制限事項：緩徐療法群におけるイベント発症率は，予想の半分であった。おそらく，スタチン使用率の高さ，あるいは被験者内での脂質異常症患者のパーセンテージが低値のためと思われる（ここでは報告されていないが，脂質異常症をもつ多くの患者は，この研究の異なった群に割り付けられた。その結果，この緩徐療法群において脂質異常症をもつ被験者の率は，比較的低くなっている）。予期したよりも低いイベント発症率は，この研究データの有意性を証明するための検出力を下げてしまった可能性がある。

関連研究と有用情報：
- 2 型糖尿病患者に対する以前の試験は，微小血管合併症と心血管イベント罹患率・死亡率に対する，血圧管理によるベネフィットを証明した。だが，これらの研究では，あまり積極的な血圧目標値を用いていない[2,3,4]。具体的にいえば，これらの研究の介入群での平均血圧はそれぞれ，144/82 mmHg，140/81 mmHg，そして 135/74 mmHg であった。
- 2014 年の成人高血圧管理に対するエビデンスに基づくガイドライン（2014 Evidence-Based Guideline for the Management of High Blood Pressure in Adults）[5]では，糖尿病患者の血圧目標は 140/90 mmHg 未満を推奨している。

要点と結果による影響：ACCORD-BP 試験は，高リスク糖尿病患者に対し収縮期血圧 120 mmHg 未満を目標とした強化療法群と，目標値 140 mmHg 未満の緩徐療法群で，ほぼ同様な結果を示した。強化療法群における脳卒中の率は低かったものの，強化血圧目標を設定した群では，薬理治療に伴う副作用の発症が多かった。これらの所見を考慮して，ガイドラインでは現在，糖尿病患者の血圧目標値として 140/90 mmHg 未満を推奨している。

臨床症例　2型糖尿病患者の高血圧治療目標

症例病歴：

　10年にわたる2型糖尿病の既往で，メトホルミンと毎日のインスリン注射の治療を受けている53歳の男性が，定期診察で血圧150/94 mmHgを指摘された。現在，彼は血圧に対する薬は何も飲んでおらず，また以前の血圧は常に140/90 mmHg未満であった。検査上では，HbA1c値が7.1%，尿中アルブミンクレアチニン比が46μg/mg，そして血清クレアチニン値が0.9 mg/dLであった。1か月後の再検でも彼の血圧は高く，152/94 mmHgであった。ACCORD-BP試験の結果に基づくと，どのようにこの患者の高血圧を管理するべきだろうか。

解答例：

　糖尿病既往のある患者では高血圧の発症はよくあることであり，もし治療をしないと心血管および腎性疾患罹患・死亡リスクの増加につながる。この患者ではすでに，中度アルブミン尿（以前は「微量アルブミン尿」と呼んでいた）と早期腎疾患の形跡をそれぞれ認めており，これらは糖尿病と高血圧によって生じたものと思われる。この患者には，高血圧によって糖尿病合併症の発症リスクが高まることを，喚起する必要がある。もし今後の経過観察でも血圧が140/90 mmHgより高い場合，血圧140/90 mmHg未満を目標にした降圧薬治療を行う必要がある。その際，アルブミン尿の存在のため，アンジオテンシン変換酵素（angiotensin-converting enzyme：ACE）阻害薬がその選択肢となろう。より低い血圧目標値を設定することは，心血管疾患のリスクを有意には下げず，むしろ薬剤による有害事象のリスクを高めてしまう可能性がある。

文献

1. ACCORD Study Group et al. Effects of intensive blood-pressure control in type 2 diabetes mellitus. *N Engl J Med*. 2010; 362: 1575.
2. UK Prospective Diabetes Study Group. Tight blood pressure control and risk of macrovascular and microvascular complications in type 2 diabetes: UKPDS 38. *BMJ*. 1998; 317: 703.
3. Hansson L et al. Effects of intensive blood-pressure lowering and low-dose aspirin in patients with hypertension: principal results of the Hypertension Optimal Treatment (HOT) randomised trial. HOT Study Group. *Lancet*. 1998; 351: 1755.
4. Patel A et al. Effects of a fixed combination of perindopril and indapamide on macrovascular and microvascular outcomes in patients with type 2 diabetes mellitus (the ADVANCE trial): a randomised controlled trial. *Lancet*. 2007; 370: 829.
5. James PA et al. 2014 evidence-based guideline for the management of high blood pressure in adults: report from the panel members appointed to the Eighth Joint National Committee (JNC 8). *JAMA*. 2014; 311: 507.

SECTION 3

血液学と腫瘍学

Hematology and Oncology

がん患者における再発性静脈血栓塞栓症予防のための抗凝固薬の選択

CLOT 試験

Choice of Anticoagulation for Prevention of recurrent Venous thromboembolism in Patients with Cancer

Laalitha Surapaneni

> 我々の研究では，活動性のがんをもつ患者における症状を伴う再発性血栓塞栓症のリスクは，経口抗凝固療法に比較し，ダルテパリンで有意な低下を認めた。
> —— Lee et al.[1]

研究課題：活動性がん患者における症候性静脈血栓塞栓症では，低分子ヘパリン（ダルテパリン）またはワルファリンによる経口抗凝固療法，どちらがより再発予防効果があるか[1]。

研究資金提供：ダルテパリンの製薬メーカーである Pharmacia 社

研究開始：1999 年

研究発表：2003 年

研究実施場所：8 つの国における 48 の臨床センター

研究対象：新規に診断された再発性または転移性のがん（皮膚基底細胞がんや扁平上皮皮膚がんを除く），あるいは過去 6 か月以内にがん治療を受け，症候性近位深部静脈血栓症，肺塞栓症，あるいはその両方と最近診断された成人患者

研究除外対象：試験登録前に，すでにヘパリンあるいは経口抗凝固薬を投与された患者。活動性の重篤な出血もしくは，最近重篤な出血のあった患者。重篤な出血のリスク要因がある，あるいは血小板数 75,000/mm^3 未満の患者。40 kg 以下の患者，クレアチニン値が正常値上限の 3 倍以上の患者。そしてパフォーマンスステータス

(performance status：PS) がよくない患者〔米国東海岸がん臨床試験グループ (Eastern Cooperative Oncology Group) PS で 3 か 4〕

被験者数：672 人

研究概要：研究デザインの概要は，図 12.1 を参照。

```
        がんと静脈血栓塞栓症
              │
           ランダム化
           ╱      ╲
      低分子ヘパリン   ワルファリン
```

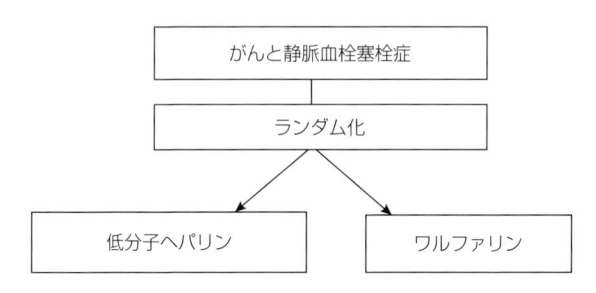

図 12.1　研究デザインの概要

介入内容：ワルファリン群の患者には 5～7 日間のダルテパリンブリッジの後，目標の国際標準化比 (international normalized ratio：INR) が 2.5 になるように投与量を調整したワルファリンを投与した。ダルテパリン群の患者には，200 IU/kg/日のダルテパリンを最初の 1 か月投与し，その後は血小板数に基づき調節し，およそ 150 IU/kg/日で投与した。両群におけるダルテパリンの最大投与量は，18,000 IU/kg/日を超えないようにした。

経過観察：6 か月

エンドポイント(評価項目)：
　一次アウトカム：再発性近位深部静脈血栓症(あるいはもともとある血栓の明らかな伸展)，肺塞栓症，あるいはその両方
　二次アウトカム：臨床的に明らかな出血と死亡

結果

- ベースラインの特徴は両群で類似していた。対象患者の 90%が固形腫瘍をもち，試験登録時には 67%の患者が転移を認めていた。
- 経口抗凝固療法群に比較し，血栓塞栓症の再発はダルテパリン群で明らかに低かった(表 12.1)。
- 両群の間で，出血イベントに有意な差は認めなかった(表 12.1)。

- 両群の間で，死亡率に有意な差は認めなかった（表12.1）。

表12.1 研究デザインの概要

アウトカム	経口抗凝固療法	ダルテパリン群	P値
再発性静脈血栓塞栓症[a]	17%	9%	0.002
深部静脈血栓症	11%	4%	報告なし
肺塞栓	5%	4%	報告なし
すべての原因からの出血	19%	14%	0.09
大出血[b]	4%	6%	0.27
死亡率	41%	39%	0.53

[a] 6か月間における予想率
[b] 大出血は，死に至る出血，重要部位における出血（頭蓋内，脊髄内，眼内，後腹膜，そして心膜），あるいは2単位以上の輸血が必要となった，もしくは少なくとも2.0g/dLのヘモグロビン低下を認める出血，と定義した。

批判と制限事項：この研究において，低分子ヘパリンが血栓塞栓症の再発を減らすことは証明されたものの，死亡率の低下は認めなかった。血栓塞栓症は不快な症状を引き起こすため，もちろん，それ自体も重要なエンドポイントである。しかし，もう1つの重要な血栓塞栓症の治療目的，それは死亡予防である。この研究の事後解析において，試験が開始した時点で転移のなかった患者層においては，死亡率の低下が認められた[2]。この点は，特筆に値する。

加えてこの研究は，被験者の安全面を確保するため非盲検としてデザインされており，この点がバイアスを引き起こした可能性もある。

最後に，この研究が発表されて以来，いくつかの新たな抗凝固薬が認可されている。このこと自体が本研究を制限するものではないが，がん患者の静脈血栓塞栓症治療において，これら新たな抗凝固薬が低分子ヘパリンよりも優れている可能性はあろう。この点で，将来新たな研究が必要となるだろう。

関連研究と有用情報：
- 1,908人の活動性がん患者に対する7つのランダム化試験のメタ解析の結果，経口ビタミンK拮抗薬に比し，低分子ヘパリンは再発性静脈血栓塞栓症の発生率を減らすものの〔ハザード比（HR）0.47〕，出血や死亡には関連しないことが示された[3]。これらの結果は，本研究と一致していた。
- 米国臨床腫瘍学会（American Society of Clinical Oncology）[4]と欧州臨床腫瘍学会（European Society for Medical Oncology）[5]の診療ガイドラインでは，血栓塞栓症をもつがん患者に対して，6か月間の低分子ヘパリン治療を推奨している。

要点と結果による影響：活動性がん患者において，ワルファリンと比較し低分子ヘパリンが血栓塞栓症の再発リスクを下げることが，この大規模ランダム化試験によって示された。低分子ヘパリンの高コストは懸念材料ではあるが，この抗凝固薬は活動性がん患者における静脈血栓塞栓症に対する第1選択薬となっている。この患者群に対して，低分子ヘパリンと最新の抗凝固薬を比較する将来の研究は，当然待ち望まれるところである。

臨床症例　　がん患者の静脈血栓塞栓症に対する抗凝固治療

症例病歴：

55歳時に乳がんに対して腫瘍摘出術および化学療法を受けた67歳の女性が，2日前からの左脚の腫脹，疼痛，圧痛で救急室を受診した。下肢エコー上，左大腿静脈と近位膝窩静脈に閉塞性の血栓を認めた。この深部静脈血栓症に対する急性期管理の後，どのような治療をこの患者は受けるべきであろうか。

解答例：

CLOT試験では，活動性がん患者の静脈血栓塞栓症の二次予防に対し，ワルファリンでの経口抗凝固療法と比較して低分子ヘパリンがより効果的であったことが示された。

しかしこの提示症例では，がんは既往のみである。したがって，ワルファリンより高価かつ自己注射が必要とされる低分子ヘパリンがこの症例で必要かどうかは，はっきりしない。ただそれでも，患者の静脈血栓塞栓症の診断は，がんの再発の可能性を提起する。最初にどの抗凝固薬を選ぶかにかかわらず，彼女はがんの再発に対して評価を受けるべきである。もし，がんが再発したことがはっきりすれば，患者の血栓症に対しては低分子ヘパリンが，その治療として推奨されることとなる。

文献

1. Lee AY et al. Low-molecular-weight heparin versus a coumarin for the prevention of recurrent venous thromboembolism in patients with cancer. *N Engl J Med.* 2003; 349: 146.
2. Lee AY et al. Randomized comparison of low molecular weight heparin and coumarin derivatives on the survival of patients with cancer and venous thromboembolism. *J Clin Oncol.* 2005 Apr 1; 23(10): 2123-2129.
3. Akl EA et al. Anticoagulation for the long-term treatment of venous thromboembolism in patients with cancer. *Cochrane Database Syst Rev.* 2011: CD006650.
4. Lyman GH et al. American Society of Clinical Oncology Guideline: Recommendation for venous thromboembolism prophylaxis and treatment in patients with cancer. *J Clin Onc.* 2007; 25(34): 5490-5505.
5. Mandala M et al. Management of venous thromboembolism (VTE) in cancer patients: ESMO Clinical Practice Guidelines. *Annals Oncol.* 2011; 22 (Suppl 6): vi85-92.

13 近位深部静脈血栓症患者における肺塞栓症予防のための下大静脈フィルター

Vena Cava Filters in the Prevention of Pulmonary Embolism in Patients with Proximal Deep Vein Thrombosis

Laalitha Surapaneni

再発性深部静脈血栓症（deep vein thrombosis：DVT）が多発し，また死亡率の改善も認めないことから，肺塞栓症リスクが高い DVT 患者への下大静脈フィルターの系統的な使用は，推奨されえない。

—— Decousus et al.[1]

研究課題：標準的な抗凝固療法に加えた下大静脈フィルターは，肺塞栓症リスクの高い DVT 患者にとって有益であろうか[1]。

研究資金提供：エノキサパリンの製薬メーカーである Rhône-Poulenc 社（現在では Sanofi 社の一部）と，フランス厚生労働省（French Ministry of Health）およびフランス健康保険基金（French Health Insurance Fund）

研究開始：1991 年

研究発表：1998 年

研究実施場所：フランスの 44 施設

研究対象：静脈造影法によって確認され，医師によって肺塞栓症のリスクが高いと判断された急性近位 DVT をもつ成人患者。肺塞栓症の有無にかかわらず，どちらも含むこととした。

研究除外対象：下大静脈フィルター留置の既往のある，あるいはその使用が禁忌の患者。抗凝固療法が禁忌の患者。また，血栓溶解療法が必要な患者や，腎疾患や

肝疾患あるいは生命予後を制限すると思われるほかの条件をもつ患者も除外された。さらに，妊婦も除外対象とした。

被験者数：400 人

研究概要：研究デザインの概要は，図 13.1 を参照。

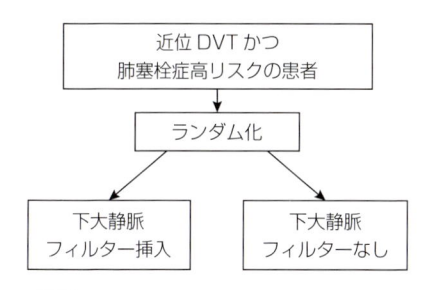

図 13.1　研究デザインの概要

介入内容：両群の患者とも，まず抗凝固療法（未分画ヘパリンもしくは低分子ヘパリン）にて治療を開始した。患者は抗凝固療法 4 日目に，経口の抗凝固薬（ワルファリンもしくは acenocoumarol）に変更され，抗凝固療法は少なくとも 3 か月間継続された。

　下大静脈フィルター群に割り付けられた患者は，4 種類の固定式フィルターのうちの 1 つを挿入された。挿入は，透視ガイド下に大腿静脈もしくは頸静脈を介して行われた。コントロール群の患者には，フィルター留置は行われなかった。

　すべての患者はランダム化 2 日以内に換気／血流シンチグラフィーを受け，ベースラインで肺塞栓症の有無をチェックした。経過観察の最初の 12 日間で臨床的に肺塞栓症を疑われた患者は，換気／血流シンチグラフィーを受け，その存在の有無を評価した。またそれ以外の患者もすべて，8 ～ 12 日目の間に換気／血流シンチグラフィーを受け，無症候性の肺塞栓症の有無を評価している。換気／血流シンチグラフィーで異常を示した際は，肺動脈造影を用いて肺塞栓症の診断を確定した。12 日間の経過観察以後は，患者とそのかかりつけ医に再発性 DVT あるいは肺塞栓症が発症した場合は報告するよう頼み，そして 2 年後には，すべての患者に電話でコンタクトをとり，血栓塞栓または出血イベントの有無に関して質問を行った。

経過観察：2 年

エンドポイント（評価項目）：

　一次アウトカム：ランダム化の後 12 日以内の，症候性あるいは無症候性の肺塞栓症

二次アウトカム：再発性 DVT，死亡，主要なフィルター合併症，そして大出血

結果

- 両群間のベースラインの特徴に差異はなく，平均年齢は 73 歳，48%が男性であった。
- ベースラインで，患者の 49%に肺塞栓症を認め，その 74%は無症候であった。
- 下大静脈フィルター群で，その 2%はフィルター挿入を受けず，また下大静脈フィルターなし群の 4%が，フィルター挿入を受けていた。
- 最初の 12 日目までは，フィルター群の患者で肺塞栓症を発症した患者はコントロール群に比較し少なかった（表 13.1）。
- 2 年後には，フィルター群の患者はコントロール群に比較しより高い率で，DVT を発症していた（表 13.1）。フィルター群では，その DVT の 43%がフィルター部位に生じていた。
- 2 年後の死亡率，症候性肺塞栓症，そして大出血の発症には両群間で差はなかった（表 13.1）。

表 13.1 主要結果のまとめ

アウトカム	下大静脈フィルター	下大静脈フィルターなし	P 値
12 日目			
症候性肺塞栓症	1%	3%	報告なし
無症候性肺塞栓症	0%	2%	報告なし
肺塞栓症合計	1%	5%	0.03
2 年後			
症候性肺塞栓症	3%	6%	0.16
再発性 DVT	21%	12%	0.02
大出血	9%	12%	0.41
死亡率	22%	20%	0.65

批判と制限事項：後ろ向きに計算してみると，両群の症候性肺塞栓症と死亡率との有意な違いをみるためには，この研究は検出力不足（underpowered）であった。加えて，この研究の患者選別の基準は多分に主観的である（たとえば，肺塞栓症のリスクが高いとその主治医が感じた患者，といったように）。より注意深い患者選定を行えば，下大静脈フィルターが有益であった可能性はある。最後に，抗凝固療法禁忌の患者は本研究から除外されており，この結果はそういった患者に対しては適応とならない点を挙げる必要がある。

関連研究と有用情報：
- 本研究の 8 年後の経過観察では，フィルター留置を行った患者に高率に DVT の発症を認めた (35% vs. 27%)。また肺塞栓症は低率であり (1% vs. 5%)，死亡率は同様であった[2]。
- 下大静脈フィルターの効果をみた研究で，これ以外に価値の高いものはほとんどなく，またランダム化試験で高価値のものも存在しない[3]。
- 米国胸部疾患学会 (American College of Chest Physician) のガイドラインでは，最近の外科手術や出血性脳卒中といった抗凝固療法禁忌がない限り，急性 DVT や肺塞栓症に対する下大静脈フィルターの使用は，推奨していない[4]。しかし，これらのガイドラインがしばしば無視されていることが，データ上で示されている[5]。

要点と結果による影響： 肺塞栓症リスクの高い近位 DVT の患者に対して，標準抗凝固療法に加えた下大静脈フィルター留置は，肺塞栓症のリスクは減らすものの再発性 DVT のリスクを増やし，またそれによる死亡率の低下は認めなかった。

臨床症例　DVT に対する下大静脈フィルターの留置

症例病歴：

　ステージ 3 の肺扁平上皮がんの既往をもつ 64 歳の男性が，右下肢の腫脹と疼痛で来院した。エコー上，右大腿静脈に部分閉塞を伴う血栓を認めた。患者に対して，低分子ヘパリンを用いた抗凝固療法が開始された。悪性腫瘍の既往もあり，患者は静脈血栓症のイベントや肺塞栓症の発症リスクが高いと思われる。

　本研究の結果をもとにした場合，この患者に下大静脈フィルターを追加することは有益であるといえるだろうか。

解答例：

　この患者は急性 DVT を発症しており，また塞栓の再発や肺塞栓症への進行のリスクは高い。患者は，理想的には低分子ヘパリンにより[6]最低 3 か月の抗凝固療法を受けるべきである。下大静脈フィルターの留置は，最初の 12 日間の肺塞栓症発症リスクを減らすかもしれないが，それは再発性 DVT のリスクを押し上げるも，患者の生存率の改善に寄与しない。そのため，患者はフィルターを受けるべきではない。

文献
1. Decousus H et al. A clinical trial of vena caval filters in the prevention of pulmonary embolism in patients with proximal DVT. *N Engl J Med.* 1998; 338: 409-415.

2. PREPIC Study Group. Eight-year follow-up of patients with permanent vena cava filters in the prevention of pulmonary embolism: the PREPIC (Prevention du Risque d'Embolie Pulmonaire par Interruption Cave) randomized study. *Circulation.* 2005; 112: 416.
3. Girard P, Stern JB, Parent F. Medical literature and vena cava filters: so far so weak. *Chest.* 2002; 122(3): 963.
4. Guyatt GH et al. Antithrombotic therapy and prevention of thrombosis (9th edition): American College of Chest Physicians evidence-based clinical practice guidelines. *Chest.* 2012; 141: 7S-47S.
5. White RH et al. High variation between hospitals in vena cava filter use for venous thromboembolism. *JAMA Intern Med.* 2013 Apr; 173(7): 506-512.
6. Lee AY et al. Low-molecular-weight heparin versus a coumarin for the prevention of recurrent venous thromboembolism in patients with cancer. *N Engl J Med.* 2003; 349(2): 146.

14 慢性骨髄性白血病患者に対するイマチニブ(STI571)第1相研究

Phase I Study of Imatinib (STI571) in Patients with Chronic Myeloid Leukemia

Joshua R. Thomas

> STI571(イマチニブ)は，インターフェロンα治療が無効の慢性骨髄性白血病(chronic myeloid leukemia：CML)患者に対し，非常に有効な抗白血病作用を有し，またその忍容性も優れている。
> —— Druker et al.[1]

研究課題：CML細胞の変異タンパクをターゲットに合成された化合物であるイマチニブ(STI571)は，CMLの治療に対し安全かつ効果的か[1]。

研究資金提供：米国国立がん研究所(National Cancer Institute：NCI)，白血病リンパ腫協会(Leukemia and Lymphoma Society)，そしてイマチニブ(グリベック®)の製薬メーカーであるNovartis社

研究開始：1998年

研究発表：2001年

研究実施場所：米国の3施設

研究対象：フィラデルフィア染色体(BCL-ABLとして知られる発がん性融合タンパクを生成する染色体転座であり，イマチニブのターゲットとなる)陽性の成人CML患者。もしCML慢性期(末梢血あるいは骨髄における芽細胞もしくは好塩基球が15%未満)でかつインターフェロンα治療に対して抵抗性，あるいは耐えられなかった場合，その患者は対象とした。

研究除外対象：血小板数が100,000/μL未満で，かなりの腎，肝，心機能障害のある，あるいはパフォーマンスステータス(performance status：PS)が低い患者

被験者数：83人

研究概要：研究デザインの概要は，表14.1 を参照。

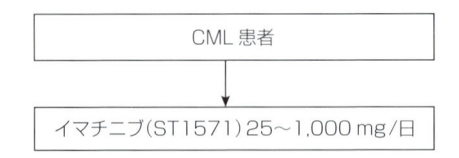

```
┌─────────────────────────────┐
│         CML 患者              │
└─────────────────────────────┘
              │
              ▼
┌─────────────────────────────┐
│ イマチニブ(ST1571) 25～1,000 mg/日 │
└─────────────────────────────┘
```

＊これは第1相研究であり，コントロール群のないことに留意が必要。

図 14.1　研究デザインの概要

介入内容：すべての患者は，1日1～2回，総量25～1,000 mg の経口イマチニブ治療を受けた。これは，服用量漸増試験であり，研究登録患者の継続コホートはそれぞれイマチニブの開始量を増量していく形で行われた（たとえば，コホート1は25 mg/日で，コホート2は50 mg/日で開始，といった形である）。

経過観察：平均治療期間は310日（17～607日の範囲であった）

エンドポイント（評価項目）：

一次アウトカム：安全性と忍容性

二次アウトカム：部分的あるいは完全な治療への血液学的反応（response）。部分寛解（partial response）は，少なくとも2週間は維持される白血球数のベースラインからの50％以上の減少と定義した。4週間以上維持される10,000/μL 未満までの白血球数の減少と 450,000/μL 未満までの血小板数の減少を，完全寛解（complete response）と定義した。加えて，患者は骨髄穿刺によりその細胞遺伝学的反応を評価された。骨髄穿刺では，核分裂中期におけるフィラディルフィア染色体陽性細胞のパーセンテージを評価した（0％＝完全寛解，1～35％＝部分寛解，36～65％＝やや寛解，そして＞65％＝寛解なし）。

結果

- 被験者の平均年齢は55歳で，その66％は男性である。研究登録時の平均罹患期間は3.8年であり，平均白血球数と血小板数はそれぞれ27,800/μL と 430,000/μL だった。
- STI571 は患者耐用性に優れ，嘔気，筋肉痛，浮腫，そして下痢が最もよくある副作用である。たとえ高用量であっても，ほとんどの副作用は軽度から中等度との評価であった。

- 140 mg あるいはそれ以上で治療を受けたすべての患者で，少なくとも部分血液学的寛解がみられた。そして 300 mg 以上の用量で治療を受けた 54 人の患者のうち，実に 53 人に完全血液学的寛解を認めた。
- 検査薬剤を 300 mg 以上与えられた患者の 54%に，治療に対する細胞遺伝学的反応がみられた。また，その細胞遺伝学的反応があった患者の 59%に完全あるいは部分寛解を認め，また 41%はやや寛解であった。

批判と制限事項：本研究は患者を 1 年以上にわたっては経過観察しておらず，また生存率といった重要な結果に関して評価していない。もっとも，そのような結果は第 1 相研究の目的からは外れるのではあるが。加えて，本研究は第 1 相の服用量漸増試験であり，コントロール群が存在しない。

関連研究と有用情報：
- IRIS 試験 (International Randomized Study of Interferon and STI571) では，1,106 人の慢性 CML 患者をイマチニブ群とインターフェロン α＋シタラビン群にランダム化し，その結果イマチニブ群において，より良好な血液学的および細胞遺伝学的反応，CML の進行期への進行の抑制，そして良好な薬剤耐用性を認めた[2]。
- 第 2 世代チロシンキナーゼ阻害薬であるダサチニブとニロチニブがランダム化試験でイマチニブと比較され，その結果，これらの薬剤による治療がイマチニブに比しより速く反応し，また完全細胞遺伝学的反応に至る患者の比率も多いことが示された[3,4]。
- 第 3 世代チロシンキナーゼ阻害薬である ponatinib は，第 1 および第 2 世代チロシンキナーゼ阻害薬に抵抗性のがんに対して開発され，そして初期の臨床試験で高い著効性を示している[5]。
- 全米総合がん情報ネットワーク (National Comprehensive Cancer Network) のガイドラインは，フィラデルフィア染色体陽性の CML 患者に対し，イマチニブ，ダサチニブ，あるいはニロチニブで治療を開始することを推奨している[6]。

要点と結果による影響：本研究は，フィラデルフィア染色体転座を有する CML 細胞に対する分子標的治療の有効性を示した，その最初のものである。本研究およびその後に続く研究によって，イマチニブおよびその関連療法は CML 患者の標準治療となった。特定のがん遺伝子変異に狙いを定めた薬剤，その全身投与が著効した最初の例でもあり，こういった分子標的治療の発達はまた，たいへん重要な意味をもっている。

臨床症例　CMLに対する分子標的治療

症例病歴：

　54歳の男性が，2か月にわたり増悪する倦怠感に対し，病院で診察を受けた。患者は高血圧，脂質異常症，糖尿病の既往があり，リシノプリル，シンバスタチン，そしてメトホルミンで加療中である。バイタルは正常であり，身体診察上，リンパ節腫脹や浮腫は認めなかった。左肋骨下縁3 cmに脾臓を触知する。検査上，ヘモグロビンは11.9 g/dL，白血球数は54,300/μL，そして血小板数は120,000/μLであった。末梢血スメアで顆粒球の増加を認めた。骨髄穿刺の結果でも，有意な顆粒球増加を認めた。細胞遺伝学的検査の結果，フィラディルフィア染色体が陽性であった。

　本研究の結果に基づくとき，この患者はどのように治療を受けるべきか。

解答例：

　血液内科医あるいは腫瘍内科医に紹介し，初回治療としてイマチニブ（STI571），あるいはそれに関連したほかのチロシンキナーゼ阻害薬を，本患者に投与すべきである。

文献

1. Druker BJ et al. Efficacy and safety of a specific inhibitor of the BCR-ABL tyrosine kinase in chronic myeloid leukemia. *N Engl J Med*. 2001; 344: 1031.
2. O'Brien SG et al. Imatinib compared with interferon and low-dose cytarabine for newly diagnosed chronic-phase chronic myeloid leukemia. *N Engl J Med*. 2003; 348: 994.
3. Saglio G et al. Nilotinib versus imatinib for newly diagnosed chronic myeloid leukemia. *N Engl J Med*. 2010; 362: 2251.
4. Kantarjian H et al. Dasatinib versus imatinib in newly diagnosed chronic-phase chronic myeloid leukemia. *N Engl J Med*. 2010; 362: 2260.
5. Cortes JE et al. A phase 2 trial of ponatinib in Philadelphia chromosome-positive leukemias. *N Engl J Med*. 2013; 369: 1783-1796.
6. O'Brien S et al. NCCN clinical practice guidelines in oncology: chronic myelogenous leukemia. *J Natl Compr Canc Netw*. 2009; 7(9): 984-1023.

SECTION 4

筋骨格疾患

Musculoskeletal Diseases

15 腰痛に対する MRI 検査
Magnetic Resonance Imaging for Low Back Pain

Michael E. Hochman

> 腰痛の検査では，単純 X 線検査よりも迅速磁気共鳴画像（magnetic resonance imaging：MRI）を望む患者は多いが，患者にとってのベネフィットはわずかである。さらに，脊椎手術件数の増加も見込まれ，費用もかさむことになるだろう。
> —— Jarvik et al.[1]

研究課題：画像検査が必要な腰痛患者は，単純 X 線検査と MRI のどちらで評価をすべきか[1]。

研究資金提供：米国医療研究・品質調査機構（Agency for Healthcare Research and Quality：AHRQ），米国国立関節炎・骨格筋・皮膚疾患研究所（National Institute of Arthritis and Musculoskeletal and Skin Diseases：NIAMS）

研究開始：1998 年

研究発表：2003 年

研究実施場所：米国ワシントン州にある 4 つの画像診断施設（外来クリニック，教育病院，多種専門医外来クリニック，画像診断専門センター）

研究対象：腰痛か神経根障害のために腰椎の画像検査をオーダーされた 18 歳以上の成人

研究除外対象：1 年以内に脊椎手術を受けた患者，急性外傷を受けた患者，脊椎に金属インプラントを挿入している患者

被験者数：380 人

研究概要：研究デザインの概要は，図 15.1 を参照。

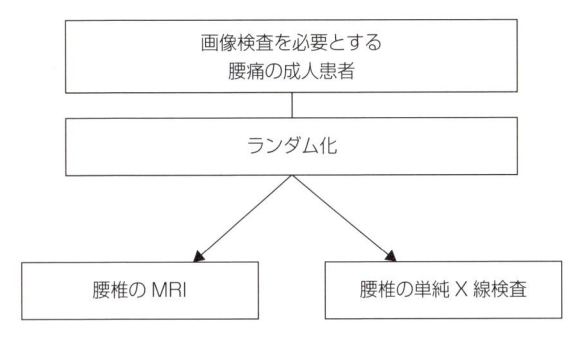

```
    画像検査を必要とする
      腰痛の成人患者
            │
         ランダム化
         ╱      ╲
    腰椎の MRI    腰椎の単純 X 線検査
```

図 15.1 研究デザインの概要

介入内容：単純 X 線検査群に割り付けられた患者は，標準的なプロトコルに従い撮影された。ほとんどの患者が前後と側面像のみであったが，なかには医師の指示で別方向からの撮影を追加した患者もいる。

MRI 群に割り付けられた患者は，なるべく試験登録日に撮影するようにスケジュール調整し，難しい場合は少なくとも試験登録日から 1 週間以内には行うようにした。ほとんどは静磁場強度 1.5 T で，矢状と軸位像の T2 強調画像を撮影した。

経過観察：12 か月

エンドポイント(評価項目)：

一次アウトカム：23 項目修正 Roland-Morris 腰痛障害スケール(Roland-Morris Back Pain Disability Scale)[2]

二次アウトカム：Medical Outcomes Study 36-Item Short Form Survey(SF-36)を用いた生活の質(QOL)[3]，Deyo-Diehl の患者満足度質問票(Patient Satisfaction Questionnaire)で評価した患者満足度[4]，欠勤日数，患者の安心感，医療資源の利用

23 項目修正 Roland-Morris 腰痛障害スケールは 23 項目の「はい」「いいえ」の質問でできている。「はい」と答えるたびに 1 点加算され，最高 23 点である。以下はこのスケールの質問例である。

- 腰痛または足の痛み(坐骨神経痛)のために，ほとんど家にいる。
- 腰痛または足の痛み(坐骨神経痛)のために，いつもよりゆっくり歩いている。
- 腰痛または足の痛み(坐骨神経痛)のために，ほとんどベッドで過ごしている。

結果

- 試験に参加した患者の平均年齢は 53 歳だった。15％は無職か身体障害があるか休職中で，24％はうつ病，70％が足に放散する痛みを訴えていた。
- 49％の患者はかかりつけ医から画像検査の依頼があり，51％は専門医からの依頼であった。
- MRI により，33％の患者で椎間板ヘルニア，7％に神経根障害，20％に中等度から重度の中心管狭窄，17％に外側陥凹狭窄が診断された。こうした診断は単純 X 線検査では通常できない。
- 腰痛スケールのスコアは単純 X 線検査群と MRI 群で有意差はみられなかったが，MRI 群の患者のほうが画像検査の結果により安心感を得ているようだった。両群では医療費に有意差は認められなかった（表 15.1, 15.2 参照）。

表 15.1 主要結果のまとめ [a]

アウトカム	単純 X 線検査群	MRI 群	P 値
Roland-Morris 腰痛障害スケール（スケール：0 ～ 23）[b]	8.75	9.34	0.53
SF-36，身体機能（スケール：0 ～ 100）[c]	63.77	61.04	有意差なし [d]
患者満足度（スケール：0 ～ 11）[c]	7.34	7.04	有意差なし [d]
過去 4 週間の欠勤日数	1.26	1.57	有意差なし [d]
画像検査の結果による安心感	58％	74％	0.002

[a] 12 か月時点でのアウトカムは，ベースラインのスコアにより調整した。たとえば，12 か月での Roland スケールスコアは MRI 群に割り付けられた患者のほうがベースラインでわずかに高かったので，調整を必要とした。
[b] スコアが高いほど悪い結果を示す。
[c] スコアが高いほどよい結果を示す。
[d] 実際の P 値は報告されていない。

表 15.2　試験期間中の医療資源利用の比較

アウトカム	単純 X 線検査群	MRI 群	P 値
麻薬性鎮痛薬の処方	25%	26%	0.94
追加の MRI 回数(患者 1 人あたり)	0.22	0.09	0.01
理学療法,鍼治療,マッサージの回数(患者 1 人あたり)	7.9	3.8	0.008
専門医コンサルトの回数(患者 1 人あたり)	0.49	0.73	0.07
腰椎手術を受けた患者	2%	6%	0.09
医療費の総額	1,651 米ドル	2,121 米ドル	0.11

批判と制限事項：MRI 群でみられた脊椎手術の増加と医療費総額の増加は，統計学的には有意差がなかった。そのため，この試験結果から確固たる結論を導き出すのは適切ではない。

関連研究と有用情報：
- 別の試験では，増悪する神経機能症状などの警告症状がない腰痛に関しては，早期の脊椎画像検査〔単純 X 線検査，コンピュータ断層撮影(computed tomography：CT)，MRI〕はアウトカムを改善せず[5]，硬膜外ステロイド注射適用の判断にもあまり役に立たないことを報告している[6]。
- ガイドラインでは，腰椎の MRI は以下の徴候か症状がある患者に限定することを推奨している[7]。

  - 馬尾症候群，腫瘍，感染症，神経障害を伴う骨折，などの緊急時
  - 神経根症状が重度で長期持続するため，手術による治療を検討している場合
  - 脊柱管狭窄症が重度で長期持続するため，手術による治療を検討している場合

要点と結果による影響：MRI 検査は腰痛患者にとって(単純 X 線検査と比較して)安心感を与えるものの，機能的改善のアウトカムには結びつかない。さらに，MRI で撮影しなければ発見されなかったであろう解剖学的異常をみつけてしまい，本当に必要かどうかわからない脊椎手術を行う可能性がある。

臨床症例　腰痛に対する MRI 検査

症例病歴：

　52 歳の男性が，6 週間持続する腰痛を訴えあなたの外来を受診し，腰椎の MRI を希望している。腰痛は庭仕事をした直後に発症しており，それ以来ほとんど改善していない。動けないほどの痛みではないが，わずらわしく感じており，痛みは右足に放散する。全身性の症状（発熱，震え，体重減少）は認められず，排便と排尿に異常は認めない。痛みのために歩行が困難となっている。身体所見では，体重過多ではあるが，苦悶している様子はない。可動域は痛みのために制限されている。神経学的症状は認められない。

　この試験の結果を踏まえると，あなたはこの患者を MRI 検査すべきだろうか。

解答例：

　この試験結果によると，今回のような症例に MRI 検査をしても機能的アウトカムの改善は見込めないと思われるうえ，MRI を撮らなければ発見されなかったであろう解剖学的異常をみつけてしまい，不必要な脊椎手術をする可能性が増える。それでも，試験では MRI を撮ることにより患者に安心感を与えることは示されている。したがって，あなたは別の方法で患者に安心感を与えなければならない。たとえば，腰痛の原因として感染症やがんのような重篤な疾患の可能性を示唆する徴候や症状が認められないことを説明するのはどうだろうか。

　単純 X 線写真などのほかの画像検査で，警告症状がない急性腰痛症のアウトカムを改善することはなさそうである。そのため，単純 X 線写真ですら必要がない可能性がある。

文献

1. Jarvik JG et al. Rapid magnetic resonance imaging vs. radiographs for patients with low back pain: a randomized controlled trial. *JAMA*. 2003; 289(21): 2810-2818.
2. Roland M, Morris R. A study of the natural history of back pain, 1: development of a reliable and sensitive measure of disability in low back pain. *Spine*. 1983; 8: 141-144.
3. Ware JE, Sherbourne CD. The MOS 36-item short-form survey (SF-36), I: conceptual framework and item selection. *Med Care*. 1992; 30: 473-483.
4. Deyo RA, Diehl AK. Patient satisfaction with medical care for low-back pain. *Spine*. 1986; 11: 28-30.
5. Chou R et al. Imaging strategies for low-back pain: systematic review and meta-analysis. *Lancet*. 2009; 373(9662): 463.
6. Cohen SP et al. Effect of MRI on treatment results or decision making in patients with lumbosacral radiculopathy referred for epidural steroid injections: a multi-center, randomized controlled trial. *Arch Intern Med*. 2012; 172(2): 134.

7. Bigos SJ et al. *Acute low back pain problems in adults.* Clinical practice guideline No 14. Rockville, MD: Agency for Health Care Policy and Research, Public Health Service, US Department of Health and Human Services, December 1994.

関節リウマチに対する早期治療
16 TICORA 研究
Early Therapy for Rheumatoid Arthritis

Kathryn White

> 我々の示したエビデンスは，早期関節リウマチ患者のほとんどで，強化療法戦略により，きっちりとした管理が可能になるという仮説を支持するのに役立つものである。
>
> —— The TICORA Study[1]

研究課題：関節リウマチを早期に，そして積極的に治療することは，疾病の進行を遅らせ，患者の生活の質(QOL)を改善するか[1]。

研究資金提供：英国国民保健サービスのスコットランド行政保健省科学技術部 (Chief Scientist's Office of the Scottish Executive Health Department, an agency within the United Kingdom's National Health Service)

研究開始：1999 年

研究発表：2004 年

研究実施場所：英国グラスゴーの 2 つの大学病院

研究対象：発症後 5 年未満かつ疾患活動性スコア (disease activity score：DAS) >2.4 である，18〜75 歳までの成人関節リウマチ患者。DAS は，赤沈値，包括的疾患活動評価 (global assessment of disease activity)，そして関節の圧痛および腫脹に対する身体診察をもとに計算した。スコアは，>3.6 は重度，>2.4 は中等度，>1.6 は軽度の疾患活動性を表す。本研究の発表後，DAS は以前の 66 関節を評価するものからその数を 28 に減らし，これは DAS28 と呼ばれる。そのスコアは，2.6〜3.2 は軽度，3.2〜5.1 は中等度，>5.1 は重度の疾患活動性を示す。

研究除外対象：多剤病態修飾性抗リウマチ薬 (disease-modifying antirheumatic drug：DMARD) をすでに投与され，そして検査上で肝，腎，もしくは血液疾患を認める患者

被験者数：111人

研究概要：研究デザインの概要に関しては，図16.1 を参照。

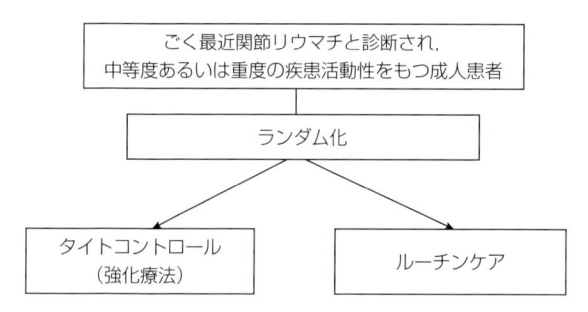

```
ごく最近関節リウマチと診断され，
中等度あるいは重度の疾患活動性をもつ成人患者
            ↓
        ランダム化
         ↙     ↘
  タイトコントロール    ルーチンケア
    (強化療法)
```

図 16.1　研究デザインの概要

介入内容：タイトコントロール群の被験者は，本研究期間中，月ごとの評価を受けた。受診時には常にDASが計算され，そして適応となる関節腫脹に対しては関節内ステロイド注射が行われた。3か月後にDASが2.4より高値の患者には，段階的プロトコルに基づき内服治療の漸増が行われた（表16.1）。

表 16.1　DMARD 療法プロトコル[1]

ステップ1	・sulfasalazine 500 mg/日，目標値40 mg/kg/日まで毎週増量
ステップ2	・sulfasalazine 継続 ・週1回のメトトレキサート7.5 mg および葉酸5 mg 投与開始 ・ヒドロキシクロロキン 200～400 mg/日（最大量6.5 mg/kg/日）の投与開始
ステップ3	・sulfasalazine 継続 ・毎月メトトレキサート2.5～5 mg 増量（最大量25 mg/週） ・ヒドロキシクロロキン継続
ステップ4	・sulfasalazine 週に500 mg 増量（最大量5,000 mg/日） ・メトトレキサート継続 ・ヒドロキシクロロキン継続
ステップ5	・三種薬剤治療継続 ・腸溶性錠剤のプレドニゾロン 7.5 mg/日を加える
ステップ6	三種薬剤治療を以下に変更： ・シクロスポリン 2～5 mg/kg/日投与 ・週1回のメトトレキサート25 mg および葉酸5 mg 投与
ステップ7	・ほかの病態修飾性抗リウマチ薬に変更（レフルノミドあるいは金チオリンゴ酸ナトリウム）

ルーチンケア群の被験者は，一般膠原病専門外来で3か月ごとに評価を受けた。治療は，正式なDASやセットプロトコルに沿うことなく行われた。被験者に活動性の滑膜炎を認めた際には，DMARDの単剤治療が行われた。関節内ステロイド注射は，タイトコントロール群と同様のプロトコルを用いて行った。治療不成功の場合（「薬剤の効果を認めない，あるいは薬剤副作用を生じた場合」），治療を行っている医師の裁量で，DMARDの変更あるいは追加を認めることとした。

経過観察：18か月

エンドポイント(評価項目)：
　一次アウトカム：DAS変化の平均値，そして治療に良好な反応を示す被験者の比率．なお，経過観察の最終時点においてDAS＜2.4，そして患者のベースラインから少なくとも1.2のDASの低下を「良好な反応」と定義した。
　二次アウトカム：経過観察終了時に寛解した患者の比率(DAS＜1.6)，そして資源活用

結果

- 両群間でのベースラインの特徴は類似しており，DASの平均値はタイトコントロール群で4.9，ルーチンケア群で4.6であった。被験者の70％は女性であり，平均年齢は53歳であった。
- 多剤DMARD治療は，タイトコントロール群において多かった(67％ vs. 11％)。
- タイトコントロール群に比し，ルーチンケア群でより頻繁に副作用が起きたため，DMARD治療は中止となった(43％ vs. 16％)。
- タイトコントロール群の患者はルーチンケア群に比し，平均してより多量のトリアムシノロンアセトニドの筋肉内，あるいは関節内注入を受けていた(28 mg/月 vs. 8 mg/月)。
- DAS低下の平均値と治療への良好な反応や寛解を示す患者の比率は，タイトコントロール群で有意に高かった(表16.2)。
- ケアコストの合計は，ルーチンケア群に比しタイトコントロール群のほうが低かった。これは，タイトコントロール群においては外来診察，処方，交通費，そして診断テストのコストが高いものの，ルーチンケア群ではそれ以上に高額の入院費用がかかるためであった。

表 16.2　主要結果のまとめ

変数	タイトコントロール群	ルーチンケア群	P 値
DAS の変化	−3.5	−1.9	<0.0001
治療への良好な反応	82%	44%	<0.0001
寛解	65%	16%	<0.0001

批判と制限事項：タイトコントロール群における治療アプローチは多面的であり，介入プロトコルのどの構成要素が今回得られたベネフィットにかかわっているのか，その判断が難しい。

　加えて，タイトコントロール群に割り付けられた患者は，ルーチンケア群の患者に比べより注意深いケアを受けたと思われる。1例を挙げれば，タイトコントロール群の患者はより多くステロイド注射を受けており，また副作用による DMARD 治療の中止は少なかった（これはおそらく，少々の副作用であれば患者に DMARD 治療を続けるよう，管理していた医師が患者に勧めたためと思われる）。このように，タイトコントロール群で認めた良好な結果は，その実際の治療プロトコルというりはむしろ，患者が受けたであろうより注意深いケアから生じたものである，という可能性もある。

　最後に，本研究は早期関節リウマチの治療における生物学的製剤の役割を検討したものではない，という点に留意する必要がある。

関連研究と有用情報：

- ルーチンケアとタイトコントロールを比較した6つの試験のメタ解析では，ルーチンケアに比しタイトコントロールで DAS が有意に低下することが示された[2]。これらの試験では，プロトコルに従ったタイトコントロール治療が，プロトコルなしのものよりも，より効果的であった。
- また，生物学的製剤と DMARD 治療とを組み合わせることの利点を示した研究もある[3]。しかし，これらの研究の結果は一致しておらず，いまだ議論の余地がある。
- 米国膠原病学会（American College of Rheumatology）は，すべての関節リウマチ患者に対し，疾患寛解もしくは低疾患活動性の誘導をその目標においた，診断後すぐの DMARD による治療開始を推奨している[4]。ガイドラインでは現在，関節外疾患をもつ患者，リウマチ因子や抗環状シトルリン化ペプチド（anti-CCP）抗体陽性患者，あるいは X 線上での骨浸食所見といった予後不良因子をもつ患者に対しては，多剤治療を推奨している。ガイドラインではまた，高疾患活動性や予後不良因子をもつ患者に対し，生物学的治療を考慮することを推奨している。

要点と結果による影響：DMARD 治療，頻回な経過観察受診，そして十二分な関節内ステロイド注射を用いた，関節リウマチ患者への早期タイトコントロールの有用性を，TICORA 研究は示した。このアプローチを用いた患者では，疾患活動性の有意な低下と全体コストの低下（入院管理の必要性の低下に起因する）が認められた。米国膠原病学会は，関節リウマチと診断された患者すべてに対し，疾患寛解や疾患活動性の低下の誘導を目標においた，診断直後からの早期の DMARD 治療を推奨している。

臨床症例　早期関節リウマチに対する強化療法

症例病歴：

　1か月前に関節リウマチと診断され，メトトレキサートを開始された 27 歳の女性が，経過観察のため来院した。診察にて滑膜炎を認めるものの，患者は副作用リスク増加の点から，薬を加えることに対し不安を抱いている。TICORA 研究とその関連研究をもとにした際，あなたは患者に何を勧めるだろうか。

解答例：

　新たに診断されたこの患者の関節リウマチは，メトトレキサートによる単剤療法にもかかわらず高い疾患活動性を示している。TICORA 研究は，早期関節リウマチに対するタイトコントロールの有効性を示している。そしてガイドラインでは現在，疾患寛解や低疾患活動性を得るための治療の調整を推奨している。薬を加えることに躊躇を示すこの患者に対しては，早期のタイトコントロールアプローチがより良好な結果をもたらすというエビデンスに関して，よく説明する必要があろう。DMARD には副作用がみられるが，その利点はリスクを凌駕する。このように，多剤治療を開始することを，よくよく患者に説明し推奨する必要がある。もし，それでも患者が躊躇するのであれば，ほかの薬を加えるよりもむしろ，メトトレキサートの増量を考慮する必要があるかもしれない。低疾患活動性と寛解を得るべく，この患者は毎月の経過観察受診，および炎症関節に対する関節内ステロイド注入と内服治療の漸増を，それぞれ続けていく必要がある。

文献

1. Grigor C et al. Effect of a treatment strategy of tight control for rheumatoid arthritis (the TICORA study): a single-blind randomised controlled trial. *Lancet*. 2004 Jul 17-23; 364(9430); 263-269.
2. Schipper LG et al. Meta-analysis of tight control strategies in rheumatoid arthritis: protocolized treatment has additional value with respect to the clinical outcome. *Rheumatology* (Oxford) 2010; 49: 2154.

3. Goekoop-Ruiterman YP et al. Clinical and radiographic outcomes of four different treatment strategies in patients with early rheumatoid arthritis. *Arthritis Rheum.* 2005; 58(2 Suppl): S126-S135.
4. Singh JA et al. 2012 update of the 2008 American College of Rheumatology recommendations for the use of disease-modifying antirheumatic drugs and biologic agents in the treatment of rheumatoid arthritis. *Arthritis Care Res.* 2012; 64: 625.

SECTION 5

腎臓学

Nephrology

腎動脈狭窄に対する血行再建術 vs. 内科的治療

17 ASTRAL 試験

Revascularization versus Medical Therapy for Renal Artery Stenosis

Steven D. Hochman

> 我々は，アテローム硬化性腎動脈狭窄の患者に対し，血行再建術を施行するに足る臨床的なベネフィットを，全く示しえなかった。
>
> —— ASTRAL Investigators[1]

研究課題：腎動脈狭窄の患者に対して，内科的治療と血行再建術，どちらを施行すべきか[1]。

研究資金提供：公的な政府資金機関である英国医学研究審議会(Medical Research Council of the United Kingdom)，英国腎臓研究慈善団体(charity Kidney Research UK)，そして本研究で用いたステントの製造業社である Medtronic 社

研究開始：2000 年

研究発表：2009 年

研究実施場所：英国の 53 病院，オーストラリアの 3 病院そしてニュージーランドの 1 病院

研究対象：アテローム硬化性腎血管病変(たとえば「コントロールされていない，あるいは治療抵抗性の高血圧，または原因不明の腎機能障害」など)の臨床症状をもつ成人患者が，腎動脈画像検査でスクリーニングを受けた。そのうち，「少なくとも 1 本の腎動脈に重大なアテローム硬化性狭窄」[1]を認めた患者が，本研究の登録資格あり，とされた。

研究除外対象：腎動脈血行再建術の既往，あるいはその予定があり，6 か月以内に血行再建術が必要になると思われる患者。非アテロームの心血管病変を有する患者

も除外した。加えて，治療を行っている医師が，血行再建術あるいは内科的治療の明らかな適応だと判断した場合も，除外した。

被験者数：806 人

研究概要：研究デザインの概要は，図 17.1 を参照。

```
腎動脈狭窄の患者
     ↓
   ランダム化
   ↙     ↘
血行再建術＋内科的治療   内科的治療のみ
```

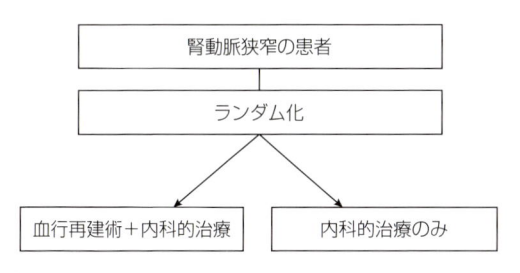

図 17.1　研究デザインの概要

介入内容：血行再建術群にランダムに割り付けられた患者には，可能な限り早く血行再建術を施行した。治療を行う医師の裁量で，血行再建術は「血管形成術のみ，あるいはステント挿入」で実施された。両群の患者は，スタチン，抗血小板薬，降圧薬で内科的治療を受けた。これらは医師の裁量で，「ローカルプロトコルに基づいて」行われた。

経過観察：予定期間は 5 年間。平均観察期間は 33.6 か月

エンドポイント(評価項目)：
　一次アウトカム：腎機能の変化
　二次アウトカム：血圧コントロール，全死亡率，最初の腎イベント（新たに発症した急性腎障害・透析の開始・腎移植・腎摘除・あるいは腎不全による死亡を含む）までの時間，最初の心血管イベント（心筋梗塞，狭心症・脳卒中・冠動脈あるいは末梢動脈血行再建術に対する入院，体液貯留や心不全・心血管死を含む）までの時間

結果

- ベースライン上，59％の患者で，70％を超える腎動脈狭窄を少なくとも 1 本に認め，そして患者の 60％に 1.7 mg/dL を超える血清クレアチニン値を認めた。推定糸球体濾過量（estimated glomerular filtration rate：eGFR）は患者の 75％で 50 μmol/L

未満であった。
- 血行再建術群では，79%の患者がランダム化の後，中央値で32日後に血行再建術を受け，その結果は良好であった。内科的治療群の患者の6%がランダム化の後，601日後(中央値)に血行再建術を受けた。
- intention-to-treat分析あるいはper-protocol分析では，両群の間で腎機能変化においては統計学的に有意な違いを認めなかった(表17.1)。血清クレアチニン値，狭窄の重症度，腎全長(kidney length)，そして疾患の進行度に基づいたサブグループ分析も，有意な傾向を示さなかった(血行再建術は，いずれのサブグループにおいても有用とは思えない結果であった)。
- 血圧は両群において改善し，グループ間で差を認めなかった。しかし，内科的治療群の患者は，血行再建術群に比較し，わずかだがより多量の降圧薬を投与される傾向にあった(2.97 vs. 2.77, $P=0.03$)。
- 腎イベント，心血管イベント，あるいは全死亡率において，グループ間での差を認めなかった(表17.1)。
- 血行再建術を受けた患者において，その9%に術後24時間以内の有害事象を認めた。また，これらのイベントのうち半分は重度合併症とみなされた。

表17.1 主要結果のまとめ

変数	血行再建術	内科的治療	P値
腎機能			
クレアチニン値の逆数における変化[a]	-0.07×10^{-3} L/μmol/年	-0.13×10^{-3} L/μmol/年	0.06
クレアチニン値の変化[b]	$+7.47$ μmol/L/年	$+10.52$ μmol/L/年	
腎イベントの合計	22%	22%	0.97
急性腎障害	7%	6%	報告なし
末期腎不全	8%	8%	報告なし
心血管イベント	49%	51%	0.96
全体としての生存率	60%	57%	0.46

[a] クレアチニン値の逆数における変化を評価材料にしたのは，それがeGFRと直線的な相関にあるためである。この変数が大きくマイナスの値を示すことは，腎機能がより大きく悪化したことを意味している(すなわち，有意ではないものの，腎機能は内科的治療群においてより早く低下している)。
[b] この変数が大きくプラスの値を示すことは，腎機能がより大きく悪化したことを意味している(すなわち，有意ではないものの，腎機能は内科的治療群においてより早く低下している)。

批判と制限事項：治療担当医が，明らかに腎動脈血行再建術が適応だと感じた際には，その患者は本研究から除外されている。そのため，血行再建術の効果があまりないであろう患者が不適切に多くこの研究に用いられるという，選択バイアスがかかっている可能性がある。だが，治療担当医が腎動脈血行再建術の適応患者を適

切に選択しうる，というエビデンスは存在しない。

加えて，登録患者の41%の腎動脈狭窄は70%未満である。これは，高血圧や腎機能障害といった合併症を生じるほどの重症度ではないかもしれない。もし，より重度の狭窄をもつ患者が含まれていたら，ASTRAL試験の結果は異なっていた可能性がある。しかし，本研究の事後分析と重度狭窄患者を用いたその後の研究でも，血行再建術の利点を証明することはできなかった（次の「関連研究と有用情報」も参照のこと）。

関連研究と有用情報：
- いくつかの観察研究では，治療抵抗性の高血圧，急速な肺水腫（flash pulmonary edema），アンジオテンシン変換酵素（angiotensin-converting enzyme：ACE）阻害薬耐性，そして治療抵抗性心不全といった特定の臨床症状に基づいて腎動脈血行再建術を受けた患者における，死亡率，腎疾患の進行，そして血圧コントロールの改善が示されている[2,3]。しかし，これらの研究では患者はランダム化されておらず，その結果は確証的なものではない。
- ほかの主要な腎動脈血行再建術に関するランダム化試験の結果は，ASTRAL試験と一致している。とりわけ，CORAL（Cardiovascular Outcomes in Renal Atherosclerotic Lesions）試験は重度腎動脈狭窄（狭窄＞80%，あるいは狭窄＞60%かつ収縮期血圧較差＞20 mmHg）をもち，さらに治療抵抗性高血圧あるいは慢性腎不全（eGFR＜60 mL/分/1.73 m^2）をもつ患者947人を腎動脈血行再建術と内科的治療とにランダム化し，その結果，血行再建術群に全くベネフィットを認めなかった[4]。
- 2004年の米国腎臓財団（National Kidney Foundation）のガイドラインでは，腎動脈狭窄の患者に対する血行再建術には十分なエビデンスがなく，その施行を推奨も反対もできないと述べている。そして，腎疾患専門医によるケースバイケースでの評価を勧めている[5]。だが，ほとんどの患者において血行再建術は効果がない，というエビデンスが多く上がってきており，これらのガイドラインは将来修正が必要となるかもしれない[6]。

要点と結果による影響： ASTRAL試験ではほかのランダム化試験と同様，ほとんどの腎動脈狭窄患者において，内科的治療に血行再建術とほぼ同様の効果があることが示された。米国腎臓財団のガイドラインは，腎動脈疾患のある患者の治療を血行再建術で行うか，それとも内科的治療で行うかは，ケースバイケースで判断すべきだと述べている。だが，最近のデータは，内科的治療が多くの患者にとって血行再建術と少なくとも同等の効果があることを示している。血行再建術が望ましいのはどういった患者群かを決定するためには，もしそういった群が存在すれば，だが，よりいっそうの研究が必要となるであろう。

| 臨床症例 | 腎動脈狭窄の患者管理 |

症例病歴：

　高血圧前段階，糖尿病，そして安定狭心症の既往があり，35 箱数×年数（pack-year）の喫煙歴もある 65 歳の男性が，身体診察で血圧 155/95 mmHg，血清クレアチニン値 1.8 mg/dL を指摘された。通常，患者の血圧は 130/80 mmHg で，クレアチニン値は 1.0 mg/dL であった。医師はアムロジピンを開始した。そして 1 か月後の再診で患者の血圧は 162/98 mmHg，血清クレアチニン値は 2.1 mg/dL であった。腎動脈の画像が描出され，患者には 70%を超える右腎動脈狭窄があることが示された。

　ASTRAL 試験の結果に基づくと，どのようにこの患者を管理すべきだろうか。

解答例：

　この患者には腎動脈狭窄があり，それによる高血圧と腎障害とを合併している。ASTRAL 試験とほかのいくつかのランダム化試験は，こういった患者が血行再建術でベネフィットを得ることを，示しえなかった。したがって，この患者に対しては，スタチン，抗血小板薬，降圧薬を用いた内科的治療が適切であろう。重症疾患をもつ患者のどのサブグループに対して血行再建術が有効かを決めるには，よりいっそうの研究が必要となるだろう。

文献

1. ASTRAL Investigators et al. Revascularization versus medical therapy for renal-artery stenosis. *N Engl J Med.* 2009; 361: 1953.
2. Kalra PA et al. The benefit of renal artery stenting in patients with atheromatous renovascular disease and advanced chronic kidney disease. *Catheter Cardiovasc Interv.* 2010; 75: 1.
3. Gray BH et al. Clinical benefit of renal artery angioplasty with stenting for the control of recurrent and refractory congestive heart failure. *Vasc Med.* 2002; 7: 275.
4. Cooper CJ et al. Stenting and medical therapy for atherosclerotic renal-artery stenosis. *N Engl J Med.* 2013; 370(1): 13-22.
5. Kidney Disease Outcomes Quality Initiative (K/DOQI). K/DOQI clinical practice guidelines on hypertension and antihypertensive agents in chronic kidney disease. *Am J Kidney Dis.* 2004; 43: S1-S290.
6. Bitti JA. Treatment of atherosclerotic renovascular disease. *N Engl J Med.* 2014; 370: 78-79.

慢性腎障害からなる貧血の治療
CHOIR 試験
Correcting Anemia in Chronic Kidney Disease

Thomas Kriley

> 慢性腎障害患者に対する目標ヘモグロビン値を 13.5 g/dL においたエポエチンアルファの使用は，（目標値 11.3 g/dL に比べ）リスクのみ上昇し，生活の質（QOL）の漸次改善を認めなかった。
>
> —— Singh et al.[1]

研究課題：慢性腎障害からなる貧血があり，エポエチンアルファによる治療を受ける患者にとって，ヘモグロビン目標値を 13.5 g/dL とする積極的な治療は，目標値を 11.3 g/dL とするより保守的な治療に比較し，より良好な結果をもたらすか[1]。

研究資金提供：Procrit®（エポエチンアルファ）の製薬会社である Johnson & Johnson 社

研究開始：2002 年

研究発表：2006 年

研究実施場所：米国の 130 施設

研究対象：慢性腎障害からなる貧血をもつ成人。研究登録されるための条件として，患者のヘモグロビン値 11 g/dL 未満，かつ MDRD (Modification of Diet in Renal Disease) 計算式を用いた推定糸球体濾過量 (estimated glomerular filtration rate：eGFR) 15～50 mL/分/1.73 m^2 とした。

研究除外対象：研究登録時に腎代替療法を受けていた患者。「治療抵抗性高血圧，活動性消化管出血，鉄高負荷状態，過去 6 か月の頻回な輸血歴，治療抵抗性鉄欠乏性貧血，活動性がん，エポエチンアルファでの治療歴，あるいは不安定狭心症」を有する患者も除外した[1]。

被験者数：1,432 人

研究概要：研究デザインの概要は，図 18.1 を参照。

```
┌─────────────────────────┐
│ 慢性腎障害と貧血を有する患者 │
└─────────────────────────┘
            │
            ▼
      ┌──────────┐
      │ ランダム化 │
      └──────────┘
        ╱       ╲
       ▼         ▼
┌───────────────────┐  ┌───────────────────┐
│目標ヘモグロビン値 13.5 g/dL│  │目標ヘモグロビン値 11.3 g/dL│
└───────────────────┘  └───────────────────┘
```

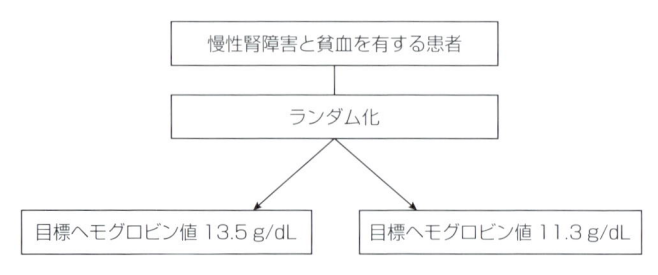

図 18.1 研究デザインの概要

介入内容：両群の患者ともはじめに，週に 1 回エポエチンアルファ 10,000 単位の皮下注を受けた。3 週目の投与の後，エポエチンアルファの投与量は，13.5 g/dL あるいは 11.3 g/dL の目標ヘモグロビン値に合わせて調整された。エポエチンアルファの最大量は，どちらの群でも 20,000 単位を超えないこととした。そして，ヘモグロビン値が安定した患者に対しては，投与は隔週に変更可能とした。重要な点として，いったん腎代替療法を始めた患者は両群において研究参加不可とし，その時点でルーチンケアを受け始めることとなった。

経過観察：平均 16 か月

エンドポイント(評価項目)：

一次アウトカム：死亡，心筋梗塞，うっ血性心不全のための入院，そして脳卒中の複合アウトカム

二次アウトカム：腎代替療法導入までの期間，すべての原因による入院，そして QOL スコアの変化

結果

- 両群のベースラインの特徴は類似しており，平均年齢は 66 歳，平均のヘモグロビン値は 10.1 g/dL であった。
- エポエチンアルファの平均使用量とヘモグロビン値の平均上昇値は，目標ヘモグロビン値の高い群で，ともに大きかった(表 18.1)。
- 死亡，心筋梗塞，うっ血性心不全のための入院，そして脳卒中の複合は，目標ヘモグロビン値の高い群でより頻回に生じた(表 18.1)。
- 腎代替療法の必要度においては，両群間で統計学的に有意な違いを認めなかった。
- 腎代替療法の必要性と合わせた一次アウトカムの事後解析では，より高い目標ヘ

モグロビン値を設定した群で，より多くの有害事象を認めた。
- QOLスコアの変化は，両群で類似していた。

表18.1 主要結果のまとめ

変数	高ヘモグロビン群	低ヘモグロビン群	P値
ヘモグロビン値の平均変化	+2.5 g/dL	+1.3 g/dL	<0.001
エポエチンアルファの週の平均使用量	11,215 単位	6,276 単位	報告なし
一次アウトカム[a]	17.5%	13.5%	0.03
死亡[b]	7.3%	5.0%	0.07
うっ血性心不全による入院[b]	9.0%	6.6%	0.07
心筋梗塞[b]	2.5%	2.8%	0.78
脳卒中[b]	1.7%	1.7%	0.98

[a]患者は複合一次アウトカムが生じた際，1回のみカウントされた（たとえば，うっ血性心不全のための入院が脳卒中の前に生じていた場合，これは1回のイベントとしてカウントした。そして，うっ血性心不全のための入院が，一次アウトカム分析に加えられた）。

[b]患者は，それぞれのイベントを経験したとしてカウントされた（たとえば，心不全のために入院した患者がその後に脳卒中を経験した場合，それぞれのカテゴリーで一度ずつカウントしてある）。

批判と制限事項：試験参加者のうち，38％は経過観察を終了しなかった（21％は理由が提示されておらず，17％は透析の開始のため）。この試験は非盲検試験のため，患者の研究登録に関する医師側の理解が，透析開始に関する決定に影響を及ぼした可能性がある。それは，この結果にバイアスを与えたかもしれない。だが，両群における透析開始患者の比率はほぼ同じであり，また透析開始と複合一次アウトカムとを組み合わせた分析結果は，一次分析の結果と合致していた。

関連研究と有用情報：
- Normal Hematocrit試験では血液透析中の心血管患者1,233人を評価し，その結果，目標ヘモグロビン値42％は30％と比較して，心血管系や死亡率の優位性を認めず，さらにグラフトや動静脈瘻の血栓リスクを増加させることが示された[2]。
- 慢性腎障害と貧血があり，いまだ透析へと至っていない患者を用いたCHOIR試験後のいくつかの研究では，CHOIR試験の結果と同様な結果が示された。これらの研究のうちいくつかではまた，目標ヘモグロビン値を高く設定した場合，脳卒中と血栓症のリスクが増加することが示された[3,4]。これらの研究では，積極的な治療ではない群の平均ヘモグロビン値は，11.5 g/dLと10.5 g/dLであった。
- 高目標ヘモグロビン値と低目標ヘモグロビン値，あるいはプラセボを比較した27試験，10,452人のメタ解析で，高目標ヘモグロビン値群において，脳卒中，

高血圧，そして血管内血栓の統計学的に有意な増加を，そして統計学的に有意ではないものの，死亡率とさらに心血管罹患率の上昇を認めた[5]。

- 2012 Kidney Disease Improving Global Outcomes のガイドラインでは，まだ透析を受けていない，慢性腎障害からなる貧血の患者に対し，ヘモグロビンが 10 g/dL 未満に落ちた場合にのみ，赤血球増血剤 (erythrocyte-stimulating agent：ESA) の開始を考慮することを推奨している。治療開始の決定はヘモグロビン値低下の速度と，リスクとベネフィットに関し患者と相談したうえで行う必要がある。ESA を使用する際には，目標ヘモグロビン値はほとんどの患者で 11.5 g/dL とすべきである[6]。透析患者に対するガイドラインも，同様の目標ヘモグロビン値を推奨している。

要点と結果による影響：貧血と慢性腎障害のある透析開始前の患者において，目標ヘモグロビン値を 13.5 g/dL においた ESA の使用は，目標値 11.3 g/dL に比較してリスク増加を認める。この試験および他の研究に基づき臨床ガイドラインは現在，ヘモグロビン値が 10 g/dL 未満に下がった場合に限り，目標ヘモグロビン値 11.5 g/dL を超えないようにして，ESA を開始することを推奨している。

臨床症例　貧血とエポエチン療法

症例病歴：

　高血圧，脂質異常症，そして慢性腎障害の既往のある 67 歳の男性が，倦怠感と疲労感を主訴に来院した。患者のヘモグロビン値は 10.6 g/dL，平均細胞体積 (mean cell volume：MCV) は 77 で MDRD 式を用いた eGFR は 44 であった。鉄検査がオーダーされ，その結果，フェリチンの低下，血清鉄低下，トランスフェリンの増加が示された。CHOIR 試験の結果に基づくと，この患者の貧血に対しどのような治療を行うべきか。

解答例：

　慢性腎障害に随伴する貧血は一般的には正球性正色素性であり，腎臓によるエリスロポエチンの生産低下に関連している。だが，この患者は小球性貧血であり，鉄検査の結果は鉄欠乏性貧血を示唆している。ESA を考慮する前に，本患者は鉄分喪失の可能性を評価し，また貯蔵鉄を補ってやる必要がある。鉄欠乏を治療後も患者の貧血が持続するとしても，患者のヘモグロビン値は 10 g/dL 未満ではないので，現状のガイドラインによれば，ESA はやはり適応とはならないであろう。

文献

1. Singh AK et al. Correction of anemia with epoetin alfa in chronic kidney disease. *N Engl J Med.* 2006 Nov 16; 355(20): 2085-2098.
2. Besarab A et al. The effects of normal as compared with low hematocrit values in patients with cardiac disease who are receiving hemodialysis and epoetin. *N Engl J Med.* 1998; 339: 584.
3. Drüeke TB et al. Normalization of hemoglobin level in patients with chronic kidney disease and anemia. *N Engl J Med.* 2006; 355: 2071.
4. Pfeffer MA et al. A trial of darbepoetin alfa in type 2 diabetes and chronic kidney disease. *N Engl J Med.* 2009; 361: 2019.
5. Palmer SC et al. Meta-analysis: erythropoiesis-stimulating agents in patients with chronic kidney disease. *Ann Intern Med.* 2010; 153: 23.
6. Kidney Disease: Improving Global Outcomes (KDIGO) Anemia Work Group. KDIGO clinical practice guidelines for anemia in chronic kidney disease. *Kidney Int Suppl.* 2012; 2: 288.

透析の早期導入 vs. 導入延期戦略
IDEAL 試験
Early versus Late Initiation of Dialysis

Michael E. Hochman

> 慢性腎臓病では注意深い臨床マネジメントにより，糸球体濾過量(glomerular filtration rate：GFR)が 7.0 mL/分未満になるまで，もしくは透析導入が必要となる古典的臨床徴候がもっと現れるまで，透析導入は遅らせることができる。
> —— Cooper et al.[1]

研究課題：透析導入を必要とする古典的徴候や症状がない患者で，推定 GFR 14.0 mL/分以下であれば，透析導入は安全に遅らせることができるだろうか[1]。

研究資金提供：オーストラリアとニュージーランドの複数の公共研究機関，3 つの製薬会社と医療機器メーカー，非営利団体の国際腹膜透析学会(International Society for Peritoneal Dialysis：ISPD)

研究開始：2000 年

研究発表：2010 年

研究実施場所：オーストラリアとニュージーランドの 32 施設

研究対象：18 歳以上の進行性慢性腎臓病の患者で，推定 GFR 10.0 〜 15.0 mL/分/1.73 m^2 体表面積 (Cockcroft-Gault 式[2])にて算出，体表面積で補正。腎移植患者も対象とした。

研究除外対象：GFR 10.0 mL/分未満の患者，12 か月以内に生体腎移植を予定している患者，最近がんの診断をされて生存に影響する可能性がある患者

被験者数：828 人

研究概要：研究デザインの概要は，図 19.1 を参照。

```
        GFR 10.0～15.0 mL/分
                │
             ランダム化
            ↙         ↘
     早期透析導入        透析導入延期
  (GFR 10.0～14.0 mL/分)  (GFR 5.0～7.0 mL/分)
```

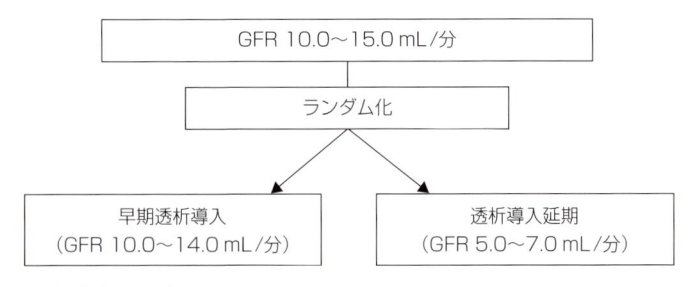

図 19.1　研究デザインの概要

介入内容：早期透析導入群に割り付けられた患者には GFR が 10.0 ～ 14.0 mL/分の間に透析導入し，透析導入延期群に割り付けられた患者には GFR が 5.0 ～ 7.0 mL/分の間に透析を開始した。ただし，透析導入延期群で GFR が 7.0 mL/分以上であっても担当医の判断により透析を開始することはできた（尿毒症の出現，電解質異常の管理が難しい場合など）。

両群とも患者と担当医が透析法（腹膜透析か血液透析か）と透析内容を決定した。

経過観察：中央値 3.59 年

エンドポイント（評価項目）：
　一次アウトカム：全死亡
　二次アウトカム：心血管イベント（心筋梗塞，脳卒中，狭心症による入院など），感染イベント（感染による死亡または入院），透析の合併症（一時的なアクセスカテーテルの挿入，体液・電解質異常など），生活の質（QOL）

結果

- この試験の平均年齢は約 60 歳であった。
- 腎不全の原因として，最も多いのは糖尿病（約 34%）であった。
- 試験終了まで生存した患者は，最終的には 98% が透析が必要になった。
- 早期透析導入群の透析導入までの時間の中央値は 1.80 か月間であり，透析導入延期群の中央値は 7.40 か月間であった（$P<0.001$）。透析導入時の平均推定 GFR は，早期透析導入群で 12.0 mL/分，透析導入延期群で 9.8 mL/分であった（$P<0.001$）。
- 透析導入延期群の 75.9% の患者は，GFR が 7.0 mL/分以下に低下する前に症状や徴候などが出現し，透析開始せざるをえなかった。

- 死亡率は，早期透析導入群と透析導入延期群でほぼ同様であった（表19.1 を参照）。
- QOL スコア（Assessment of Quality of Life：AQoL[3]により算出）は，早期透析導入群と透析導入延期群でほぼ同様であった。

表19.1　主要結果のまとめ[a]

アウトカム	早期透析導入群	透析導入延期群	P値
全死亡	10.2	9.8	0.75
心血管イベント	10.9	8.8	0.09
感染イベント	12.4	14.3	0.20
透析合併症			
一時的カテーテル挿入	10.0	9.7	0.85
挿入部位感染	3.4	3.5	0.97
体液・電解質異常	13.2	15.0	0.26

[a]発生率は100患者-年，すなわち，患者時間100年ごとに発生するイベント数で示している。たとえば，死亡が10.2/100患者-年ということは，4年間試験に参加した患者25人ごとに平均10.2人が死亡したということである。

批判と制限事項：早期透析導入は明らかなベネフィットがなかったが，透析導入延期群の患者のほとんどが，試験期間中，GFR が5.0〜7.0 mL/分に低下する前に透析を開始せざるをえなかった。

関連研究と有用情報：
- IDEAL 試験の経済学的解析によると，早期透析導入は透析に伴うコストが有意に高く，その他費用を含む総計コストでも有意差はないが高かった[4]。
- 別の試験では，GFR 15 mL/分以上で透析を開始した場合に有害である可能性を示している[5]。
- IDEAL 試験の結果が発表された後に出版された慢性腎臓病の評価と管理のための Kidney Disease：Improving Global Outcomes 2012 Clinical Practice Guideline では，特定のGFR の閾値ではなく，腎不全の徴候や症状に応じての透析開始を推奨している[6]。
- 2005年に米国で透析を開始した患者の45％が，推定GFR 10 mL/分以上であった。これは1996年の2倍以上である[7]。

要点と結果による影響：適切な臨床マネジメントにより，進行性慢性腎臓病の患者は透析が必要な症状や徴候が出現するまで，もしくはGFR が7.0 mL/分以下に低下するまで透析導入を遅らせても問題ないことが示された。透析導入延期群の患者の多くがGFR 7.0 mL/分以下になる前に透析が必要となったが，有害事象を増や

すことなく平均 6 か月間透析導入を遅らせることができた。

臨床症例　透析の早期導入 vs. 導入延期

症例病歴：

　56 歳の女性で糖尿病による慢性腎臓病の患者が，市中総合病院の腎臓内科を初めて受診した。女性は 2 年前に腎臓内科に紹介状を渡されていたが，腎臓内科の予約状況がたいへん混雑しており予約がとりにくく，腎臓内科グループはすべての患者を診ることができず困っていた。女性は症状がなく，推定 GFR は 12 mL/分である。彼女の身体所見，電解質はともに異常はなかった。

　この腎臓内科の医師として，また IDEAL 試験の結果に基づき，あなたはこの患者が治療困難な電解質異常などの「絶対適応」が出現するまで透析開始を遅らせることができるだろうか。

解答例：

　IDEAL 試験は，進行性慢性腎臓病の患者でも適切に観察していれば，透析が必要な症状や徴候が出現するまで，もしくは GFR が 7.0 mL/分以下になるまで透析導入を遅らせても安全であることが示された。そのため，理想をいえば，症例の患者は透析導入を遅らせることができるであろう。

　しかし，この患者は医療過疎地で治療を受けており，腎臓内科医は今後数か月間，きちんと観察することができないかもしれない。適切に観察されなければ，この患者は致死的な合併症が出現するリスクがあるだろう。このような環境下であれば，すぐに透析を開始することも適切な判断かもしれない。

文献

1. Cooper BA et al. A randomized, controlled trial of early vs. late initiation of dialysis. *N Engl J Med.* 2010 Aug 12; 363(7): 609-619.
2. Cockcroft DW, Gault MH. Prediction of creatinine clearance from serum creatinine. *Nephron.* 1976; 16: 31-41.
3. Hawthorne G et al. The Assessment of Quality of Life (AQoL) instrument: a psychometric measure of health-related quality of life. *Qual Life Res.* 1999; 8: 209-224.
4. Harris A et al. Cost-effectiveness of initiating dialysis early: a randomized controlled trial. *Am J Kidney Dis.* 2011; 57(5): 707-715.
5. Susantitaphong P et al. GFR at initiation of dialysis and mortality in CKD: a meta-analysis. *Am J Kidney Dis.* 2012; 59(6): 829.
6. Kidney Disease: Improving Global Outcomes CKD Work Group. KDIGO 2012 Clinical Practice Guideline for the Evaluation and Management of Chronic Kidney Disease. *Kidney Int Suppl.* 2013; 3: 5.
7. Rosansky SJ et al. Initiation of dialysis at higher GFRs: is the apparent rising tide of early dialysis harmful or helpful? *Kidney Int.* 2009; 76: 257-261.

SECTION 6

消化器病学

Gastroenterology

肝硬変と特発性細菌性腹膜炎をもつ患者に対する静注アルブミンの使用

Use of IV Albumin in Patients with Cirrhosis and Spontaneous Bacterial Peritonitis

Steven D. Hochman

> 肝硬変と特発性細菌性腹膜炎（spontaneous bacterial peritonitis：SBP）をもつ患者へのアルブミン投与が，腎機能障害を予防し死亡率を下げることを，我々は見いだした。
>
> —— Sort et al.[1]

研究課題：肝硬変と SBP で入院してきた患者への静注アルブミンの投与は，患者の生存率を改善するか[1]。

研究資金提供：公衆衛生に対し資金提供を行う任にあるスペイン国家組織に関連した科学技術分野の自治体である，スペイン保健研究基金（Spanish Health Research Fund）とその病院外来からの助成金

研究開始：1995 年

研究発表：1999 年

研究実施場所：スペインの大学病院 7 施設

研究対象：SBP で入院した，18 〜 80 歳までの肝硬変患者。SBP は，腹水の多形核白血球数が 250/mm^3 より多いものと定義した。

研究除外対象：「二次性腹膜炎を示唆する所見」を伴う患者。加えて，ノルフロキサシンの予防的投与以外に最近抗菌薬を使用された患者。SBP 以外の最近の感染，「ショック，消化管出血，イレウス，グレード 3 あるいは 4 の肝性脳症，心不全，器質的腎症，あるいは短期死亡率に影響を及ぼすであろうその他の疾患」を伴う患

者[1]。クレアチニン(Cr)値>3 mg/dL もしくはほかに脱水症の原因がある患者も除外した。

被験者数：126 人

研究概要：研究デザインの概要は，図 20.1 を参照。

```
肝硬変と SBP をもつ患者
        ↓
     ランダム化
      ↙     ↘
 セフォタキシム    セフォタキシム＋
              アルブミン静注
```

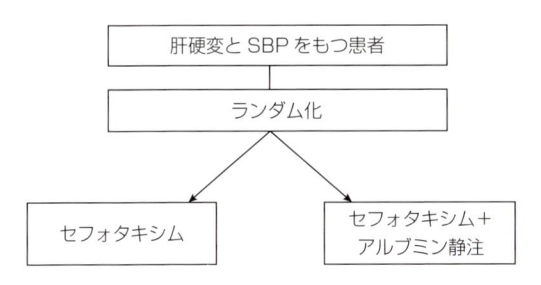

図 20.1 研究デザインの概要

介入内容：すべての患者はセフォタキシムの静注投与を受けた。投与量は入院時の Cr 値をもとに，腎機能に合わせて調整された。アルブミン＋セフォタキシム群の患者にはまた，研究登録後 6 時間以内に 1.5 g/kg の静注アルブミン，さらに研究登録 3 日後には 1 g/kg の静注アルブミンが，それぞれ投与された。利尿薬投与と治療的腹水穿刺は，感染が改善するまではいずれの群であっても施行不可とした。しかし，わずかだが両群で 3 L の部分的な腹水穿刺を感染の改善前に施行された患者がいた。

経過観察：90 日間

エンドポイント(評価項目)：
(1) 感染症の改善，これは感染徴候の消失と腹水の多形核白血球数 250/mm^3 未満，と定義した。
(2) 腎不全，これは入院中の腎機能の不可逆性の増悪と定義した。研究登録時にもともと腎疾患をもつ患者〔入院時，血中尿素窒素(blood urea nitrogen：BUN)値≧30 mg/dL あるいは Cr 値≧1.5 mg/dL〕においては，ベースラインの 50%以上の BUN 値あるいは Cr 値の上昇を，腎不全と定義した。また，研究登録時に腎疾患をもっていなかった患者においては，BUN 値あるいは Cr 値がベースラインの 50%以上に上昇したその結果，BUN 値>30 mg/dL あるいは Cr 値>1.5 mg/dL となった場合を，腎不全と定義した。
(3) 入院時，あるいは研究登録後 3 か月での死亡率

結果

- 感染症の改善に関しては両群で同等であったものの，アルブミン静注を受けた患者では，セフォタキシム単独の患者に比べて，腎機能障害と死亡率の低下が認められた（表 20.1）。
- 静注アルブミン投与のベネフィットは，ベースラインがビリルビン値≧4 mg/dL あるいは Cr 値≧1 mg/dL の患者群で最もはっきりと認められた。
- セフォタキシム単独で治療された患者では，より高値の血漿レニン活性がみられ，レニン活性の高い患者は，より腎機能障害を発症しやすい傾向にあった。アルブミン投与は血管内容量と腎灌流を改善することで患者にベネフィットをもたらすことが，この事実から推測された。

表 20.1　主要結果のまとめ

	セフォタキシム	セフォタキシム＋アルブミン	P 値
感染症の改善	94%	98%	0.36
腎機能障害	33%	10%	0.002
院内死亡率	29%	10%	0.01
3 か月での死亡率	41%	22%	0.03

批判と制限事項：この研究は，入院中の輸液管理に関しての記載がない点で，批判を受けている。

関連研究と有用情報：

- 2007 年に行われた，SBP 38 例，28 人の患者を用いた試験では，高リスク症例群ではこの試験と同様の結果が得られた。しかしその研究はまた，低リスクの症例群（ビリルビン値＜4 mg/dL，Cr 値＜1 mg/dL，そして BUN 値＜30 mg/dL）が静注アルブミンでベネフィットを得ることはないことも示した[2]。
- 計 288 人の患者がかかわった 4 つの研究を用いたメタ解析では，SBP 治療の際に静注アルブミンを用いることで，腎機能障害（8% vs. 31%）と死亡率（16% vs. 35%）の低下が示された[3]。
- 米国肝臓病学会（American Association for the Study of Liver Diseases）のガイドラインは，SBP をもち，総ビリルビン値＞4 mg/dL，さらに Cr 値＞1 mg/dL あるいは BUN 値＞30 mg/dL をもつ患者に対しては，静注アルブミンの使用を推奨している[4]。

要点と結果による影響：この研究は，肝硬変をもつ高リスク患者群のSBP治療に対する静注アルブミンの有効性を示した，最初のランダム化試験である。ガイドラインは現在，総ビリルビン値，血清Cr値，あるいはBUNの高値を示すSBP患者に対しては，静注アルブミンを推奨している。

> **臨床症例　腹部膨満を伴う肝硬変患者**
>
> **症例病歴：**
> 　アルコール性肝硬変の既往をもつ59歳の男性が，4日間にわたる腹囲の増加，腹痛，そして熱感を主訴に来院した。身体所見上，体温は38.3℃（101.1°F）。腹部は膨満しており濁音界の移動を認めた。反跳痛や板状硬は認めないものの，触診にて全体的に圧痛がある。診断的腹腔穿刺が抗菌薬投与前に施行され，その結果，4,747/mm^3 の多形核白血球数を認めた。腹水培養の結果はまだ出ていない。入院時の基礎的な生化学検査（basic metabolic panel：BMP）では，Na 135，K 4.4，Cl 101，HCO$_3$ 23，BUN値22，Cr値1.2，そして血糖値132 mg/dL であった。血清総ビリルビン値は3.2 mg/dL だった。
> 　この試験の結果をもとにすると，どのようにこの患者を治療すべきか。
>
> **解答例：**
> 　腹囲の増加，発熱，そして腹部圧痛をもつこの患者では，SBPが最も考えられる。その確定診断は，診断的腹腔穿刺で腹水内に250/mm^3 以上の多形核細胞を示すことでなされる。腹水培養の結果はいまだ出ていないが，本患者に対してはすみやかに第3世代セファロスポリンで治療を開始すべきである。そして，培養結果と感受性試験の結果をもとに抗菌薬は必要に応じ変更する。本患者のベースラインのCr値は1.2であり，腎機能障害の出現リスクは高い。そのため患者は静注アルブミンも開始すべきであり，最初に1.5 g/kgを，その3日後に1 g/kgを，それぞれ投与する。

文献

1. Sort P et al. Effects of intravenous albumin on renal impairment and mortality in patients with cirrhosis and spontaneous bacterial peritonitis. *N Engl J Med.* 1999; 341: 403.
2. Sigal S, Stanca C, Fernandez J, Arroyo V, Navasa M. Restricted use of albumin for spontaneous bacterial peritonitis. *Gut* 2007; 56: 597.
3. Salerno F, Navickis RJ, Wilkes MM. Albumin infusion improves outcomes of patients with spontaneous bacterial peritonitis: a meta analysis of randomized trials. *Clin Gastroenterol Hepatol.* 2013; 11: 123.
4. Runyon B, AASLD Practice Guidelines Committee. Management of adult patients with ascites due to cirrhosis: an update. *Hepatology* 2009; 49(6): 2087.

21 肝硬変および静脈瘤出血患者に対する早期経頸静脈肝内門脈体循環シャント術の使用

Early Use of Transjugular Intrahepatic Portosystemic Shunt (TIPS) in Patients with Cirrhosis and Variceal Bleeding

Adel Boueiz

急性静脈瘤出血のため入院となった，治療不成功のリスクが高い肝硬変患者に対し，経頸静脈肝内門脈体循環シャント術（transjugular intrahepatic portosystemic shunt：TIPS）の早期使用は治療不成功と死亡率を有意に低下させた…しかし，以前の結果により，TIPSはいまだに現在でも救援治療（rescue therapy）としてのみの推奨となっている。

—— García-Pagán et al.[1]

研究課題：肝硬変と急性静脈瘤出血を伴う高リスク患者に対し，TIPSによる早期治療は，薬物療法＋内視鏡的バンド結紮術よりも優れているだろうか[1]。

研究資金提供： この研究に用いられたe-PTFE（extended polytetrafluoroethylene）包括ステントの製造会社であるW. L. Gore & Associates社，およびスペインとフランスにおけるいくつかの政府機関ならびに学術機関

研究開始：2004年

研究発表：2010年

研究実施場所：ヨーロッパの9つの施設

研究対象：Child-Pugh分類クラスBあるいはCの肝硬変をもつ成人で，12時間以内に急性静脈瘤出血で入院し，内視鏡的治療，予防的抗菌薬投与，そして血管作動薬によって治療を受けた患者。本研究に含まれる条件として，患者はChild-Pugh分類クラスC肝硬変（スコアで10〜13），あるいは「診断的内視鏡検査時に

活動性出血」を伴うクラスB肝硬変(スコアで7〜9)をもつ者とした。

研究除外対象：重度肝硬変(Child-Pughスコア>13)の患者，ならびに以前，静脈瘤再出血の予防のため薬物療法と内視鏡的治療の組み合わせ治療やTIPSを受けた患者は，それぞれ除外された。加えて，患者が75歳より高齢の場合，移植の適応とならない肝細胞がんをもつ場合，血清クレアチニン値が3 mg/dLより高い場合，あるいは「胃単独，あるいは異所性静脈瘤からの出血」がある場合，その患者は除外した。

被験者数：63人

研究概要：研究デザインの概要は，図21.1を参照。

```
Child-Pugh 分類クラス B あるいは C の肝硬変
および急性静脈瘤出血をもつ患者
            ↓
         ランダム化
         ↙        ↘
  薬物療法＋          早期経頸静脈肝内門脈体循環
  内視鏡的バンド結紮術    シャント術(TIPS)
```

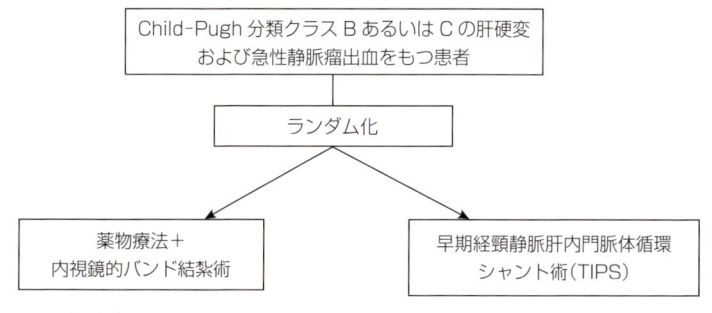

図21.1 研究デザインの概要

介入内容：両群のすべての患者は，まず，血管作動薬，予防的抗菌薬，そして内視鏡的治療(バンド結紮術もしくは硬化療法)で治療を受けた。

　薬物療法＋内視鏡的バンド結紮術群にランダム化された患者は，理想的には5日間だが「最低でも24時間，出血を認めない」状態になるまで，血管作動薬を用いて管理した。その時点で，患者の治療は非選択的β遮断薬とイソソルビド-5-一硝酸塩へ移行した。この群の患者は最初の内視鏡的治療の7〜14日後に，その後は「10〜14日ごとに静脈瘤の消失が認められるまで」待機的内視鏡下バンド結紮術を施行された。サーベイランス内視鏡検査は，再発性静脈瘤に対する内視鏡的バンド結紮術により静脈瘤が消失した1，6，12か月後に施行された。2単位以上の輸血を必要とするような単回の再出血，あるいはより軽度ではあるが頻回な再出血エピソードをもつ患者に対して，「救援治療(rescue therapy)」としてのTIPSは適切であるとした。

　早期TIPSにランダム化された患者は，最初の診断的内視鏡検査後72時間以内にe-PTFE包括ステントの留置＋TIPSを受けた。ステントはまず8 mmに拡張するが，もし，門脈圧較差(門脈と下大静脈との圧較差)が<12 mmHgまで落ちない場合，

10 mmまで拡張することとした。もし，「臨床的に門脈圧亢進症の再発が認められたり，エコー上 TIPS の機能不全を認めた」場合，血管形成術かステント留置での TIPS をやり直すこととした。

経過観察：平均経過観察期間は，内視鏡的治療群が 10.6 か月，TIPS 群は 14.6 か月

エンドポイント(評価項目)：
　一次アウトカム：出血エピソードの複合アウトカム(「急性出血のコントロール不全，あるいは臨床的に有意な 1 年以内の静脈瘤再出血の予防不全」)
　二次アウトカム：死亡率と，集中治療室や病院で過ごした期間

結果

- 研究登録期間中，急性静脈瘤出血で入院した 359 人の患者のうち，ランダム化されたのは 63 人だけであった。多くの患者は，Child-Pugh スコアに基づき除外された (72 人はクラス A，40 人は急性出血を伴わないクラス B，そして 18 人はスコア＞13 であった)。
- ベースラインの特徴は両群で同様であり，平均年齢は 50 歳，患者の 67%は男性であった。
- 内視鏡的治療群で，52%の患者において静脈瘤の消失が認められた。
- TIPS 群では，同意を撤回した患者 1 人を除くすべての患者で，大きな合併症なく手技が実施された。また 2 人を除くすべての患者で，手技実施後の門脈圧較差は 12 mmHg 未満へと低下した。
- 内視鏡的治療と比較し，早期の TIPS 使用では，出血イベントのリスクおよび死亡率の低下との関連が認められた(表 21.1)。
- 出血イベントが生じた内視鏡的治療群の患者 14 人のうち 7 人が，「救援治療 (rescue therapy)」として e-PTFE 包括ステントを用いた TIPS を受けた。この 7 人のうち 4 人が，36 日以内に死亡した。
- 肝性脳症，腹水，特発性細菌性腹膜炎，あるいは肝腎症候群の発症においては，両群間に違いを認めなかった。

表 21.1　主要結果のまとめ

アウトカム	TIPS	内視鏡治療	P 値
急性出血のコントロールや再出血予防の失敗	3%	45%	0.001
死亡率	13%	39%	0.01
肝性脳症	25%	39%	有意差なし
病院での経過観察の割合	4%	15%	0.014
ICU 滞在日数	3.6	8.6	0.01

批判と制限事項：急性静脈瘤出血で入院した重度高リスク症例のなかでも，ほんのわずかのパーセンテージの患者だけがこの研究への参加資格をもっていた。そのため，これらの結果は，重度高リスク患者のなかでも，一部の患者にのみ当てはまることとなる(たとえば，Child-Pugh 分類クラス C 肝硬変や，活動性出血を伴うクラス B 肝硬変)。

関連研究と有用情報：
- 11 の試験と 801 人の患者からなるメタ解析では，急性静脈瘤出血を伴う患者に対して TIPS は，内視鏡的治療に比べて再出血発症頻度は減少，肝性脳症発症頻度は上昇，そして死亡率に関しては両者に差なし，という結果となった[2]。だが，大部分の先行研究ではベアステント (この研究で用いた e-PTFE 内包ステントではなく)を用いており，多くの試験ではこの研究では含まれたような高リスク患者は除外されている。
- 米国肝臓病学会 (American Association for the Study of Liver Disease) からのガイドラインでは，TIPS を救援治療 (salvage therapy) としてのみ推奨しており，内視鏡的治療に反応しないコントロール不良の静脈瘤出血を伴う患者をその対象としている[3]。しかし，これらのガイドラインは本研究の発表前に刊行されたものである。

要点と結果による影響：急性静脈瘤出血，および Child-Pugh 分類クラス B または C の肝硬変をもつリスクが非常に高い (very high-risk) 患者グループにおいて，TIPS が有益であることを本研究は示している。静脈瘤出血を伴う幅広い患者集団にフォーカスをおいた先行研究とは異なり，本研究はリスクが非常に高い患者にその対象を限っている (Child-Pugh 分類クラス C 肝硬変，あるいは活動性出血を伴うクラス B 肝硬変)。先行研究に基づき，最近のガイドラインはいまだに TIPS を，内視鏡的治療に反応しない静脈瘤出血に対する，単なる救援治療 (salvage therapy) としてのみ推奨している。しかし，本研究は高リスク患者群に対する早期の TIPS

の有用性を提案しており，よりいっそうの研究の必要性を強調している。

> **臨床症例　急性静脈瘤出血のマネジメント**
>
> **症例病歴：**
> 　進行性の肝硬変と，それに伴う腹水および肝性脳症で入院歴のある 68 歳の男性が，大量の吐血と低血圧で精査を受けた。患者の内服薬はスピロノラクトン，フロセミド，そしてラクツロースであった。患者の便は黒色で，血液反応は陽性。検査上，ヘモグロビン値は 9 g/dL，血小板は 60,000/μL，そして国際標準化比（international normalized ratio：INR）は 2.2 であった。患者の Child-Pugh スコアは 13 である。上部内視鏡上，活動性の食道静脈瘤出血を認めた。
> 　急速な輸液蘇生と抗菌薬投与に加え，あなたはどのような治療をこの患者に推奨するか。
>
> **解答例：**
> 　この研究は，この症例提示と同様の活動性出血を伴う高リスク患者群において，早期の TIPS が出血のエピソードと死亡率を低下させることを示した。最近のガイドラインは TIPS を救援治療（salvage therapy）としてのみ推奨しているが，本患者は本研究で用いた患者と同様の高リスク患者であり，この患者に対し早期 TIPS を考慮することは適切であると考える。一方で，この患者は肝性脳症を伴っており，先行研究にて TIPS が脳症の悪化原因として取り上げられている現状では，まず内視鏡的治療でアプローチすることも，十分理にかなっているであろう。

文献

1. García-Pagán JC et al. Early use of TIPS in patients with cirrhosis and variceal bleeding. *N Engl J Med.* 2010 June 24; 362(25): 2370-2379.
2. Papatheodoridis GV et al. Transjugular intrahepatic portosystemic shunt compared with endoscopic treatment for prevention of variceal rebleeding: a meta-analysis. *Hepatology* 1999; 30: 612.
3. Garcia-Tsao G et al. Prevention and management of gastroesophageal varices and variceal hemorrhage in cirrhosis. *Hepatology* 2007; 46(3): 922-938.

SECTION 7

感染症

Infectious Diseases

救急外来患者における メチシリン耐性黄色ブドウ球菌 (MRSA)感染

Methicillin-Resistant *S. aureus* Infections among Patients in the Emergency Department

Laalitha Surapaneni

救急外来で化膿性の皮膚および軟部組織感染をもつ患者から分離されるなかで，メチシリン耐性黄色ブドウ球菌（methicillin-resistant *S. aureus*：MRSA）は現在，最もありふれた病原体である。

— Moran et al.[1]

研究課題：救急外来に来る化膿性の皮膚および軟部組織感染をもつ成人において，MRSA の有病率と抗菌薬感受性はどれくらいか[1]。

研究資金提供：米国疾病管理予防センター（Centers for Disease Control and Prevention：CDC）

研究開始：2004 年

研究発表：2006 年

研究実施場所：米国の 11 の大学関連救急外来施設

研究対象：化膿性の皮膚および軟部組織感染をもつ成人患者

研究除外対象：1 週間以上続く感染，および直腸周囲膿瘍をもつ患者

被験者数：422 人

研究概要：研究デザインの概要は，図 22.1 を参照。

```
┌─────────────────────────────────┐
│ 化膿性の皮膚および軟部組織感染をもつ成人 │
└─────────────────────────────────┘
              │
              ▼
┌─────────────────────────────────┐
│     創部培養および感受性試験      │
└─────────────────────────────────┘
              │
              ▼
┌─────────────────────────────────┐
│    救急外来の医師の裁量による治療   │
└─────────────────────────────────┘
              │
              ▼
┌─────────────────────────────────┐
│     研究チームによる経過観察      │
└─────────────────────────────────┘
```

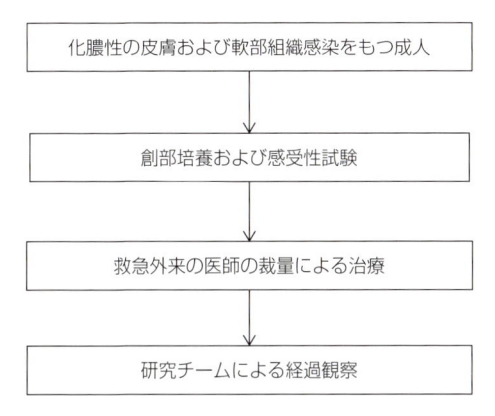

図 22.1　研究デザインの概要

介入内容：化膿性の皮膚および軟部組織感染をもつ患者に対し，「最も広い感染エリア1か所」から検体を採取し，その周辺病院の検査室で培養と感受性試験を行った。検体の一部は CDC の検査室に送られ，そこで細菌遺伝学的試験および抗菌薬感受性試験に対するより踏み込んだ分析を行った。患者はそれぞれの救急外来の医師の裁量で治療を受けた。最初の救急外来受診から2～3週間で，研究スタッフが電話により患者の経過観察を行った。

経過観察：2～3週間

エンドポイント（評価項目）：MRSA の有病率，MRSA 感受性パターン，そして MRSA 感染に関するリスク因子

結果

- 患者の平均年齢は39歳，62%は男性であった。そのおよそ半分は黒人であり，4分の1は白人，残り4分の1はヒスパニックであった。
- 提示された感染の81%は膿瘍であり，その11%は感染創，8%は化膿性の滲出液を伴う蜂窩織炎であった。
- 全体的にみて，MRSA が感染部位から分離された最も一般的な細菌種であり，メチシリン感受性黄色ブドウ球菌 (methicillin-susceptible *S. aureus*：MSSA) とレンサ球菌種がそれに続いた (**表 22.1**)。
- 11の救急外来のうち10の施設で，MRSA が最も一般的に分離された細菌種であった。
- 分離された MRSA 株のうち99%が，遺伝学的データに基づき，市中感染である

と特徴づけられた。
- 分離された MRSA 株の 100%が，スルファメトキサゾール・トリメトプリム (ST 合剤) とリファンピシンに感受性があった。95%はクリンダマイシンに，92%はテトラサイクリンに，60%はフルオロキノロン系に，そして 6%はエリスロマイシンに，それぞれ感受性を認めた。
- MRSA 感染のリスク因子として，いくつかの特徴が認められた (表 22.2)。しかし，MRSA 感染を認めた患者の 31%には，それらのリスク因子は全く認められなかった。
- すべての患者のうち，19%は切開排膿のみ，10%は抗菌薬のみ，66%はその両方を用いて治療された。5%はそのどちらも受けなかった。MRSA 患者の 57%で，その抗菌薬治療は感受性試験に合致していなかった。
- 最初の受診から 2〜3 週後，59%の患者に連絡をとった。そのうち 96%において感染の完治あるいは改善を認めた。MRSA と他の菌株の間，あるいは MRSA 株のうち処方された抗菌薬に感受性があるものとないものの間に，それぞれ治療反応の違いは認めなかった。

表 22.1 主要結果のまとめ

細菌	感染創の割合
メチシリン耐性黄色ブドウ球菌 (MRSA)	59%
メチシリン感受性黄色ブドウ球菌 (MSSA)	17%
レンサ球菌種	7%
その他	8%
細菌の生育認めず	9%

表 22.2 MRSA 感染に関連した特徴

変数	オッズ比 (95%信頼区間)
1 か月以内の抗菌薬使用	2.4 (1.4 〜 4.1)
膿瘍の存在	1.8 (1.0 〜 3.1)
クモ咬傷	2.8 (1.5 〜 4.3)
MRSA 感染歴	3.3 (1.2 〜 10.1)
同様な感染をもつ人との接触	3.4 (1.5 〜 8.1)
黒人，白人，ヒスパニック以外の人種	0.3 (0.1 〜 0.9)
潜在疾患	0.3 (0.2 〜 0.6)

批判と制限事項：施設間の結果にばらつきがあるため，これらの所見をすべての臨床状況に一般化することは，難しいかもしれない。加えて，抗菌薬の耐性パターンはその選択の志向に応じて時が経つにつれて進展する。そのため，この分析を頻回に繰り返し，その結果が臨床的に適切かどうかを確認する必要がある。

関連研究と有用情報：
- 同研究グループが同様の研究を2008年に実施している。その結果，同様なMRSA感染罹患率と細菌感受性を示したが，施設間の違いは少なかった。2008年の研究では，より高い比率の患者が，MRSA感染に対しての経験的治療を受けている[2]。
- 黄色ブドウ球菌による化膿性皮膚感染をもつ384人の患者での研究では，72%の感染がMRSAによって引き起こされていた。そのうち87%は，市中感染MRSA株であった[3]。
- 米国感染症学会（Infectious Diseases Society of America）の臨床ガイドラインでは，皮膚膿瘍に対する最初の治療として切開排膿を推奨している。5cmより大きな膿瘍，あるいはその周囲の広範な蜂窩織炎，全身症状，関連する併存疾患，または免疫抑制といった重度の感染に対しては，切開排膿に加え，MRSAをカバーする経験的抗菌薬治療（たとえば，ST合剤やクリンダマイシン）の追加を推奨している[4]。

要点と結果による影響：化膿性の皮膚および軟部組織感染で来院する患者の間で，MRSAは11の救急外来施設で最も一般的に同定される病原体であった。そういった感染をもつほとんどの患者に対しては切開排膿が主要な治療ではあるが，抗菌薬が適応となる場合は（たとえば，重度感染症，あるいは患者が免疫不全状態にある際），MRSAをカバーする経験的治療を用いるべきである。

臨床症例　コミュニティーにおけるMRSA有病率

症例病歴：
　24歳の男性が，3日間にわたる6cm大の腋窩膿瘍で救急外来に訪れた。切開排膿に加え，退院の際，どの抗菌薬をこの患者に与えるべきだろうか。

解答例：
　この患者にみる膿瘍のような化膿性の皮膚感染では，MRSAが最もありふれた原因であることを本研究は示した。膿瘍のサイズから，本患者では，切開排膿に加え抗菌薬治療が適切であると思われる。培養および感受性試験の結果が得られるまで，ST合剤やクリンダマイシンなどのMRSAをカバーする経験的抗菌薬治療を，本患者には用いるべきである。

文献

1. Moran GJ et al. Methicillin-resistant *S. aureus* infections among patients in the emergency department. *N Engl J Med.* 2006; 355: 666-674.
2. Talan DA et al. Comparison of Staphylococcus aureus from skin and soft tissue infections in U.S. emergency department patients, 2004 and 2008. *Clin Infect Dis.* 2011 Jul; 53(2): 144-149.
3. King MD, Humphrey BJ, Wany YF, Kourbatova EV, Ray SM, Blumberg HM. Emergency of community-acquired methicillin-resistant *Staphylococcus aureus* USA 300 clone as the predominant cause of skin and soft tissue infections. *Ann Intern Med.* 2006; 144: 309-317.
4. Liu C. Clinical Practice Guidelines by the Infectious Diseases Society of America for the treatment of methicillin-resistant *Staphylococcus aureus* infections in adults and children. *Clin Infect Dis.* 2011; 52(3): q18-55.

慢性閉塞性肺疾患(COPD)増悪に対する抗菌薬治療

Antibiotic Therapy in Exacerbations of Chronic Obstructive Pulmonary Disease

Kristopher Swiger

> 本研究は，慢性閉塞性肺疾患(chronic obstructive pulmonary disease：COPD)増悪に対する抗菌薬治療がプラセボと比較して有意に症状の早期の改善をもたらすことを示している。
> —— Anthonisen et al.[1]

研究課題：COPD 増悪の患者を，抗菌薬で治療すべきか[1]。

研究資金提供：政府機関であるカナダ健康福祉協会(Health and Welfare Canada)

研究開始：1981 年

研究発表：1987 年

研究実施場所：カナダ内の大学センター 1 施設

研究対象：COPD の臨床診断をもつ 35 歳以上の患者で，1 秒量(forced expiratory volume in 1 second：FEV_1)が予測値の 70%以下かつ全肺気量が予測値の 80%以上を示す者

研究除外対象：吸入気管支拡張薬の使用により，FEV_1 が予測値の 80%より上を示した(可逆性気道疾患と捉えてよい)場合，患者は除外した。また，患者が「その臨床経過に影響を与えるほど重度」の他疾患をもつ場合(たとえば，がん，心不全，脳卒中)，あるいは「抗菌薬治療が必要になるであろう」状態の場合(たとえば，副鼻腔炎や尿路感染再発など)も，患者は除外した。

被験者数：173 人

研究概要：研究デザインの概要は，図 23.1 を参照。

```
        ┌──────────────────┐
        │  COPD 増悪の患者  │
        └────────┬─────────┘
                 ↓
        ┌──────────────────┐
        │    ランダム化     │
        └────────┬─────────┘
           ↙            ↘
┌──────────────┐  *  ┌──────────────┐
│  10 日間の    │←──→│  10 日間の    │
│  抗菌薬治療   │     │  プラセボ投与 │
└──────────────┘     └──────────────┘
        ┌────────────────────────┐
        │ *その後の増悪に関しては，│
        │  プラセボと抗菌薬を      │
        │  入れ替えて治療した。    │
        └────────────────────────┘
```

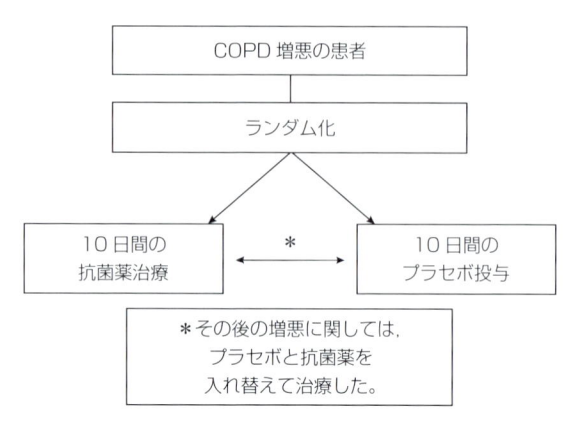

図 23.1　研究デザインの概要

介入内容：すべての患者は吸入あるいはネブライザーのサルブタモールと経口テオフィリンの標準治療，それに加えて経口 prednisone，さらには必要に応じた在宅酸素治療で維持されていた。患者は電話で増悪を自己申告し，同日にナースプラクティショナーにアポイントメントをとった。ナースプラクティショナーはその症状を標準的な質問表にて評価し，その患者の状態が COPD 増悪かどうかを決定した。増悪は以下の 3 つのタイプに分類された。

- 1 型：呼吸困難の増悪，喀痰量の増加，そして喀痰の膿性化
- 2 型：上記のうち 2 つを認める場合
- 3 型：上記症状のうち 1 つ，および以下のうち 1 つを認める場合：上気道感染，発熱，喘鳴または咳嗽，あるいは呼吸数や心拍数のベースから 20%の上昇

どのタイプであれ増悪をもつと判断された患者は，10 日間の抗菌薬群あるいはプラセボ群にランダム化された。抗菌薬群では，患者はさらにスルファメトキサゾール・トリメトプリム（ST 合剤）群（160 mg か 180 mg を 1 日 2 回投与），アモキシシリン群（250 mg を 1 日 4 回投与），あるいはドキシサイクリン群（初回 200 mg，その後 100 mg を 1 日 1 回投与）に，それぞれランダム化された。

経過観察：平均 23.7±11.3 か月

エンドポイント（評価項目）：21 日間の増悪期間後，すべての症状の消失を「治療成功」と定義した。一部の患者ではまた，機能的エンドポイントをピークフロー測定での改善という形で評価した。

結果

- 患者は主に男性で(80%)，平均年齢は 67 歳であった。
- 登録した患者 173 人が，研究期間中 362 回の増悪を経験した(平均で 9.2 か月に 1 回の増悪であった)。
- プラセボと比較し，抗菌薬で治療された患者で治療成功率は高かった(表 23.1)。
- プラセボと比較し，抗菌薬で治療された患者では，より早いピークフローの改善を認めた。
- 1 型増悪の患者(すなわち，増悪を定義する症状のうち，3 つすべてを伴う患者)のほとんどで，抗菌薬がプラセボに比し有効であった。

表 23.1 主要結果のまとめ

結果	プラセボ群	抗菌薬群	P 値
治療成功	55.0%	68.1%	<0.01
追加治療を必要とした，悪化を伴う治療不成功	18.9%	9.9%	<0.05
治療中止	2.5%	1.5%	<0.05

批判と制限事項：本研究で用いられた COPD 増悪の定義(「Anthonisen 定義」)には，胸部うっ血，胸部圧迫感，疲労感や睡眠障害といったいくつかの重要な症状が含まれておらず，定義としては狭いものと捉えられる。加えて，この定義は同様な症状で発現する，心不全や肺炎といった他の診断を除外しない可能性がある。

さらに，軽度の COPD をもつ患者はこの研究にはあまり含まれていない。

関連研究と有用情報：
- 入院を必要とするような重度の増悪をもつ患者に対し，抗菌薬は治療不成功のリスクを減少し，死亡率を改善することが，2 つのシステマティック・レビューで示された[2,3]。
- 解析を現在入手可能な抗菌薬治療での研究に限った場合，外来の場で診る軽度 COPD 増悪のメタ解析では，抗菌薬投与をするしないにかかわらず，治療不成功のリスクの減少は認めなかった[3]。
- Global Initiative for Chronic Obstructive Lung Disease(GOLD)は，増悪する呼吸困難と喀痰量の増加，その単独あるいは両方に加えて膿性痰をもつ中等度あるいは重症の COPD 増悪患者，あるいは人工呼吸管理が必要な患者に対し，抗菌薬使用を推奨している[4]。

要点と結果による影響：本研究は，COPD の増悪をもつ患者に対する抗菌薬治療（ST 合剤，アモキシシリン，あるいはドキシサイクリン）のベネフィットを証明した。その主要な 3 症状は，増悪する呼吸困難，喀痰量の増加，そして喀痰の膿性化が挙げられる。より軽度な COPD をもつ患者に対する抗菌薬投与のベネフィットを示すことは，他の研究ではできなかった。これらの所見をもとにし，ガイドラインは，増悪する呼吸困難と喀痰量の増加，その単独あるいは両方に加えて膿性痰をもつ中等度あるいは重症の COPD 増悪患者，あるいは人工呼吸管理が必要な患者に対しては，抗菌薬使用を支持している。

臨床症例　　COPD 増悪

症例病歴：

中等度の COPD をもつ 56 歳の男性が，4 日間にわたって増悪していく呼吸困難，咳嗽，そして新たに始まった膿性痰の排出を主訴に救急外来を受診した。患者はこの 2 日間，頻回にサルブタモールを吸引しているが，持続した改善を認めない。たいがい毎朝いくらかの喀痰排出があるが，その排出量が増えてきているとのこと。加えて，通常その色は白もしくは透明だが，現在は緑色をしている。Anthonisen らの研究に基づくと，どのようにこの患者を治療すべきだろうか。

解答例：

中等度から重度の COPD 増悪をもつ患者に対する抗菌薬のベネフィットを，本研究は証明した。最も抗菌薬のベネフィットがあろう患者は，COPD 増悪の主要な 3 症状すべてをもつ者であり，その 3 つとは：増悪する呼吸困難，喀痰量の増加，そして膿性痰，である。この症例の患者はこれら 3 症状をすべて伴っており，抗菌薬が有用であろう。そのため，前述した研究や現状のガイドラインに従い，本患者には 5 〜 10 日間の抗菌薬治療を行うべきである。抗菌薬の選択は，その地域の耐性パターンに従うべきである。

文献

1. Anthonisen NR et al. Antibiotic therapy in exacerbations of chronic obstructive pulmonary disease. *Annals Intern Med.* 1987; 106: 196-204.
2. Quon BS, Gan WQ, Sin DD. Contemporary management of acute exacerbations of COPD: a systematic review and meta analysis. *Chest.* 2008; 133: 756-766.
3. Vollenweider DJ, Jarrett H, Steurer-Stey CA et al. Antibiotics for exacerbations of chronic obstructive pulmonary disease. *Cochrane Database Syst Rev.* 2012; 12: CD010257.
4. Vestbo J et al. Global strategy for the diagnosis, management, and prevention of chronic obstructive pulmonary disease: GOLD executive summary. *Amer J Resp Crit Care Med.* 2013; 187(4): 347-365.

24 HIV 感染者に対する抗レトロウイルス薬による早期治療 vs. 治療延期
NA-ACCORD 試験

Early versus Delayed Antiretroviral Therapy for Patients with HIV

Michael E. Hochman

この試験は，CD4 値が 351〜500/mm³ の患者では，抗レトロウイルス薬による治療延期戦略が 69％の死亡リスク増加につながったことを示している。CD4 値が 500/mm³ を超える患者では，治療延期戦略は 94％の死亡リスク増加につながった。ただし，この試験の患者はランダム化されていないので抗レトロウイルス薬による治療開始時期の判断はさまざまな要因の影響を受けた可能性がある。

—— Kitahata et al.[1]

研究課題：無症候のヒト免疫不全ウイルス (human immunodeficiency virus：HIV) 患者において，抗レトロウイルス薬療法 (antiretroviral therapy：ART) を開始すべき CD4 値はいくつだろうか[1]。

研究資金提供：米国国立衛生研究所 (National Institutes of Health：NIH)，米国医療研究・品質調査機構 (Agency for Healthcare Research and Quality：AHRQ)

研究開始：1996〜2005 年のデータを解析

研究発表：2009 年

研究実施場所：米国とカナダの 60 以上の施設から提供されたデータ

研究対象：米国とカナダの無症候性 HIV 患者のコホート。2 つの独立した解析が行われ，1 つは CD4 値が 351〜500/mm³ の患者，もう 1 つは CD4 値 500/mm³ を超える患者

研究除外対象：過去に AIDS 指標疾患があった患者，以前に ART を受けていた患

者

被験者数：17,517 人

研究概要：研究デザインの概要は，図 24.1 を参照。

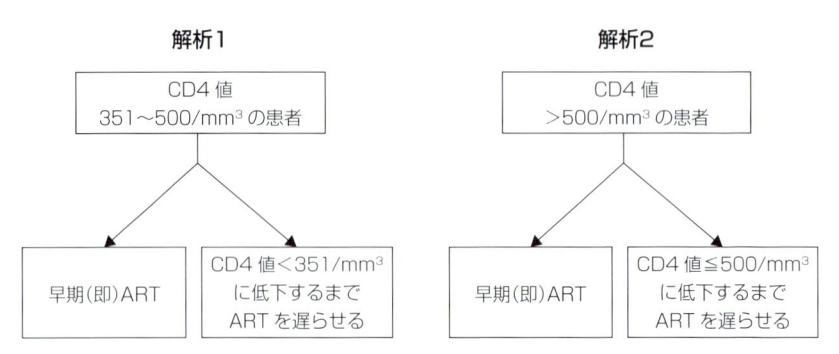

```
         解析1                              解析2
    ┌──────────────┐                  ┌──────────────┐
    │   CD4 値     │                  │   CD4 値     │
    │351～500/mm³  │                  │ >500/mm³ の  │
    │  の患者      │                  │   患者       │
    └──────┬───────┘                  └──────┬───────┘
       ┌───┴───┐                         ┌───┴───┐
       ▼       ▼                         ▼       ▼
  ┌────────┐ ┌──────────────┐      ┌────────┐ ┌──────────────┐
  │早期(即) │ │CD4 値<351/mm³│      │早期(即) │ │CD4 値≦500/mm³│
  │  ART   │ │に低下するまで│      │  ART   │ │に低下するまで│
  │        │ │ART を遅らせる│      │        │ │ART を遅らせる│
  └────────┘ └──────────────┘      └────────┘ └──────────────┘
```

図 24.1　研究デザインの概要

- これはランダム化比較試験ではなかったので，患者は抗レトロウイルス薬の早期治療か治療延期かを選択できた。
- 研究者らは早期治療群と治療延期群の結果を患者背景の違いにより調整した（たとえば，ベースラインの年齢や CD4 値の違いなど）。

介入内容：最初の解析では，早期治療群の患者は CD4 値が 351〜500/mm³ になったときに抗レトロウイルス薬を投与した。治療延期群の患者には，CD4 値が 351/mm³ 未満になるまで抗レトロウイルス薬を投与しなかった。CD4 値が 351〜500/mm³ だが抗レトロウイルス薬を投与されるまでに 6 か月以上あいてしまい，351/mm³ 未満になってしまった患者は除外された。

　2 つ目の解析では，早期治療群の患者は CD4 値が 500/mm³ を超えているときに抗レトロウイルス薬を投与した。治療延期群の患者には CD4 値が 500/mm³ 未満になるまで抗レトロウイルス薬を投与しなかった。CD4 値が 500/mm³ を超えていたが抗レトロウイルス薬を投与されるまでに 6 か月以上あいてしまい，500/mm³ 以下になってしまった患者は除外された。

経過観察：平均 2.9 年

エンドポイント（評価項目）：死亡

結果

解析1：CD4値351〜500/mm³
- 解析1の対象者は8,362人で，このうち25%の患者が抗レトロウイルス薬による早期治療を開始した。
- 早期治療群の患者は白人が多く，静注薬物使用者(intravenous drug use：IVDU)やC型肝炎罹患者は少なかった。
- 早期治療群のほうが治療延期群よりも死亡率が低かった(表24.1参照)。

表24.1 解析1の主要結果のまとめ

アウトカム	ART治療延期群の死亡率[a]	ART早期治療群の死亡率[a]	治療延期群 vs. 早期治療群の調整オッズ比	P値
死亡	5%	3%	1.69	< 0.001

[a] これらの解析は複雑であるため，率は概算値である。

解析2：CD4値 > 500/mm³
- 解析2の対象者は9,155人で，このうち24%の患者が抗レトロウイルス薬による早期治療を開始した。
- 早期治療群の患者は白人が多く，IVDUやC型肝炎罹患者は少なかった。
- 早期治療群のほうが治療延期群よりも治療開始後のウイルス抑制率が高く(81% vs. 71%)，早期治療群のほうが治療に対するコンプライアンスがよかったことを示している。
- 早期治療群のほうが治療延期群よりも死亡率が低かった(表24.2参照)。

表24.2 解析2の主要結果のまとめ

アウトカム	ART治療延期群の死亡率[a]	ART早期治療群の死亡率[a]	治療延期群 vs. 早期治療群の調整オッズ比	P値
死亡	5.1%	2.6%	1.94	< 0.001

[a] これらの解析は複雑であるため，率は概算値である。

批判と制限事項：NA-ACCORD試験の最大の欠点は，ランダム化比較試験ではなかったことである。研究者らは早期治療群と治療延期群における患者間の違いを調整しようとしたが，記録されていない交絡因子が結果に影響を及ぼしていた可能性はある。たとえば，早期治療群の患者のほうが治療延期群よりも治療に関して積極的であった可能性もあり，そのために早期治療群で生存が改善しているかのように

みえてしまったかもしれない。それを裏づけるかのように，解析2では早期治療群のほうが治療延期群よりもウイルス抑制を達成している患者が多かった。

NA-ACCORD試験のもう1つの欠点は，研究者らが治療薬に対する副作用のデータを示さなかったことである。

関連研究と有用情報：
- 非常に質の高いランダム化比較試験では，CD4値200/mm^{3}以下で抗レトロウイルス薬を開始することの明らかなベネフィットを示している。さらに，CD4値200〜350/mm^{3}で抗レトロウイルス薬を開始するベネフィットを示す強力なエビデンスがある[2]。
- HPTN (HIV Prevention Trials Network) 052試験では，CD4値350〜550/mm^{3}で抗レトロウイルス薬を開始した場合，性行為によるHIVの感染リスクとHIV関連合併症，特に肺外結核が減少することを示した[3]。
- SMART (Strategies for Management of Antiretroviral Therapy) 試験も，CD4値が350/mm^{3}を超える場合の抗レトロウイルス薬のベネフィットを示している[4,5]。
- 国際抗ウイルス学会米国委員会 (International Antiviral Society-USA Panel) が発表した2014年のガイドラインでは，NA-ACCORD試験の結果を踏まえて，HIVに感染したすべての成人に対して抗レトロウイルス薬の投与を推奨している。このガイドラインは一応，「CD4値が低下していて，特定の合併症が存在する場合」にエビデンスが有力であることにも触れている[6]。
- 無症候の患者における抗レトロウイルス薬による最適な治療開始戦略を明確にするため，複数のランダム化比較試験が行われている。

要点と結果による影響： NA-ACCORD試験はランダム化比較試験ではなかったため，最終的な結論を導くことは難しいが，この試験結果は無症候のHIV患者における抗レトロウイルス薬の治療開始はCD4値が351〜500/mm^{3}の場合も，500/mm^{3}を超える場合も有用であることを示している。

臨床症例　HIV感染者に対する抗レトロウイルス薬による早期治療 vs. 治療延期

症例病歴：

34歳の男性でIVDU歴のある患者があなたのHIVクリニックを定期的経過観察のために受診した。彼は過去4回中3回の外来予約に来院せず，静注薬物の使用を続けていることを認めている。彼の最近のCD4値は2か月前の測定で542/mm^{3}であり，ウイルス量は36,000コピー/mLである。患者はHIVを治療するために薬を飲み始めたほうがいいのかあなたに尋ねてきた。

NA-ACCORD試験の結果を踏まえて，あなたはどのように答えるべきか。

> **解答例：**
> 　NA-ACCORD 試験は，無症候の HIV 患者で CD4 値が 500/mm^3 を超えていても，治療開始は有用であることを示した。この試験の結果を踏まえて，2014 年のガイドラインは，HIV の患者であれば CD4 値にかかわらず治療を開始することを推奨している。しかしながら，NA-ACCORD 試験はランダム化比較試験ではなく，CD4 値が 500/mm^3 を超える無症候成人における治療開始のデータはしっかりとしたものではない。さらに，この患者は抗レトロウイルス薬に対するコンプライアンスに疑問をもつような態度をとっている。そのため，今回抗レトロウイルス薬を開始するよりは，自己管理の徹底（静注薬物の使用をやめるなど）を教育すべきだろう。抗レトロウイルス薬を開始するリスクとベネフィットを話し合ってもよい。彼の HIV 診療に対するコンプライアンスがよくなれば，抗レトロウイルス薬の開始を考慮すべきである。

文献

1. Kitahata MM et al. Effect of early vs. deferred antiretroviral therapy for HIV on survival. *N Engl J Med.* 2009; 360(18): 1815-1826.
2. When to Start Consortium. Timing of initiation of antiretroviral therapy in AIDS-free HIV-1-infected patients: a collaborative analysis of 18 HIV cohort studies. *Lancet.* 2009; 373(9672): 1352.
3. Cohen MS et al. Prevention of HIV-1 infection with early antiretroviral therapy. *N Engl J Med.* 2011; 365(6): 493.
4. SMART Study Group. CD4+ count-guided interruption of antiretroviral treatment. *N Engl J Med.* 2006; 355(22): 2283.
5. SMART Study Group. Major clinical outcomes in antiretroviral therapy (ART)-naive participants and in those not receiving ART at baseline in the SMART study. *J Infect Dis.* 2008; 197(8): 1133.
6. Günthard HF, Aberg JA, Eron JJ, Hoy JF, Telenti A, Benson CA, Burger DM, Cahn P, Gallant JE, Glesby MJ, Reiss P, Saag MS, Thomas DL, Jacobsen DM, Volberding PA; International Antiviral Society-USA Panel. Antiretroviral treatment of adult HIV infection: 2014 recommendations of the International Antiviral Society-USA Panel. *JAMA.* 2014 Jul 23-30; 312(4): 410-25.

訳者コメント

この観察研究の後，ランダム化比較試験であるSTART（Strategic Timing of Antiretroviral Treatment）試験（*N Engl J Med* 2015；373：795-807）が行われ，CD4値が500/mm^{3}より高い患者を，すぐに治療する群と350/mm^{3}まで低下してから治療する群とに分け比較したところ，すぐに治療する群のほうがAIDS関連イベント，重症な非AIDS関連イベントと死亡に関してのエンドポイントが有意に少なく，中間解析の段階で試験は中止となった。これで，欧米の先進国では，CD4値にかかわらず，なるべく早く抗レトロウイルス薬による治療を開始すべきであるというコンセンサスができた。

SECTION 8

心臓病学

Cardiology

CRP 高値の健康な患者へのスタチン
JUPITER 試験

Statins in Healthy Patients with an Elevated C-Reactive Protein

Michael E. Hochman

高感度 C 反応性タンパク（C-reactive protein：CRP）が上昇している健康な患者のランダム化比較試験では，ほとんどの被験者が基準値範囲内の脂質値であったにもかかわらず，ロスバスタチンがメジャーな心血管疾患イベントを有意に減少させたことを示した。

— Ridker et al.[1]

研究課題：スタチンは，CRP が上昇しているが脂質値が正常な健康人に効果があるのだろうか[1]。

研究資金提供：AstraZeneca 社

研究開始：2003 年

研究発表：2008 年

研究実施場所：26 か国の 1,315 施設

研究対象：50 歳以上の男性と 60 歳以上の女性で，心血管疾患の既往がなく，低比重リポタンパク(low-density lipoprotein：LDL)値 130 mg/dL 未満，高感度 CRP 2.0 mg/L 以上。この試験にスクリーニングされた患者の CRP 中央値は 1.9 mg/L であった(すなわち，半数以上が試験参加基準の CRP 値よりも低い値を示していた)。

研究除外対象：中性脂肪 500 mg/dL 以上，脂質低下のための薬物療法中または服薬歴がある患者，アラニンアミノトランスフェラーゼ〔alanine aminotransferase：ALT (GPT)〕値・クレアチンキナーゼ値・クレアチニン値の上昇した患者，糖尿病もしくはコントロールされていない高血圧のある患者，試験参加前 5 年以内のがんの既往のある患者は除外された。4 週間の予備試験でプラセボ薬を 80％ 以上服用で

きなかった患者も，試験薬のコンプライアンスが悪いことが予想されるため除外された。

被験者数：17,802 人

研究概要：研究デザインの概要は，図 25.1 を参照。

```
       CRP上昇の健康人
              ↓
          ランダム化
         ↙        ↘
  ロスバスタチン20 mg   プラセボ
```

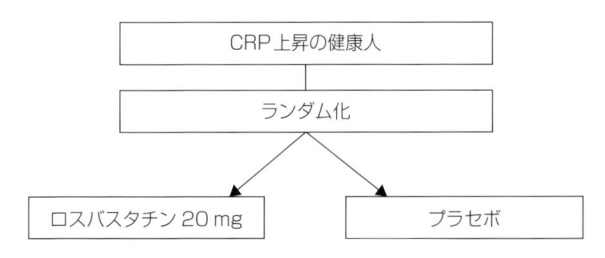

図 25.1　研究デザインの概要

介入内容：患者は毎日ロスバスタチン 20 mg またはプラセボを服用するようにランダムに割り付けられた。

経過観察：中央値 1.9 年

エンドポイント（評価項目）：

　一次アウトカム：非致死性心筋梗塞，非致死性脳卒中，不安定狭心症のため入院，動脈血行再建，心血管死
　二次アウトカム：全死亡

結果

- LDL の基礎値（ベースライン）の中央値は両群ともに 108 mg/dL であった。12 か月後，ロスバスタチン群の中央値は 55 mg/dL でプラセボ群の中央値は 110 mg/dL であった。
- CRP の基礎値の中央値はロスバスタチン群で 4.2 mg/L，プラセボ群で 4.3 mg/L であった。12 か月後，ロスバスタチン群の中央値は 2.2 mg/L でプラセボ群の中央値は 3.5 mg/L であった。
- 糖尿病の発症率は試験期間中，ロスバスタチン群のほうがプラセボ群よりもわずかに高かった（3.0% vs. 2.4%，$P = 0.01$）。
- ロスバスタチンはプラセボよりも心血管イベントを有意に減少させた（表 25.1 参照）。

表25.1 主要結果のまとめ[a]

アウトカム	ロスバスタチン群	プラセボ群	P 値
一次複合アウトカム	0.77	1.36	<0.00001
心筋梗塞	0.17	0.37	0.0002
脳卒中	0.18	0.34	0.002
死亡	1.00	1.25	0.02

[a] 事象率は100人-年であり,これは試験参加時間100年に起こるイベントの数である。たとえば,0.77イベント／100人-年とは,2年間の試験期間中に被験者50人に平均して0.77イベント発生したということである。

批判と制限事項：ロスバスタチンの絶対ベネフィットは小さかった。つまり,1つの心血管イベントを予防するのに95人の患者が2年間治療されなければならない。そのため,CRPが上昇している健康な人を対象にした場合,スタチンのベネフィットが,長期間投与による副作用のリスクを上回るかは議論の余地がある。

さらに,スタチンの適用をCRPで決定すべきかどうかもはっきりしない。CRP値が基準値範囲内にある患者も,上昇している患者と同じくらいスタチンによるベネフィットがある可能性がある。

関連研究と有用情報：
- ほかにも心血管疾患の既往のない患者におけるスタチンの効果を示唆する試験が存在する。しかしながら,そのような患者におけるスタチンの絶対ベネフィットはきわめて小さい[2,3]。
- 米国循環器学会(American College of Cardiology：ACC)／米国心臓協会(American Heart Association：AHA)のガイドラインは,既知の心血管疾患がなくてもLDL値が190 mg/dL以上かつ／または10年心血管疾患リスクの推定が7.5％以上の患者にスタチンを推奨している。ガイドラインでは心血管の既往がある患者,糖尿病の患者にもスタチンを推奨している[4]。
- 米国疾病管理予防センター(Centers for Disease Control and Prevention：CDC),AHAや他の団体においても,中等度の心血管リスクを有する患者(10年で10〜20％)でスタチンを使用すべきか検討するためにCRPの測定を考慮してもよいとしている[5]。しかし,米国予防医学専門委員会(United States Preventive Services Task Force：USPSTF)は心血管リスクを評価するためのCRP測定を推奨していない[6]。

要点と結果による影響：スタチン療法は,CRP値が上昇しており脂質値が基準値範囲内の健康な患者での心血管イベントを減少させたが,絶対ベネフィットは小さ

かった。この研究では，どの患者がスタチンを服用すべきかを決定するためにCRP測定が必要かどうかを評価していない。ガイドラインでは既知の心血管疾患がなくても，LDL値が190 mg/dL以上かつ／または10年心血管疾患リスクの推定が7.5％以上の患者にスタチンを推奨している。

臨床症例　CRPが上昇している健康な患者へのスタチン

症例病歴：

70歳の女性で高血圧の治療中かつ喫煙歴のある患者が定期健診のためにあなたの外来を受診した。彼女の総コレステロール値は180 mg/dL，高比重リポタンパク（high-density lipoprotein：HDL）値は48 mg/dL，LDL値は120 mg/dLであった。JUPITER試験の結果に基づくと，スタチンを開始すべきだろうか。

解答例：

JUPITER試験は，既知の心血管がなく，なおかつCRP 2.0 mg/L以上の患者でわずかであるがスタチン療法の有意な効果を示した。CRPが上昇している患者しか参加していないため，この症例のように，ほかの患者でスタチンがどのような有効性を示すのかは評価していない。

患者のCRPを計測することを検討してもよいかもしれない。しかしながら彼女の年齢とリスク因子を考えると，彼女の10年心血管疾患リスクの推定は約20％である。ACC／AHAのガイドラインによると，スタチン療法を開始してもよさそうである。しかしながら，スタチン療法の絶対ベネフィットはおそらく小さいだろうから，もし彼女が追加の薬を服用することを嫌がったら治療を延期することも合理的な判断である。

文献

1. Ridker PM et al. Rosuvastatin to prevent vascular events in men and women with elevated C-reactive protein. *N Engl J Med.* 2008; 359(21): 2195-2207.
2. Taylor F et al. Statins for the primary prevention of cardiovascular disease. *Cochrane Database Syst Rev.* 2013; 1: CD004816.
3. Ray KK et al. Statins and all-cause mortality in high-risk primary prevention: a meta-analysis of 11 randomized controlled trials involving 65,229 participants. *Arch Intern Med.* 2010; 170(12): 1024.
4. Stone NJ et al. 2013 ACC/AHA Guideline on the Treatment of Blood Cholesterol to Reduce Atherosclerotic Cardiovascular Risk in Adults: a report of the American College of Cardiology/American Heart Association Task Force on Practice Guidelines. *J Am Coll Cardiol.* 2014; 63: 2889-2934.
5. Pearson TA et al. Markers of inflammation and cardiovascular disease: application to clinical and public health practice: a statement for healthcare professionals from the Centers for Disease

Control and Prevention and the American Heart Association. *Circulation.* 2003; 107(3): 499.
6. US Preventive Services Task Force. Using nontraditional risk factors in coronary heart disease risk assessment: US Preventive Services Task Force recommendation statement. *Ann Intern Med.* 2009; 151(7): 474.

26 スカンジナビア・シンバスタチン・サバイバル研究(4S)

The Scandinavian Simvastatin Survival Study(4S)

William Butron

> 標準治療のみの患者に比較し，シンバスタチンは，冠動脈疾患をもつ患者の死亡リスクおよび罹患率の，非常に有意な低下をもたらした。
> ── Scandinavian Simvastatin Survival Study Group[1]

研究課題：冠動脈疾患(coronary heart disease：CHD)の既往と総コレステロール値上昇のある患者は，シンバスタチンによる長期治療が有用であろうか[1]。

研究資金提供：シンバスタチンの製薬会社である Merck Research Laboratories 社

研究開始：1988 年

研究発表：1994 年

研究実施場所：スカンジナビアの 94 医療機関

研究対象：心臓性胸痛あるいは急性心筋梗塞の既往と定義される CHD を伴う 35〜70 歳の成人で，8 週間の生活週間改善試験および 2 週間のプラセボ投与による試験導入期間後，血清コレステロール値が 5.5〜8.0 mmol/L(210〜310 mg/dL) にある患者

研究除外対象：血清トリグリセリドが 2.5 mmol/L(220 mg/dL) より高値の患者は除外した。また，研究薬剤が禁忌の患者，またはすでに研究薬剤を内服している患者も除外した。さらに，Prinzmetal 狭心症，循環動態上の影響が大きい心臓弁膜症，持続性心房細動(atrial fibrillation)，ジギタリス製剤，利尿薬，または血管拡張薬で治療が必要なうっ血性心不全(congestive heart failure：CHF)，あるいは過去 6 か月以内の心筋梗塞，といった循環器疾患をもつ患者もまた，除外対象となった。

被験者数：4,444 人

研究概要：研究デザインの概要は，図 26.1 を参照。

```
         CHD と血清コレステロール値の
              上昇を伴う患者
                    ↓
                ランダム化
                ↙     ↘
      シンバスタチン療法      プラセボ
```

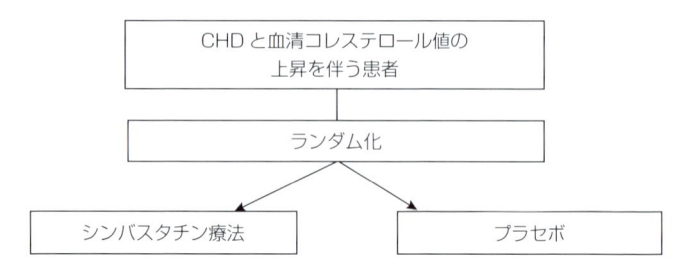

図 26.1　研究デザインの概要

介入内容：シンバスタチン群の患者は，シンバスタチン 20 mg/日で開始し，定期的な経過観察を受けた。そして，12 週と 6 か月の来院時に，シンバスタチン投与量の調整を受けた。血清コレステロール値に基づき，投与量は 40 mg まで増量，あるいは 10 mg まで減量可能とした。総コレステロール値の目標は，3.0 〜 5.2 mmol/L（115 〜 200 mg/dL）とした。コントロール群の患者には，プラセボをそれらしい量に調整して投与した。

経過観察：中央値 5.4 年

エンドポイント（評価項目）：
　一次アウトカム：総死亡率
　二次アウトカム：冠動脈死，非致死性心筋梗塞，または心電図で診断された無症候性心筋梗塞の 3 つで定義される冠動脈イベント，冠動脈血行再建術（冠動脈手術あるいは血管形成術），そして脳血管イベント

結果

- ベースラインの特徴は両群で類似しており，平均年齢は 59 歳，平均血清コレステロール値は 6.75 mmol/L（260 mg/dL），被験者の 82% は男性であった。
- 両群での研究薬剤に対するコンプライアンスは同様であった（シンバスタチン群 87% vs. プラセボ群 90%）。
- プラセボ群と比較し，シンバスタチン群の血清脂質の改善傾向はより大きく，シンバスタチン群の患者の 72% が，1 年で総コレステロール値の目標を達成した（表 26.1）。

- プラセボ群と比較し，総死亡率はシンバスタチン群でより低かった。この違いは，主に心血管死亡率の低下に起因していた(表26.2)。
- プラセボ群と比較し，シンバスタチン群ではすべてのタイプの動脈硬化性イベントの減少を認めた(表26.2)。
- 事前設定した層別解析では，シンバスタチンのベネフィットは女性に対し男性においてより顕著に認められた。

表26.1　血清脂質の変化

	シンバスタチン群	プラセボ群
総コレステロール値	−25%	+1%
低比重リポタンパク値	−35%	+1%
トリグリセリド値	−10%	+7%
高比重リポタンパク値	+8%	+1%

表26.2　主要結果のまとめ

	シンバスタチン群	プラセボ群	P値
総死亡率	8.2%	11.5%	0.0003
心血管死亡率	6.1%	9.3%	報告なし
非心血管死亡率	2.1%	2.2%	報告なし
主要冠動脈イベント	19.0%	28.0%	<0.00001
冠動脈手術あるいは血管形成術	11.3%	17.2%	報告なし
脳血管イベント	2.7%	4.3%	報告なし

批判と制限事項： 試験導入期間の際に，プラセボに対しコンプライアンスがよかった患者のみ，登録された。この過程により，コンプライアンス良好かつ意欲的な患者が選ばれた。実際の臨床現場では，スタチン療法に対する患者のコンプライアンスはもっと低いと思われ，そのためスタチン療法のベネフィットはより低いと思われる。

　アスピリンを内服している被験者の比率は，この集団で予想されるよりも低値であった(試験開始時に37％，経過観察終了時に55％)。より多くの被験者がアスピリン(アスピリンもまた心血管イベントの再発を予防する)を内服していた場合，プラセボに対するスタチン療法のベネフィットは，これほどはっきりしなかったかもしれない。

　加えて，被験者の80％近くに心筋梗塞の既往があり，そのため狭心症の既往はあるものの心筋梗塞はないという患者に対しては，本結果を一般化できない可能性

もある。

関連研究と有用情報：

- ほかのいくつかの試験でも，スタチン療法が心血管疾患をもつ患者の全死亡率，および心血管死亡率を下げるのに有効であることが示されている[2]。
- 心血管疾患の一次予防に対しても，スタチンは有効であることが示されている。ただし，一次予防に対しての絶対的なベネフィットは小さかった（第25章，JUPITER試験を参照）[3,4,5]。
- 米国循環器学会（American College of Cardiology：ACC）／米国心臓協会（American Heart Association：AHA）から出ているガイドラインでは，以下の4つの高リスク群でスタチン療法を開始することを推奨している。(1) 動脈硬化性心血管疾患と診断された患者，(2) 低比重リポタンパク（low density lipoprotein：LDL）値≧190 mg/dLに上昇した患者，(3) 糖尿病があり，かつLDL値≧70 mg/dLの患者，(4) 計算に基づく動脈硬化性心血管イベントの10年リスクが＞7.5％，かつLDL値≧70 mg/dLの患者[6]

要点と結果による影響：動脈硬化性心血管疾患をもち，さらに総コレステロール値の高い患者に対し，スタチンの使用が罹患率および死亡率に対し明らかなベネフィットをもたらすことを，4S研究は証明した。現在，心血管疾患と診断されたすべての患者に対して，スタチン投与が推奨されている。

臨床症例　CHDをもつ患者に対する，スタチン療法のインパクト

症例病歴：

2回の心筋梗塞の既往がある65歳の男性が，ルーチン検査のため来院した。患者に心血管症状はなく，アスピリンと降圧薬を服用している。患者がスタチンを服用していないことに気づき，あなたは驚いた。患者の絶食時脂質パネルでは，総コレステロール値が160 mg/dLで，LDL値が90 mg/dLであった。この患者に対し，あなたはスタチンを開始するだろうか。

解答例：

4S研究は，心血管疾患と脂質レベルが高い患者に対するスタチン療法のベネフィットを指し示した。この患者は，心血管疾患と診断されているが，患者の脂質レベルは高くはない。それでも，他の研究で示された心血管二次予防に対するスタチンのベネフィットに関する証拠は強固であり，ACCとAHAは現在，脂質レベルに関係なく，心血管疾患と診断されたすべての患者に対してスタチン療法を開始することを推奨している。このため，本患者に対しても，スタチン療法の開始を勧めることは適切であろう。

文献

1. Randomised trial of cholesterol lowering in 4,444 patients with coronary heart disease: the Scandinavian Simvastatin Survival Study (4S). *Lancet.* 1994; 344: 1383.
2. Wilt TJ et al. Effectiveness of statin therapy in adults with coronary heart disease. *Arch Intern Med.* 2004; 164(13): 1427.
3. Ridker PM et al. Rosuvastatin to prevent vascular events in men and women with elevated C-reactive protein. *N Engl J Med.* 2008; 359(21): 2195-2207.
4. Taylor F et al. Statins for the primary prevention of cardiovascular disease. *Cochrane Database Syst Rev.* 2013; 1(1): CD004816. doi:10.1002/14651858. CD14004816.pub14651855.
5. Ray KK et al. Statins and all-cause mortality in high-risk primary prevention: a meta-analysis of 11 randomized controlled trials involving 65,229 participants. *Arch Intern Med.* 2010; 170(12): 1024.
6. Goff DC Jr et al. 2013 ACC/AHA guideline on the assessment of cardiovascular risk: a report of the American College of Cardiology/American Heart Association Task Force on Practice Guidelines. *Circulation.* 2014; 129(25 Suppl 2): S49-73.

高血圧の第1選択薬

27 ALLHAT 試験

Choosing First-Line Therapy for Hypertension

Michael E. Hochman

> ALLHAT 試験の結果からいえることは，高血圧の薬物療法にはまずサイアザイド系利尿薬を考えねばならないということだ。降圧効果，イベント数の減少，忍容性などたいへん素晴らしく，何といっても低価格である。
> —— The ALLHAT Investigators[1]

研究課題：高血圧の第1選択薬は何か。サイアザイド系利尿薬か，もしくは他の新しい降圧薬か[1]。

研究資金提供：米国国立心肺血液研究所(National Heart, Lung, and Blood Institute：NHLBI)

研究開始：1994 年

研究発表：2002 年

研究実施場所：米国，カナダ，プエルトリコ，米領バージン諸島にある約600の一般内科と専門科クリニック

研究対象：55歳以上のステージ1か2の高血圧で，心血管リスク因子〔心筋梗塞か脳卒中の既往，左室肥大，2型糖尿病，現在喫煙している，高比重リポタンパク(high-density lipoprotein：HDL)値 35 mg/dL 未満，動脈硬化〕が最低1つ以上ある者

研究除外対象：症候性心不全の既往のある患者，駆出率35％未満の患者，血清クレアチニン値 2 mg/dL 以上の患者

被験者数：33,357 人(最初に 42,000 人以上の患者が登録されたが，ドキサゾシンが他の研究対象薬よりも劣っていることがわかった時点で，ドキサゾシン投与群の試験が早期中断された)

研究概要：ALLHAT 試験デザインの概要は，図 27.1 を参照。

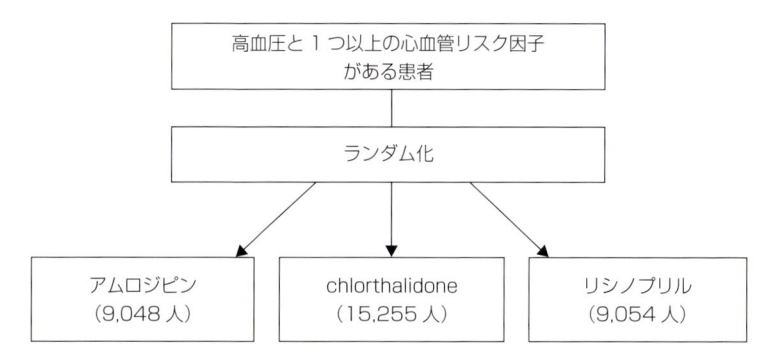

```
        ┌─────────────────────────┐
        │高血圧と1つ以上の心血管リスク因子│
        │     がある患者              │
        └─────────────────────────┘
                    │
                    ▼
              ┌──────────┐
              │ ランダム化 │
              └──────────┘
              ╱     │     ╲
             ▼      ▼      ▼
    ┌──────────┐ ┌──────────────┐ ┌──────────┐
    │ アムロジピン│ │ chlorthalidone│ │ リシノプリル│
    │ (9,048人) │ │ (15,255人)   │ │ (9,054人) │
    └──────────┘ └──────────────┘ └──────────┘
```

図 27.1　研究デザインの概要

- chlorthalidone に多くの人数が割り付けられたのは，この薬が属するクラス（サイアザイド系利尿薬）が当時の高血圧の第1選択薬として確立していたからである。chlorthalidone に多くの患者が割り付けられたことで，他の薬剤との差を見いだすための統計学的検出力を高めた。

介入内容：患者を二重盲検法で，サイアザイド系利尿薬（chlorthalidone，初回 12.5 mg で最大 25 mg），カルシウム拮抗薬（アムロジピン，初回 2.5 mg で最大 10 mg），アンジオテンシン変換酵素（angiotensin-converting enzyme：ACE）阻害薬（リシノプリル，初回 10 mg で最大 40 mg）のいずれかにランダム化した。

　ランダム化後は，それまで服用していた降圧薬をすべて中止し，すぐに割り付けられた薬の服用を開始した。すべての患者において血圧目標値は 140/90 mmHg 未満で，この目標値を達成できるように服薬量は調整した。

　割り付けられた治療薬で血圧目標値が達成できない場合は，非盲検でさらに薬剤を追加した（これらはすべての群に同様に投与した）。

経過観察：平均 4.9 年

エンドポイント（評価項目）：
　一次アウトカム：致死性冠動脈心疾患と非致死性心筋梗塞の複合エンドポイント
　二次アウトカム：心不全，脳卒中，全死亡

結果

- 5 年後，chlorthalidone 群は 68.2％が血圧目標値を達成し，対してアムロジピン

群は 66.3％（$P = 0.09$），リシノプリル群は 61.2％（$P < 0.001$）であった。
- chlorthalidone は心血管疾患を予防するのにアムロジピンやリシノプリルと比べて同等の有効性，さらにいくつかの因子ではより優れていたことを示した（表 27.1 参照）。

表 27.1 主要結果のまとめ[a]

アウトカム	chlorthalidone	アムロジピン	リシノプリル	P 値[b]
心不全	7.7％	10.2％	8.7％	<0.001, <0.001
脳卒中	5.6％	5.4％	6.3％	0.28, 0.02
全死亡	17.3％	16.8％	17.2％	0.20, 0.90
致死性冠動脈心疾患と非致死性心筋梗塞	11.5％	11.3％	11.4％	0.65, 0.81

[a] 事象率は 100 人あたりの 6 年間のイベント。
[b] chlorthalidone vs. アムロジピン，chlorthalidone vs. リシノプリル。

批判と制限事項：すべての ALLHAT 試験の研究者は，サイアザイド系利尿薬としていちばん研究されている chlorthalidone を選択したが，米国ではこれより効果の弱いヒドロクロロチアジドがより一般的に使用されている。ALLHAT 試験の結果はヒドロクロロチアジドには当てはまらないかもしれない。

関連研究と有用情報：
- ALLHAT 試験開始当初に含まれていたドキサゾシン群は，chlorthalidone がドキサゾシンと比べて心血管イベントを有意に減少させることを示した初期データが出た後で中止された[2]。
- ACCOMPLISH（Avoiding Cardiovascular events through Combination Therapy in Patients Living with Systolic Hypertension）試験は，ヒドロクロロチアジドとアムロジピン（両方ともベナゼプリルとの併用）を心血管疾患の高リスクである高血圧患者で比較検討した結果，アムロジピンの優位性を示した[3]。多くの専門家は，ALLHAT 試験と ACCOMPLISH 試験の違いは ALLHAT 試験が chlorthalidone を使用し，ACCOMPLISH 試験ではヒドロクロロチアジドを使用したことによるものだと考えている。さらに，ACCOMPLISH 試験で使用されたヒドロクロロチアジドの投与量（12.5 〜 25 mg）が推奨量よりも少ないのではないかと疑問視する専門家もいる。
- 2014 年のエビデンスに基づいた成人における高血圧治療のガイドラインでは第 1 選択薬を次のように推奨している。ACE 阻害薬，アンジオテンシン受容体拮抗

薬（angiotensin receptor blocker：ARB），カルシウム拮抗薬もしくはサイアザイド系利尿薬。またガイドラインでは，アフリカ系米国人に対してはカルシウム拮抗薬もしくはサイアザイド系利尿薬の使用を推奨している。ALLHAT試験ではいくつかのアウトカムでサイアザイド系利尿薬がカルシウム拮抗薬やACE阻害薬よりも効果が高かったが，ガイドラインではすべての死亡率や冠動脈疾患に関するアウトカムがほぼ同じであったことを引用して，先に挙げた降圧薬ならば第1選択薬としてどれも妥当であると結論づけている[4]。

要点と結果による影響：ALLHAT試験は，安価であるサイアザイド系利尿薬のchlorthalidoneが，高血圧の高リスクな患者に対して降圧薬の第1選択薬としてアムロジピンやリシノプリルと同等の有効性があることを示した。サイアザイド系利尿薬は依然として高血圧の第1選択薬として推奨されている。

臨床症例　高血圧に対する第1選択薬の決定

症例病歴：
　60歳の男性で糖尿病を治療中の患者が，血圧を何回か計測して平均162/94 mmHgであったため高血圧と診断された。全くの無症状であり，調子はよいという。ルーチンの検査は中等度のタンパク尿を除いて基準値範囲内である。
　ALLHAT試験の結果に基づくと，この患者はどのように治療すべきだろうか。

解答例：
　ALLHAT試験ではサイアザイド系利尿薬（chlorthalidone）が，高リスクを有する高血圧患者において他の第1選択薬と同等の有効性があることを示した。そのため，サイアザイド系利尿薬は高血圧の第1選択薬として推奨されている降圧薬の1つである。
　この症例の患者は糖尿病性腎症（タンパク尿のため）がある。このような患者では，ほとんどの専門家が降圧薬としてACE阻害薬もしくはARBを第1選択薬として推奨するだろう。なおかつ，この患者はステージ2の高血圧（収縮期血圧160 mmHg以上，または拡張期血圧100 mmHg以上）であり，初期治療として複数の薬剤を組み合わせなければならないかもしれない。（多くの専門家がサイアザイド系利尿薬として最も推奨している）chlorthalidoneは2剤目としてよい選択肢であろう。

文献

1. ALLHAT Officers and Coordinators for the ALLHAT Collaborative Research Group. Major outcomes in high-risk hypertensive patients randomized to angiotensin-converting enzyme inhibitor or calcium channel blocker vs. diuretic: the antihypertensive and lipid-lowering

treatment to prevent heart attack trial (ALLHAT). *JAMA*. 2002; 288(23): 2981-2997.
2. The ALLHAT Officers and Coordinators for the ALLHAT Collaborative Research Group. Major cardiovascular events in hypertensive patients randomized to doxazosin vs. chlorthalidone: the antihypertensive and lipid-lowering treatment to prevent heart attack trial (ALLHAT). *JAMA*. 2000; 283: 1967-1975.
3. Jamerson K et al. Benazepril plus amlodipine or hydrochlorothiazide for hypertension in high-risk patients. *N Engl J Med*. 2008; 359(23): 2417-2428.
4. James PA et al. 2014 evidence-based guideline for the management of high blood pressure in adults: report from the panel members appointed to the Eighth Joint National Committee (JNC 8). *JAMA*. 2014 Feb 5; 311(5): 507-520.

心房細動のレートコントロール vs. リズムコントロール

AFFIRM 試験

Rate Control versus Rhythm Control for Atrial Fibrillation

Michael E. Hochman

> 心房細動と心血管リスク因子がある高齢者では,洞調律に戻し維持する方針は,心室拍数をコントロールする方針と比べて明らかなベネフィットはなかった。
> —— The AFFIRM Investigators[1]

研究課題:心房細動の患者はレートコントロール(心拍数調節)すべきか,リズムコントロール(洞調律維持)すべきか[1]。

研究資金提供:米国国立心肺血液研究所(National Heart, Lung, and Blood Institute:NHLBI)

研究開始:1997 年

研究発表:2002 年

研究実施場所:米国とカナダの 200 施設

研究対象:心房細動がある成人で,65 歳以上か,心房細動以外の脳卒中リスク因子がある患者。さらに,再発性の心房細動で長期間の治療が必要な患者のみ参加した。

研究除外対象:抗凝固療法が禁忌の患者

被験者数:4,060 人

研究概要：AFFIRM 試験デザインの概要は，図 28.1 を参照。

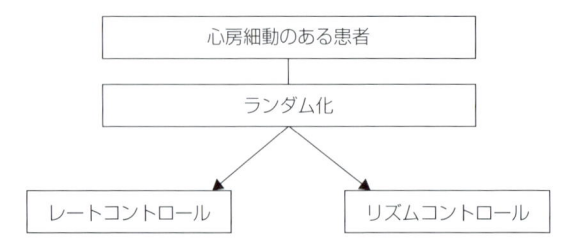

図 28.1 研究デザインの概要

介入内容：リズムコントロール群の患者は抗不整脈薬（多くはアミオダロンまたはソタロール）を担当医の判断で投与した。医師は必要に応じて除細動を行うことも可能だった。ワルファリンによる抗凝固も推奨されたが，患者が少なくとも4週間以上（12週間が望ましい）連続して洞調律を保てた場合は医師の判断により中止できた。

レートコントロール群の患者はβ遮断薬，カルシウム拮抗薬もしくはジゴキシンを担当医の判断で投与した。心拍数の目標値は安静時で80拍/分以下，6分間歩行テスト時で110拍/分以下であった。すべてのレートコントロール群の患者は抗凝固薬としてワルファリンを服用した。

経過観察：平均 3.5 年

エンドポイント（評価項目）：
一次アウトカム：全死亡
二次アウトカム：死亡，後遺症が残る脳卒中，後遺症が残る無酸素性脳症，大出血，心停止と入院

結果

- レートコントロール群における5年後の受診では，34.6%が洞調律で，80%以上が適切な心拍数を維持していた。
- リズムコントロール群における5年後の受診では，62.6%の患者が洞調律であった。
- 5年後にレートコントロール群の14.9%の患者がリズムコントロール群に転向した。その主な理由は動悸や心不全などの症状であった。
- 5年後にリズムコントロール群の37.5%の患者がレートコントロール群に転向した。主な理由は洞調律を維持できなかったことや薬に対する忍容性の問題であっ

- 研究期間を通じて，レートコントロール群の85％以上の患者がワルファリンを服用していたのに対して，リズムコントロール群では70％程度であった。両群ともに治療量のワルファリンを服用していない患者に脳卒中が起こった。
- レートコントロール群のほうがリズムコントロール群よりも入院数が少なかった。また有意差は出ていないが，死亡率が低い傾向がみられた（表28.1 参照）。

表28.1　主要結果のまとめ

アウトカム	レートコントロール群	リズムコントロール群	P値
全死亡	25.9%	26.7%	0.08
死亡，後遺症が残る脳卒中，後遺症が残る無酸素性脳症，大出血，心停止の複合アウトカム	32.7%	32.0%	0.33
入院	73.0%	80.1%	<0.001

批判と制限事項：この試験は，心血管リスク因子がない若い患者，特にそのようななかで発作性心房細動がある者を含まなかったため，このような患者には結果を適用できないかもしれない。

さらに，この研究の半数の患者は，症状がある心房細動が1か月あたり1回未満しかなかった。もっと頻繁に，もしくは持続して症状がある心房細動の患者ではリズムコントロールによるベネフィットがある可能性もある。

関連研究と有用情報：

- 他の心房細動患者におけるレートコントロールとリズムコントロールを比較した小規模なランダム化比較試験では，AFFIRM試験と同様の結論を得ている[2-5]。
- 心房細動と心不全の患者におけるレートコントロールとリズムコントロールを比較した試験でも，リズムコントロールのベネフィットを示すことができなかった[6,7]。
- 最近の観察研究では，リズムコントロールのほうがレートコントロールよりも低い長期的死亡率を示している[8]。ただし，これはランダム化試験ではないため，この研究で結論づけることはできない。これによって現在の臨床的方針を変えるべきではない[9]。
- ガイドラインでは，発作性，持続性，永続性心房細動のある高齢患者に対してレートコントロールが初期方針として好ましいと推奨している。しかし，レートコントロール治療によっても症状のある患者，症状のある若い患者にはリズムコントロールを選択してもよい[10]。

要点と結果による影響：心房細動を有する高リスクの患者では，レートコントロールの方針の有効性は，リズムコントロールとほぼ変わらない。リズムコントロールをしたからといって抗凝固が不要になるわけではない。レートコントロールに使用する薬剤はリズムコントロールで使用するものよりも一般に安全性が高いため，心房細動を有する高リスク患者の治療にはレートコントロールが推奨される。この結果は AFFIRM 試験に含まれなかった心血管リスク因子をもたない若い患者には，必ずしも当てはめることはできない。

臨床症例　心房細動のレートコントロール vs. リズムコントロール

症例病歴：

75 歳の女性で糖尿病と高血圧を治療中。定期健診で約 120 拍/分の不整脈を指摘された。胸痛や呼吸困難などの心配な症状はない。心電図により心房細動と診断された。

AFFIRM 試験の結果に基づくと，この患者はどのように治療すべきか。

解答例：

AFFIRM 試験では，心房細動の治療方針としてレートコントロールとリズムコントロールはほぼ同様の有効性があることが示された。レートコントロールで使用する薬剤のほうがリズムコントロールで使用するものよりも安全なので，レートコントロールが通常の治療方針として推奨される。

この症例は AFFIRM 試験に含まれる典型的な患者である。したがって，彼女はまずレートコントロールで治療すべきである（第 1 選択薬として β 遮断薬が一般的である）。レートコントロールで患者の心拍数がコントロールされない，もしくは不快な症状が改善されないなどのまれな状況下では，リズムコントロールを考慮してもよい。さらにこの患者は，脳卒中のリスクを下げるために抗凝固薬を服用すべきである。

文献

1. The AFFIRM Investigators. A comparison of rate control and rhythm control in patients with atrial fibrillation. *N Engl J Med.* 2002; 347(23): 1825-1833.
2. Van Gelder IC et al. A comparison of rate control and rhythm control in patients with recurrent persistent atrial fibrillation. *N Engl J Med.* 2002; 347(23): 1834-1840.
3. Hohnloser SH et al. Rhythm or rate control in atrial fibrillation: Pharmacological Intervention in Atrial Fibrillation (PIAF); a randomised trial. *Lancet.* 2000; 356(9244): 1789-1794.
4. Carlsson J et al. Randomized trial of rate-control vs. rhythm-control in persistent atrial fibrillation: the Strategies of Treatment of Atrial Fibrillation (STAF) study. *J Am Coll Cardiol.* 2003; 41(10): 1690-1696.
5. Opolski G et al. Rate control vs rhythm control in patients with nonvalvular persistent atrial

fibrillation: the results of the Polish How to Treat Chronic Atrial Fibrillation (HOT CAFE) Study. *Chest.* 2004; 126(2): 476-486.
6. Roy D et al. Rhythm control vs. rate control for atrial fibrillation and heart failure. *N Engl J Med.* 2008; 358(25): 2667-2677.
7. Kober L et al. Increased mortality after dronedarone therapy for severe heart failure. *N Engl J Med.* 2008; 358(25): 2678-2687.
8. Ionescu-Ittu R et al. Comparative effectiveness of rhythm control vs. rate control drug treatment effect on mortality in patients with atrial fibrillation. *Arch Intern Med.* 2012; 172(13): 997.
9. Dewland TA, Marcus GM. Rate vs. rhythm control in atrial fibrillation: can observational data trump randomized trial results? *Arch Intern Med.* 2012; 172(13): 983.
10. January CT et al. 2014 AHA/ACC/HRS Guideline for the Management of Patients with Atrial Fibrillation: executive summary: a report of the American College of Cardiology/American Heart Association Task Force on Practice Guidelines and the Heart Rhythm Society. *Circulation.* 2014 Apr 10. [Epub ahead of print].

29 安定冠動脈疾患の初期治療
COURAGE 試験

Initial Treatment of Stable Coronary Artery Disease

Michael E. Hochman

> 我々の研究は，安定冠動脈疾患において強力かつ多面的な薬物治療を開始すれば，広範囲多枝病変で誘発性虚血であったとしても，経皮的冠動脈インターベンション（percutaneous coronary intervention：PCI）を安全に保留できることを示した。
>
> —— Boden et al.[1]

研究課題：安定冠動脈疾患の患者の初期治療として薬物療法と PCI のどちらがよいか[1]。

研究資金提供：米国退役軍人省（Department of Veterans Affairs），カナダ保健研究所（Canadian Institutes of Health Research）

研究開始：1999 年

研究発表：2007 年

研究実施場所：米国とカナダの 50 施設

研究対象：次のいずれかに当てはまる安定冠動脈疾患の成人患者：少なくとも 1 つ以上の近位冠動脈が 70％以上狭窄しており，心電図もしくは負荷試験で客観的な虚血の証拠が認められる患者。または，近位冠動脈が 80％以上狭窄しており，典型的な狭心症の症状を有する患者。多枝病変の患者も試験に含まれた。

研究除外対象：クラスIVの狭心症の患者，負荷試験が明らかに陽性である患者（すなわち，負荷試験において Bruce プロトコルのステージ I で著しい ST 低下や低血圧を呈する），治療抵抗性心不全，駆出率 30％以下，冠動脈の解剖学的構造により PCI ができない患者

被験者数：2,287 人

研究概要：COURAGE 試験デザインの概要は，**図 29.1** を参照。

```
         安定冠動脈疾患の患者
                │
            ランダム化
            ╱       ╲
        薬物療法    PCI＋薬物療法
```

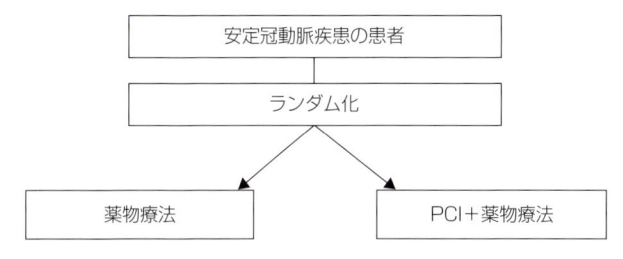

図 29.1　研究デザインの概要

介入内容：薬物療法群に割り付けられた患者には，アスピリン（アスピリンにアレルギーがある場合にはクロピドグレル），リシノプリルまたはロサルタン，抗虚血薬（メトプロロール，アムロジピン，一硝酸イソソルビドをそれぞれ単剤または併用）を投与した。さらに，低比重リポタンパク（low-density lipoprotein：LDL）60 〜 85 mg/dL，高比重リポタンパク（high-density lipoprotein：HDL）40 mg/dL 以上，中性脂肪 150 mg/dL 以下を目標としてシンバスタチンを単剤またはエゼチミブとの組み合わせで投与した。

　PCI 群に割り付けられた患者には，目標治療病変の PCI を行い，臨床的に適切な再灌流を追加した。また，薬物療法群と同様にアスピリンとクロピドグレル，抗虚血薬，降圧薬の投与と，脂質の治療と管理をした。

経過観察：中央値 4.6 年

エンドポイント（評価項目）：
　一次アウトカム：全死亡と非致死性心筋梗塞の複合アウトカム
　二次アウトカム：狭心症の症状コントロールと生活の質（QOL）[2]

結果

- PCI 群の 88％が無事ステント治療に成功した。
- 両群とも 70％の患者が LDL 85 mg/dL 以下を達成したが，収縮期血圧 130 mmHg 以下を達成したのは 65％にとどまった。
- 薬物療法群と PCI 群では同程度の死亡または心筋梗塞がみられた（**表 29.1** 参照）。
- 最初は PCI 群の患者のほうが，わずかだが有意に狭心症の症状と QOL の改善が優れていた。しかしながら，この試験が終わる頃にはこれらの差はみられなくなっていた。

表 29.1　主要結果のまとめ[a]

アウトカム	薬物療法群	PCI 群	P 値
死亡または非致死性心筋梗塞	18.5%	19.0%	0.62
急性冠症候群による入院	11.8%	12.4%	0.56
追加の再灌流が必要[b]	32.6%	21.1%	<0.001

[a] 推測 4.6 年累積発生率。
[b] 薬物療法群では PCI や冠動脈バイパス術が必要となる場合，PCI 群ではこれらの手技が再び必要になる場合。

批判と制限事項： 現在では一般的に使用されている薬剤溶出性ステント (drug-eluting stent：DES) が，PCI 群に割り付けられた患者には試験終了の 6 か月前まで使用されなかった。専門家のなかには，COURAGE 試験は薬剤溶出性ステントを使用して再試験すべきであると主張している者もいる〔ただし，薬剤溶出性ステントのほうが金属ステント (bare metal stent：BMS) よりもアウトカムがよいかは不明である〕。

関連研究と有用情報：

- PCI と薬物療法を比較したほかの研究でも，COURAGE 試験と同様の結論を得ている[3,4,5]。
- BARI-2D (Bypass Angioplasty Revascularization Investigation 2 Diabetes) 試験は，糖尿病患者での薬物療法と血行再建術 (PCI を受けるか冠動脈バイパス術を受けるかは医師の判断に委ねられた) を比較し，同様の結果を得ているが，サブグループ解析によると冠動脈バイパス術を受けた患者で最もよいアウトカムを得ることができた[6]。
- STICH (Surgical Treatment for Ischemic Heart Failure) 試験は，冠動脈疾患で駆出率が 35% 以下の患者での冠動脈バイパス術と薬物療法を比較した試験であり，両者とも同様の死亡率であった[7]。
- 高リスクの冠動脈疾患 (左冠動脈主幹部が 50% 以上の狭窄，重度の三枝病変，左前下行枝の近位病変など) がある場合には，冠動脈バイパス術を選択したほうがよい可能性が高い[8]。
- 最初にステントを用いた血行再建術を行ったほうがベネフィットのある冠動脈疾患の患者もなかにはいるだろう。最近出た研究では，冠血流予備量比 (fractional flow reserve：FFR) を用いて重度の狭窄が認められた患者群において，薬物療法よりも PCI のほうが優れていることを示した[9]。ただし，この結果はさらなる検討がされなければならない[10]。

- COURAGE試験とほかの研究の結果から，主要なガイドラインは高リスクの基準を満たす患者を除いた安定狭心症のほとんどの患者において初期薬物療法を推奨している。また薬物療法にもかかわらず，厄介な症状が出た場合に備えてPCIという選択肢を残しておくことを推奨している[11]。
- COURAGE試験の結果や上記のガイドラインを踏まえても，米国の多くの安定冠動脈疾患の患者はPCIを受ける前に適切な薬物療法による治療の試みがなされていなかった[12]。

要点と結果による影響：安定冠動脈疾患（多枝病変を含む）のほとんどの患者において，薬物療法とPCIでは同様のアウトカムであった。ほとんどの患者には安定冠動脈疾患の初期治療としては薬物療法が適切であり，望ましいのであろう。ただし，薬物療法を受けた患者の多くが，薬物療法不応性の症状に対して最終的にはPCIを受ける必要が生じる可能性もある。特定の高リスク患者，たとえば負荷試験が明らかに陽性である患者や重度の症状がある患者などは，初期治療としてPCIのほうがよいだろう。

臨床症例　安定冠動脈疾患の初期治療

症例病歴：

62歳の男性が負荷試験の結果を聞くためにあなたの外来を受診した。1年ほど前から階段を上るときや上り坂で胸骨下の痛みを感じていた。痛みは安静にすると消失した。低用量アスピリン以外には薬を服用していない。

負荷試験では6分間，7 METsの運動をすることができた。最大心拍数は148拍/分であった。負荷試験の終盤で，いつも感じる胸骨下の痛みが出現した。このときに心電図では側壁におけるST低下が認められた。心臓核医学検査を用いた負荷試験では左冠動脈回旋枝における可逆性の虚血を認めた。また，心機能も若干低下していた（駆出率45～50%）。

あなたはこの患者に安定冠動脈疾患があることを説明した。COURAGE試験の結果に基づき，どのようにこの患者を治療すべきだろうか。

解答例：

COURAGE試験では安定冠動脈疾患のほとんどの患者の初期治療として薬物療法が適切であり，望ましいことが示された。

この症例の患者は，COURAGE試験に参加した典型的な患者と同様である。すぐに血行再建術を受けなければならないような高リスク因子は1つもない。そのため，この患者は薬物療法がよい適応となる。適切な薬物療法で治療を受けたにもかかわらず症状が悪化した場合は，血行再建術が将来必要な可能性もあるが，現時点では血行再建は必要ないだろう。

文献

1. Boden WE et al. Optimal medical therapy with or without PCI for stable coronary disease. *N Engl J Med.* 2007; 356(15): 1503-1516.
2. Weintraub WS et al. Effect of PCI on quality of life in patients with stable coronary disease. *N Engl J Med.* 2008; 358: 677.
3. Tirkalinos TA et al. Percutaneous coronary interventions for non-acute coronary artery disease: a quantitative 20-year synopsis and a network meta-analysis. *Lancet.* 2009; 373(9667): 911.
4. Stergiopoulos K, Brown DL. Initial coronary stent implantation with medical therapy vs. medical therapy alone for stable coronary artery disease: meta-analysis of randomized controlled trials. *Arch Intern Med.* 2012; 172(2): 312-319.
5. Bangalore S, Pursnani S, Kumar S, Bagos PG. Percutaneous coronary intervention versus optimal medical therapy for prevention of spontaneous myocardial infarction in subjects with stable ischemic heart disease. *Circulation.* 2013; 127(7): 769.
6. BARI 2D Study Group. A randomized trial of therapies for type 2 diabetes and coronary artery disease. *N Engl J Med.* 2009; 360(24): 2503-2515.
7. Velazquez EJ et al. Coronary-artery bypass surgery in patients with left ventricular dysfunction. *N Engl J Med.* 2011; 364: 1607-1616.
8. Hillis LD et al. 2011 ACCF/AHA Guideline for Coronary Artery Bypass Graft Surgery: executive summary: a report of the American College of Cardiology Foundation/American Heart Association Task Force on Practice Guidelines. *Circulation.* 2011; 124(23): 2610.
9. De Bruyne B et al. Fractional flow reserve-guided PCI versus medical therapy in stable coronary disease. *N Engl J Med.* 2012; 367(11): 991.
10. Boden WE. Which is more enduring—FAME or COURAGE? *N Engl J Med.* 2012; 367: 11,1059-1061.
11. Levine GN et al. 2011 ACCF/AHA/SCAI Guideline for Percutaneous Coronary Intervention: executive summary: a report of the American College of Cardiology Foundation/American Heart Association Task Force on Practice Guidelines and the Society for Cardiovascular Angiography and Interventions. *Circulation.* 2011; 124(23): 2574.
12. Boden WB et al. Patterns and intensity of medical therapy in patients undergoing percutaneous coronary intervention. *JAMA.* 2011; 305(18): 1882-1889.

30. 不安定狭心症や非 ST 上昇型心筋梗塞に対する早期侵襲的 vs. 保存的治療
RITA 3 試験

Early Invasive versus Conservative Management for Unstable Angina or Non-ST-Elevation Myocardial Infarction

Lavanya Kondapalli

不安定狭心症(unstable angina：UA)や非 ST 上昇型心筋梗塞(non-ST-elevation myocardial infarction：NSTEMI)をもつ中等度リスクの患者に対する，インターベンションを用いた治療戦略は，虚血発症後の血行再建術(ischemia-provoked revascularization)よりも好ましい。

―― The RITA 3 Investigators[1]

研究課題：もし適切であれば，UA や NSTEMI の患者に対する早期の血管造影法を用いた侵襲的治療，そしてそれに続く血行再建術は有効であろうか[1]。

研究資金提供：Aventis Pharma 社から寄付を受けている英国心臓基金(British Heart Foundation)

研究開始：1997 年

研究発表：2002 年

研究実施場所：イングランドおよびスコットランドの 45 病院

研究対象：「安静時の心臓性胸痛疑い」と少なくとも 1 つ，冠動脈疾患を疑わせる追加の所見：(1) 虚血の所見を示す心電図，(2) 過去の心筋梗塞を疑わせる異常 Q 波，(3) 以前の血管造影上で冠動脈疾患，をもつ患者

研究除外対象：心筋梗塞と考えられ，早期の侵襲的管理がはじめから適応となる患者，新たな Q 波，基準値上限の 2 倍以上のクレアチンキナーゼ(creatinine kinase：CK)値やCK-MB値，過去30日以内に発症した心筋梗塞をもつ患者，あるいは過去12か月以内に経皮的冠動脈インターベンション(percutaneous coronary intervention：PCI)を施行された患者は，それぞれ除外された。

被験者数：1,810人

研究概要：RITA 3試験デザインの概要は，図30.1を参照。

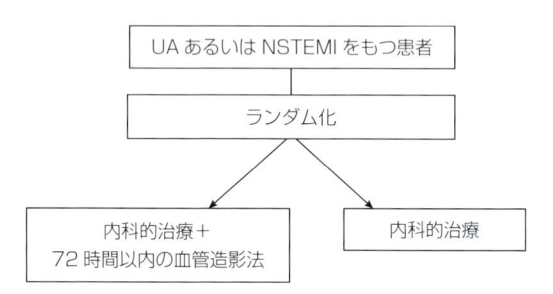

```
         UA あるいは NSTEMI をもつ患者
                    │
                 ランダム化
                 ／      ＼
        内科的治療＋       内科的治療
     72時間以内の血管造影法
```

図30.1　研究デザインの概要

介入内容：最適な内科的治療群の患者には，β遮断薬を含めた抗狭心病薬を，禁忌でない場合に担当医の裁量で投与した。アスピリン，エノキサパリン，そして他の抗血栓症薬(グリコプロテインⅡb/Ⅲa阻害薬も含む)もまた，担当医の裁量で投与されている。これらの治療にもかかわらず，重度の狭心症症状が続く患者，あるいは抗狭心病薬から離脱できない患者に対しては，冠動脈血管造影法を施行しうるものとした。

　侵襲的治療群の患者には，上で述べた最適な内科的治療と，さらに「ランダム化後できるだけ早く，理想的には72時間以内の」冠動脈血管造影法が行われた。血管造影法の結果に基づき，担当医は血行再建術が適応となるかどうか，もしなるのならば，PCIと冠動脈バイパス(coronary artery bypass grafting：CABG)のどちらを用いるべきかを，それぞれ決定した。可能な限り，血行再建は最初の入院期間に施行された。

経過観察：中央値2年

エンドポイント(評価項目)：

　一次エンドポイント：4か月での死亡率，非致死性心筋梗塞や治療抵抗性狭心症の発症率の組み合わせ，そして1年での死亡率，非致死性心筋梗塞の発症率の組み合わせ。治療抵抗性狭心症は，血行再建術を必要とした入院期間中の胸痛，あるいは虚血性胸痛での再入院と定義した。

結果

- 侵襲的治療群では，血管造影法により，78%の患者が少なくとも1本の狭窄血管をもつことが示された。PCIは侵襲群の患者の36%に予定され，CABGは22%に予定された。残りは，薬物管理のみを施行された。
- 血行再建術施行率は侵襲的治療群で57%，保存的治療群で28%であった（すなわち，保存的治療群の患者の28%は，血行再建術で治療を受けたことになる）。
- 4か月での死亡率，心筋梗塞，あるいは治療抵抗性狭心症の発症率は，侵襲的治療群で保存的治療群に比しより低く，このベネフィットは狭心症の割合の減少に依存していた。1年での死亡率あるいは心筋梗塞の発症率は両群で同様であった（表30.1）。

表30.1 主要結果のまとめ

	侵襲的治療群	保存的治療群	P値
4か月での死亡，心筋梗塞，あるいは難治性狭心症	9.6%	14.5%	0.001
死亡率	2.9%	2.5%	0.61
心筋梗塞	3.4%	3.7%	0.68
狭心症	4.4%	9.3%	<0.0001
1年での死亡，あるいは心筋梗塞	7.6%	8.3%	0.58
死亡率	4.6%	3.9%	0.50
心筋梗塞	3.8%	4.8%	0.29

批判と制限事項：早期侵襲的アプローチから得る主要なベネフィットは，治療抵抗性狭心症の低下であった。治療抵抗性狭心症は，心電図変化を伴う心臓性胸痛疑いと定義されるが，治療不成功を報告する前に，担当医が十分に狭心症の内科的治療を積極的に行ったかどうかは，不明瞭であった。

患者のうち，38%は女性であった。女性間でのサブグループ解析では，侵襲的治療群と内科的治療群で両一次エンドポイントの頻度は同様であった。そのため，これらの研究結果を女性患者に応用できるかどうかは，定かではない。

関連研究と有用情報：
- RITA 3試験の5年追跡解析では，内科的治療群に比し侵襲的治療群で死亡率や非致死性の心筋梗塞発症率が有意に低く〔オッズ比 0.78，95%信頼区間(CI) 0.61～0.99，$P=0.044$〕，さらに心血管死亡率や心筋梗塞発症率の割合も（$P=0.030$）

有意に低かった。高リスク患者が，侵襲的治療から最もベネフィットを受けていた[2]。

- UA/NSTEMIに対するルーチンでの侵襲的治療を扱った3つの試験（RITA 3試験のデータも含む）の長期結果に対するメタ解析では，侵襲的治療群で5年目の心血管死亡および非致死性心筋梗塞の減少を認めた（ハザード比0.81，$P=0.002$）。高リスク患者のサブグループ解析では，11.1%の絶対リスク減少を示した[3]。
- 他のいくつかのランダム化試験もまた，UA/NSTEMIに対する早期の侵襲的治療が，保存的治療より有効であることを示している[4,5]。
- 米国循環器学会（American College of Cardiology：ACC）／米国心臓協会（American Heart Association：AHA）ガイドラインは，UA/NSTEMIの患者のうち以下の2つのグループへの早期の侵襲的治療に対し，クラスⅠの推奨を与えている：(1) 治療抵抗性狭心症あるいは循環動態不安定な患者，そして(2) 臨床イベント高リスク患者[6]。

要点と結果による影響：UA/NSTEMIに対し早期の血管造影法，および適切であればその後に血行再建術を受けた患者では，保存的治療を受けた患者に比し，4か月後の心血管イベントの発症率はより低値であった。そしてこの発症率の低下の多くは，狭心症の低下に依存していた。5年の経過観察後，侵襲的治療群の患者では死亡および心筋梗塞の割合はより低値であった。ACC/AHAガイドラインは現在，UA/NSTEMIをもつ高リスク患者に対して早期の侵襲的治療戦略を推奨している。

臨床症例　UA/NSTEMIに対する早期侵襲的 vs. 保存的治療

症例病歴：

冠動脈疾患，高血圧，そして糖尿病の既往のある63歳の男性が，1時間の断続的な胸痛を主訴に救急外来を受診した。痛みは患者の胸部正中から発症し，左腕に放散，20分ごとに強弱を繰り返している。バイタルサインは血圧が95/60 mmHgと顕著に低値で，患者の報告では，その日，降圧薬を服用していなかった。最初のトロポニンは基準値上限である。心電図では前胸部誘導でT波の陰転化を認めた。

RITA 3試験の結果に基づくと，この患者をどのように治療すべきであろうか。

解答例：

この患者は急性冠動脈症候群を発症しており，アスピリン，酸素，そして胸痛に対してモルヒネを投与される必要がある。患者の低血圧を考慮すると，ニトログリセリンを舌下投与する前に右側心電図を施行し，右側梗塞を除外すべきだ。ヘパリンやエノキサパリンも開始すべきである。患者は低血圧状態であり，β遮断薬は投与すべきではない。

RITA 3 試験の結果をもとにすると，この患者もまた心臓カテーテルのよい対象である。短期的にはこの患者は，早期侵襲的治療で狭心症の発症率は低下すると思われ，また長期的には死亡や心筋梗塞発症の可能性が減るであろう。患者は血行動態が不安定であり（低血圧を認める），高リスクカテゴリーに入るため，早期インターベンションの特によい対象となる。

文献

1. Fox KAA et al. Interventional versus conservative treatment for patients with unstable angina or non-ST-elevation myocardial infarction: The British Heart Foundation RITA 3 randomized trial. *Lancet*. 2002; 360: 743-751.
2. Fox KAA et al. Five year outcome of an interventional strategy in non-ST-elevation acute coronary syndrome: the British Heart Foundation RITA 3 randomized trial. *Lancet*. 2005; 366: 914-920.
3. Fox KA et al. Long term outcome of a routine versus selective invasive strategy in patients with non-ST-segment elevation acute coronary syndrome: a meta-analysis of individual patient data. *J Am Coll Cardiol*. 2010;55(22): 2435-2445.
4. FRISC II Investigators. Invasive compared with non-invasive treatment in unstable coronary-artery disease: FRISC II prospective randomized multicenter study. *Lancet*. 1999; 354: 708-715.
5. Cannon CP et al. Comparison of early invasive and conservative strategies in patients with unstable coronary syndromes treated with glycoprotein IIb/IIIa inhibitor tirofiban. *NEJM*. 2001; 344(25): 1879-1887.
6. Jneid H et al. 2012 ACCF/AFA focused update of the guideline for the management of patients with unstable angina/non-ST-elevation myocardial infarction (updating the 2007 guideline and replacing the 2011 focused update): A report for the American College of Cardiology Foundation/American Heart Association task force on practice guidelines. *Circulation*. 2012; 126: 875-910.

心筋梗塞後の駆出率低値患者に対する予防的除細動器植え込み
MADIT II 試験

Prophylactic Defibrillator Implantation in Patients with Low Ejection Fraction following Myocardial Infarction

Joshua R. Thomas

> 心筋梗塞の既往があり，重度左室機能障害のある患者に対する除細動器の植え込みが生存率を改善したことを，我々の研究結果は示している。
>
> ── MOSS et al.[1]

研究課題：心筋梗塞の既往があり，駆出率の低下を伴う患者に対し，心臓除細動器の植え込みは生存率を改善するだろうか[1]。

研究資金提供：本試験で用いられた除細動器の製造会社である Guidant 社

研究開始：1997 年

研究発表：2002 年

研究実施場所：米国の 71 施設，およびヨーロッパの 5 施設

研究対象：試験開始の少なくとも 1 か月前に心筋梗塞の既往があり，さらに過去 3 か月の間に駆出率が 30％以下と報告された，21 歳以上の患者

研究除外対象：米国食品医薬品局（Food and Drug Administration：FDA）が公認する，その他の理由での除細動器植え込み適応のある患者は，除外とした。試験登録時にニューヨーク心臓協会（New York Heart Association：NYHA）の心機能分類クラスIVの心不全をもつ患者，「重度脳血管疾患」，あるいは，非循環器系疾患が原因となり短期間死亡率が高いと考えられる患者もまた，除外された。試験登録3か月以内に冠動脈血行再建術を施行された患者，または1か月以内に心筋梗塞を発症

した患者も除外されている。

被験者数：1,232人

研究概要：研究デザインの概要は，図31.1を参照。

```
┌─────────────────────┐
│ 心筋梗塞の既往があり，│
│ 駆出率が30%以下の患者 │
└──────────┬──────────┘
           ↓
      ┌─────────┐
      │ランダム化│
      └────┬────┘
       ┌───┴───┐
       ↓       ↓
┌──────────────┐ ┌──────────────┐
│植え込み型除細動器│ │ 従来の内科的治療│
└──────────────┘ └──────────────┘
```

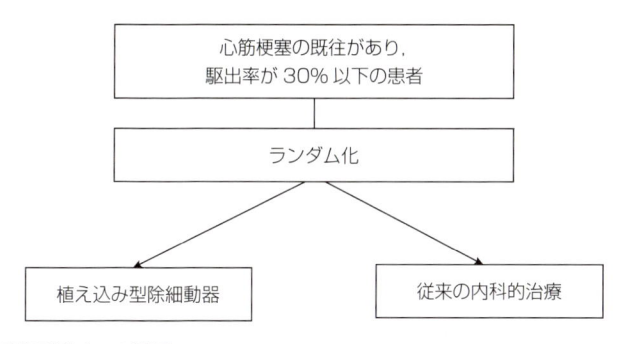

図31.1　研究デザインの概要

介入内容：除細動器植え込みにランダム化された患者は，担当医の裁量でプログラミングを行い，通常の方法でデバイスの植え込みが行われた。コントロール群の患者には，除細動器の植え込みは行われなかった。両群の患者で，その他通常の内科的治療は，担当医の裁量のもとに行われた。

経過観察：平均20か月

エンドポイント(評価項目)：
一次アウトカム：全死亡率

結果

- ベースラインの特徴は両群で類似しており，平均年齢は65歳，平均左室駆出率は23%，被験者の85%が男性であった。
- 除細動器治療は，全死亡率低下に関連があり(表31.1)，この死亡率低下は年齢，性別，駆出率，NYHAの心機能分類クラス，そしてQRS間隔によって階層化されたサブグループ解析でも観察された。
- 除細動器植え込みの際に，死亡は生じなかった。除細動器群の2.5%は，リードの問題や感染のため，再手術が必要となった。

表31.1 主要結果のまとめ

エンドポイント	除細動器群	コントロール群	P値
死亡率	14.2%	19.8%	0.016

批判と制限事項：除細動器植え込みによる生存ベネフィットは，植え込み後9か月まではっきりしなかった。そうした結果はまた，SCD-HeFT試験(Sudden Cardiac Death in Heart Failure Trial)でもみられた。さらに，有意ではないものの，除細動器群で心不全の増加が観察された(20% vs. 15%, $P=0.09$)。この所見を説明しうるものとして，除細動器治療の結果生き残った患者に発症する心不全の増加，除細動器のショックに関連した心臓障害，あるいは除細動器の植え込みの結果として生じる何らかの原因，などが挙げられる。

関連研究と有用情報：

- 最初のMADIT試験(Multicenter Automatic Defibrillator Implantation Trial：MADIT I)は，心筋梗塞の既往，駆出率の低下，そして非持続性の心室頻拍と再現性のある心室頻拍の証拠をもつ患者に対する，除細動器植え込みの有効性を証明した[2]。
- MUSTT試験(Multicenter Unsustained Tachycardia Trial)とSCD-HeFT試験は，心筋梗塞の既往および駆出率低下をもつ患者に対する植え込み型除細動器のベネフィットに対し，さらにエビデンスを加えた[3,4]。
- CABG Patch試験(Coronary Artery Bypass Graft Patch Trial)は，冠動脈疾患と駆出率低下をもつ患者に対する冠動脈バイパス術施行時の除細動器植え込みが死亡率の低下を示さず[5]，同様に心筋梗塞後40日以内の除細動植え込みも死亡率の低下に寄与しないことを，それぞれ証明した[6,7]。
- 米国循環器学会(American College of Cardiology：ACC)／米国心臓協会(American Heart Association：AHA)／不整脈学会(Heart Rhythm Society：HRS)ガイドラインと欧州ガイドライン(European guidelines)は，心筋梗塞の既往のある，以下の患者で心臓デバイスの植え込みを推奨している。(1) 心筋梗塞後，少なくとも40日経過した，駆出率30%未満かつ心機能分類クラスI心不全を有する患者，(2) 心筋梗塞後，少なくとも40日経過した，駆出率35%未満かつ心機能分類クラスIIかIIIの心不全を有する患者，(3) 駆出率40%未満で，かつ誘発性心室細動あるいは持続性の心室頻拍を有する患者[8]。

要点と結果による影響：MADIT II試験は，心筋梗塞の既往があり(前月発症の心筋梗塞は除く)駆出率30%以下の患者に対する除細動器植え込みが，死亡率の低下をもたらすことを証明した。植え込み型除細動器は現在，心筋梗塞の既往があり駆

出率が30％未満の患者，あるいは心機能分類クラスⅡまたはⅢの心不全かつ駆出率35％未満の患者に対し，推奨されている．ガイドラインは，これらの患者では，心筋梗塞後，少なくとも40日は植え込みを遅らせるべきである，と明記している．これは，最初の40日以内の植え込みが有用性を示さない，というエビデンスに基づいている．

臨床症例　低駆出率を伴う心筋梗塞後の患者に対する予防的除細動器の植え込み

症例病歴：

58歳の男性が，1週間前に発症した胸痛のために来院した．「そのうちよくなるだろう」と考えて，患者は今まで医療機関を受診していなかった．心電図がとられ，以前の検査ではみられなかったQ波を認める．その後の心エコー図では，駆出率は25％であった．それ以外の症状はない．

MADIT Ⅱ試験の結果に基づくと，どのようにこの患者を治療すべきだろうか．

解答例：

臨床病歴に基づくと，患者は心筋梗塞を発症していたと思われ，現在，発症後およそ1週間で駆出率の低下を伴っている．患者はすぐに心筋梗塞後の適切な内科的ケアを受けるべきであり，抗血小板療法，スタチン，降圧薬，そして冠動脈の評価などがそこに含まれる．

除細動器を植え込むかどうかの決断に関してガイドラインは，心筋梗塞後最低40日は待機し，そこで駆出率を再評価，植え込み型除細動器が必要かどうかを決定することを推奨している．これは，心筋梗塞後40日以内の植え込みが有用性を示さない，というデータに基づいている．

心筋梗塞と思われるイベントの最低40日後の再検査で，もし患者の駆出率が30％未満であった場合，患者は除細動器植え込みの候補となる．

文献

1. Moss AJ et al. Prophylactic implantation of a defibrillator in patients with myocardial infarction and reduced ejection fraction. *N Engl J Med*. 2002; 346: 877.
2. Moss AJ et al. Improved survival with an implanted defibrillator in patients with coronary disease at high risk for ventricular arrhythmia. Multicenter Automatic Defibrillator Implantation Trial Investigators. *N Engl J Med*. 1996; 335: 1933.
3. Buxton AE et al. A randomized study of the prevention of sudden death in patients with coronary artery disease. Multicenter Unsustained Tachycardia Trial Investigators. *N Engl J Med*. 1999; 341: 1882.
4. Bardy GH et al. Amiodarone or an implantable cardioverter-defibrillator for congestive heart failure. *N Engl J Med*. 2005; 352: 225.
5. Bigger JT Jr. Prophylactic use of implanted cardiac defibrillators in patients at high risk for

ventricular arrhythmias after coronary-artery bypass graft surgery. Coronary Artery Bypass Graft (CABG) Patch Trial Investigators. *N Engl J Med.* 1997; 337: 1569.
6. Hohnloser SH et al. Prophylactic use of an implantable cardioverter-defibrillator after acute myocardial infarction. *N Engl J Med.* 2004; 351: 2481.
7. Steinbeck G et al. Defibrillator implantation early after myocardial infarction. *N Engl J Med.* 2009; 361: 1427.
8. Epstein AE et al. ACC/AHA/HRS 2008 Guidelines for Device-Based Therapy of Cardiac Rhythm Abnormalities: a report of the American College of Cardiology/American Heart Association Task Force on Practice Guidelines (Writing Committee to Revise the ACC/AHA/NASPE 2002 Guideline Update for Implantation of Cardiac Pacemakers and Antiarrhythmia Devices): developed in collaboration with the American Association for Thoracic Surgery and Society of Thoracic Surgeons. *Circulation.* 2008; 117: e350.

心筋梗塞後の左室機能障害を有する患者に対するカプトプリル投与
SAVE 試験

Captopril in Patients with Left Ventricular Dysfunction after Myocardial Infarction

Vimal Ramjee

我々は本研究で，左室駆出率の低下を伴うも明らかな心不全のない急性心筋梗塞後の生存者に対するカプトプリルの長期投与が，総死亡率および心血管死亡率の両方を低下させることを証明した。

— The SAVE Investigators[1]

研究課題：カプトプリルは，心筋梗塞後の左室機能障害をもつ患者の罹患率と死亡率を低下させるか[1]。

研究資金提供：製薬研究調査を行っている Bristol-Myers Squibb 社

研究開始：1987 年

研究発表：1992 年

研究実施場所：米国およびカナダの 112 病院

研究対象：心筋梗塞後，3 日間生存し，かつ放射性ヌクレオチドによる心室造影法で左室駆出率 (left ventricular ejection fraction：LVEF) が 40% 以下の，21 〜 79 歳の成人

研究除外対象：「不安定な」心筋梗塞後の経過，アンジオテンシン転換酵素 (angiotensin-converting enzyme：ACE) 阻害薬が禁忌，症状を伴う心不全，ACE 阻害薬での治療が必要な高血圧，血清クレアチニン値＞2.5 mg/dL，あるいは「生存を制限するであろう他の状態」をもつ患者

被験者数：2,231 人

研究概要：SAVE 試験のデザイン概要は，図 32.1 を参照。

```
           ┌─────────────────────┐
           │  心筋梗塞後で，      │
           │  LVEF が 40%以下の患者 │
           └──────────┬──────────┘
                      │
           ┌──────────┴──────────┐
           │     ランダム化       │
           └──────────┬──────────┘
              ┌───────┴───────┐
        ┌─────┴─────┐   ┌─────┴─────┐
        │ プラセボ群 │   │カプトプリル群│
        │(n=1,116)  │   │ (n=1,115) │
        └───────────┘   └───────────┘
```

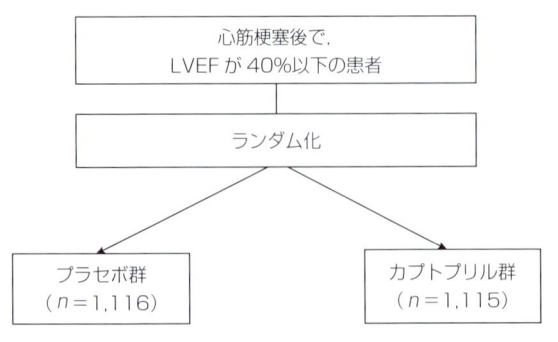

図 32.1　研究デザインの概要

介入内容：カプトプリル群の患者は，心筋梗塞後 3 〜 16 日の間にカプトプリル 12.5 mg を 1 日 3 回で開始した。初回量を受けた後，かなりの血圧低下を経験した患者に対しては，6.25 mg の 1 日 3 回投与へ減らすことを許可した。入院期間における目標量は，25 mg を 1 日 3 回とした。退院後は，その量を耐えうる限り徐々に増量し，50 mg を 1 日 3 回まで増やした。

経過観察：平均 3.5 年

エンドポイント（評価項目）：全死亡率，心血管死亡率，そして重度うっ血性心不全（congestive heart failure：CHF）や再発性心筋梗塞（致死性あるいは非致死性）と定義される心血管罹患率

結果

- 両群間のベースラインの特徴に有意な違いはなく，平均年齢は 59 歳，平均駆出率は 31%であった。
- 血圧は 3 か月間で両群とも上昇し，カプトプリル群に対しプラセボ群でより顕著だった（収縮期と拡張期，どちらも $P<0.001$）。
- 4 年で，プラセボ群に比べカプトプリル群で，全死亡率，心血管死亡率と心血管罹患率の有意な低下を認めた（表 32.1）。
- カプトプリルの治療ベネフィットはサブグループ解析でも維持されていた。その内訳は年齢，性別，心筋梗塞の既往，駆出率，そして Killip 分類（急性心筋梗塞を患った患者の 30 日死亡率を予測するのに用いられるスケール。スコアが高いほど，より不良なアウトカムを示唆する）であった。

- 非循環系を原因とした死亡率に，両群間の違いは認めなかった。
- サブグループ解析では，カプトプリル群のベネフィットは女性に比し男性で，不均衡なほど多くみられた (すべての原因の死亡に対する相対リスク減少は，女性2% vs. 男性22%であった)。

表 32.1 主要結果のまとめ

アウトカム	カプトプリル群	プラセボ群	相対リスク減少	P値
全死亡率	20.4%	24.6%	19%	0.019
心血管死亡率	16.9%	21.0%	21%	0.014
心血管罹患率				
利尿薬およびジゴキシンに抵抗性の心不全	10.6%	16.0%	37%	<0.001
CHF による入院	13.8%	17.2%	22%	0.019
再発性心筋梗塞	11.9%	15.2%	25%	0.015

批判と制限事項：本試験は 79 歳以上の成人が含まれておらず，高齢患者に対する一般化に限界がある。

関連研究と有用情報：

- 心筋梗塞後の患者に対する ACE 阻害薬とプラセボを比較した，ほかの多くのランダム化比較試験でも，SAVE 試験と同様な所見がみられた [2,3,4]。
- 心筋梗塞後，早期の ACE 阻害薬治療 (発症後 24 時間以内に開始) の効果を調べた個々の試験では，結果は一致しなかった [5,6]。しかし，大規模メタ解析の結果は，特定の患者，特に高リスクな症例に対して，早期の治療開始を支持している [7]。
- 主要なガイドラインは現在，急性心筋梗塞後の患者で駆出率の低下を認める者に対し，ACE 阻害薬による治療を推奨している。さらにガイドラインは，駆出率の維持されている患者に対しても，特に高リスクな患者に対しては，急性心筋梗塞後の ACE 阻害薬を考慮するよう勧めている [8]。

要点と結果による影響：心筋梗塞後の左室機能障害をもつ患者に対し，ACE 阻害薬の開始は死亡率や罹患率に有意なベネフィットをもたらす。現在，駆出率の低下を伴うすべての心筋梗塞後患者に対し，ACE 阻害薬が推奨されている。さらに急性心筋梗塞後，駆出率の維持されている患者に対しても，特に高リスクな患者に対しては，ACE 阻害薬を考慮すべきである。

臨床症例　　心筋梗塞後の ACE 阻害薬

症例病歴：

　高血圧，糖尿病，そして脂質異常症をもつ 63 歳の男性が胸痛で救急外来を受診し，非 ST 上昇型心筋梗塞がみつかった。心臓カテーテル検査では，左前下行枝中部にほぼ完全な閉塞を認め，薬剤溶出性ステントが挿入された。5 日後，集中治療室にて，心エコー上の駆出率は 30% であった。身体所見上，患者は冷たく，血圧は 77/32 mmHg である。新たな訴えはない。

　SAVE 試験の結果に基づくと，この患者をどのように治療すべきだろうか。

解答例：

　心筋梗塞後 3 ～ 16 日に ACE 阻害薬を開始することで，死亡率と罹患率にベネフィットを得られることを SAVE 試験は示している。だが，試験は心筋梗塞後の不安定さをもつ患者や，ACE 阻害薬に絶対あるいは相対禁忌の患者を除外している。

　この患者は，その低血圧に基づくと，SAVE 試験からは除外されるであろう。この低血圧は，心筋梗塞後の不安定さ，そして／あるいは ACE 阻害薬治療の禁忌とみなされるためである。この症例では，ACE 阻害薬を開始する前に患者の血圧を改善することがまず重要であり，最も安全であろう。血圧が安定しているならば，この患者は高リスクの特徴を備えており，安全だと判断され次第すぐに治療を開始することが望ましい。

文献

1. The SAVE Investigators. Effect of captopril on morbidity and mortality in patients with left ventricular dysfunction after myocardial infarction. *N Engl J Med.* 1992 Sep 3; 327(10): 669-677.
2. The SOLVD Investigators. Effect of enalapril on survival in patients with reduced left ventricular ejection fractions and congestive heart failure. *N Engl J Med.* 1991; 325: 293-302.
3. The CONSENSUS Trial Study Group. Effects of enalapril on mortality in severe congestive heart failure: results of the Cooperative North Scandinavian Enalapril Survival Study (CONSENSUS). *N Engl J Med.* 1987; 316: 1429-1435.
4. Acute Infarction Ramipril Efficacy (AIRE) Study Investigators. Effect of ramipril on mortality and morbidity of survivors of acute myocardial infarction with clinical evidence of heart failure. *Lancet.* 1993; 342(8875): 821-828.
5. Swedberg K et al. Effects of the early administration of enalapril on mortality in patients with acute myocardial infarction—results of the Cooperative New Scandinavian Enalapril Survival Study II (CONSENSUS II). *N Engl J Med.* 1992; 327: 678-684.
6. Gruppo Italiano per lo Studio della Sopravvivenza nell'Infarto Miocardico. GISSI-3: effects of lisinopril and transdermal glyceryl trinitrate singly and together on 6-week mortality and ventricular function after acute myocardial infarction. *Lancet.* 1994; 343: 1115-1122.

7. Oxenham H, Sharpe N. Angiotensin-converting enzyme inhibitor after myocardial infarction. *J Am Coll Cardiol.* 2000; 36(7): 2054-2055.
8. Anderson J et al. ACC/AHA 2007 guidelines for the management of patients with unstable angina/non-ST-elevation myocardial infarction: a report of the American College of Cardiology/American Heart Association Task Force on Practice Guidelines (Writing Committee to revise the 2002 Guidelines for the Management of Patients with Unstable Angina/Non-ST-Elevation Myocardial Infarction): developed in collaboration with the American College of Emergency Physicians, American College of Physicians, Society for Academic Emergency Medicine, Society for Cardiovascular Angiography and Interventions, and Society of Thoracic Surgeons. *J Am Coll Cardiol.* 2007; 50: e1. www.acc.org/qualityand-science/clinical/statements.htm

33 重症心不全に対するスピロノラクトン投与

RALES 試験

Spironolactone in Advanced Heart Failure

Vimal Ramjee

ニューヨーク心臓協会（New York Heart Association：NYHA）の心機能分類クラスⅢあるいはⅣの患者において，標準心不全治療にスピロノラクトンを加えることで，生存率の改善と心不全による入院率の低下がみられた。

— The RALES Investigators[1)]

研究課題：心不全標準治療にスピロノラクトンを加えることで，NYHA クラスⅢあるいはⅣ収縮性心不全患者の生存率は改善するか[1)]。

研究資金提供：スピロノラクトンの製薬会社である G.D. Searle & Company 社（現在では Pfizer 社の一部門となっている）

研究開始：1995 年

研究発表：1999 年

研究実施場所：15 か国の 195 施設

研究対象：過去 6 か月以内に測定した左室駆出率（left ventricular ejection fraction：LVEF）が 35％以下で，試験登録時に NYHA クラスⅢあるいはⅣの心不全をもつ成人患者。加えて，患者は登録後 6 か月以内に NYHA クラスⅣの心不全をもつことが条件とされた。すべての患者は試験前に，（もし耐えうるなら）利尿薬とアンジオテンシン変換酵素（angiotensin-converting enzyme：ACE）阻害薬で管理された。

研究除外対象：左室心不全に関連がなく，また外科的修復の余地のある心臓弁膜症をもつ患者，そして心臓移植の既往もしくはその予定のある患者は，それぞれ除外された。先天性心疾患，不安定狭心症，肝もしくは腎疾患，がん，あるいは心不

全以外の重症疾患をもつ患者もまた、除外対象となった。血清カリウム値が 5 mmol/L より高い、またはカリウム温存型の利尿薬を内服中の患者もまた、除外した。

被験者数：1,663 人

研究概要：RALES 試験デザインの概要は、図 33.1 を参照。

```
NYHA クラス III または IV の
うっ血性心不全をもつ患者
      ↓
   ランダム化
   ↙      ↘
スピロノラクトン群  プラセボ群
```

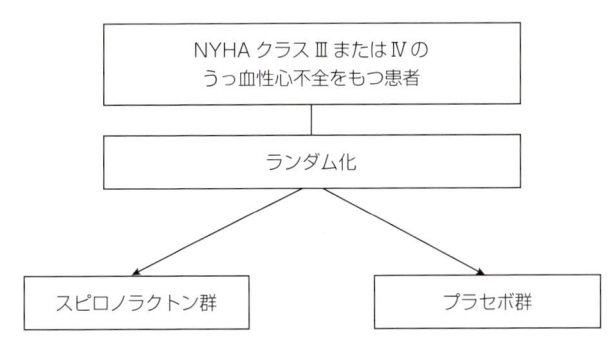

図 33.1　研究デザインの概要

介入内容：患者は、スピロノラクトン 25 mg を 1 日 1 回かプラセボ錠のどちらかを投与されるように、ランダム化された。スピロノラクトンの投与量は、高カリウム血症がなく心不全症状が 8 週続く場合には 50 mg/日に増量、あるいは高カリウム血症が生じた場合は 25 mg の隔日投与に減量した。プラセボ群でもまた、同様の調整を行った。

経過観察：平均 2 年

エンドポイント(評価項目)：
　一次アウトカム：全死亡率
　二次アウトカム：心臓死、心臓疾患を原因とする入院、そして NYHA クラスの変化

結果

- 両群のベースラインの特徴に有意な違いはなく、平均年齢は 65 歳、被験者の 73％は男性であった。
- スピロノラクトン群では、全死亡率および心臓死に有意な減少を認めた。重度心不全ならびに心臓突然死の両方の心臓死が、有意に減少していた(表 33.1)。

- プラセボ群に比し，スピロノラクトン群では心不全による入院が有意に少なかった(表33.1)。
- 試験期間中，スピロノラクトン群の患者でより多く，NYHAクラスの改善がみられた(41% vs. 33%, $P<0.001$)。
- わずかだが血清クレアチニン値(平均上昇値 0.05～0.10 mg/dL)と血清カリウム値(0.30 mmol/L)の有意な上昇が，スピロノラクトン群にみられた。しかし，両群での重度高カリウム血症のエピソードには，有意な違いはなかった。
- スピロノラクトン群の男性でより多く，女性化乳房がみられた(10% vs. 1%, $P<0.001$)。そのため，スピロノラクトン群でより多くの男性が本試験からドロップアウトすることとなった(10 vs. 1, $P=0.006$)。

表33.1 主要結果のまとめ

アウトカム	プラセボ群	スピロノラクトン群	P値
全死亡率	46%	35%	<0.001
心臓死	37%	27%	<0.001
心不全の進行による死亡	22%	15%	<0.001
心臓突然死	13%	10%	0.02
心臓疾患を原因とする入院	40%	32%	<0.001

批判と制限事項：本試験には，重度の心不全患者しか含まれておらず，その結果はさほど重症でない心不全患者には適用とならない可能性がある。加えて，収縮性心不全の患者のみが含まれており，その結果は拡張性心不全患者に適用とならないかもしれない。さらに，本試験に参加した患者では，β遮断薬の使用率が低かった(10～11%)。β遮断薬(現在，収縮性心不全をもつ患者に対する標準治療である)を使用している患者では，スピロノラクトンの影響がそこまで大きくないことはありうる。最後に，クレアチニン値が 2.5 mg/dL までの患者は試験登録可能としたが，この値に近い血清クレアチニン値の患者の登録はほとんどなく，このことは重度腎疾患をもつ患者に対するアルドステロン拮抗薬の投与の安全性に対し，疑問を投げ掛ける。

関連研究と有用情報：

- EPHESUS(Eplerenone Post-Acute Myocardial Infarction Heart Failure Efficacy and Survival Study)試験[2]は，最近の心筋梗塞既往かつ駆出率40%以下の患者に対するエプレレノン(スピロノラクトンと類似した，ほかのカリウム温存型利尿薬)が，有意な死亡率ベネフィットと入院の減少をもたらすことを証明した。

- EMPHASIS-HF(Eplerenone in Mild Patients Hospitalization and Survival Study in Heart Failure)試験[3]は，軽度うっ血性心不全(NYHAクラスⅢ)をもつ患者に対するエプレレノンが，全死亡率と心臓死を減少することを示した。
- 米国循環器学会(American College of Cardiology：ACC)／米国心臓協会(American Heart Association：AHA)ガイドラインは，重度から中等度の症状をもつ心不全患者に対し，低用量アルドステロン拮抗薬を加えることを推奨している[4]。

要点と結果による影響：NYHAクラスⅢまたはⅣの心不全をもつ患者に対し，心不全標準治療にスピロノラクトンを加えることで，全死亡率，心臓死，心不全の進行，そして心不全による入院が，それぞれ有意に減少した。スピロノラクトン治療は，血清クレアチニン値とカリウム値の中度上昇と関連があった。重度心不全の患者で，禁忌でない者に対しては(重度腎機能障害，あるいは高カリウム血症)，スピロノラクトン治療を考慮すべきである。

臨床症例　心不全に対する，スピロノラクトン vs. プラセボ

症例病歴：

　虚血型心筋症(LVEF 30%)，高血圧，そして腎機能障害をもつ52歳の女性が，ルーチンの経過観察のため，来院した。患者は外来に5か月通っており，この期間に心不全の治療としていくつかの薬を開始している。患者が示す内服薬リストには，メトプロロール25 mgを1日2回，フロセミド40 mg/日，リシノプリル40 mg/日，そして硝酸イソソルビド10 mgを1日3回が含まれている。患者は元気だが，1，2ブロック歩くと息が切れて疲労してしまうとのことである。

　患者のバイタルは，血圧100/63 mmHg，心拍数58拍/分，呼吸数14回/分，体温37.1℃(98.9°F)，そして酸素飽和度が室内気吸入下で98%であった。1週前の検査上，クレアチニン値は1.4 mg/dL(患者のベースラインは1.3 mg/dL)であり，カリウム値は4.8 mmol/Lであった。

　RALES試験の結果に基づくと，この患者をどのように治療すべきか。

解答例：

　NYHAクラスⅢまたはⅣの心不全患者に対し，スピロノラクトンがその後の死亡ベネフィットを有し，そして患者の生活機能状態の改善をもたらすことを，RALES試験は示した。

　この患者は，スピロノラクトン25 mgを毎日加えることで，ベネフィットがあることが予想される。ただ特にこの患者の場合，クレアチニン値とカリウム値は正常上限だが，少し高いため，患者のクレアチニン値とカリウム値を再評価するために生化学検査を注意深く観察することは，患者が内服薬に耐用性を

示していることを確認するうえで大切であろう。もし患者がスピロノラクトン 25 mg/日に耐えられるならば，その量は 50 mg/日に増やしうるだろう。

文献

1. Pitt B et al. The effect of spironolactone on morbidity and mortality in patients with severe heart failure. Randomized Aldactone Evaluation Study Investigators. *NEJM*. 1999; 341(10): 709-717.
2. Pitt B et al. Eplerenone, a selective aldosterone blocker, in patients with left ventricular dysfunction after myocardial infarction. *NEJM*. 2003; 348(14): 1309-1321. doi:10.1056/NEJMoa030207.
3. Zannad F et al. Eplerenone in patients with systolic heart failure and mild symptoms. *NEJM*. 2011; 364(1): 11-21. doi:10.1056/NEJMoa1009492.
4. Jessup M et al. 2009 focused update: ACCF/AHA Guidelines for the Diagnosis and Management of Heart Failure in Adults: a report of the American College of Cardiology Foundation/American Heart Association Task Force on Practice Guidelines: developed in collaboration with the International Society for Heart and Lung Transplantation. *Circulation*. 2009; 119(14): 1977-2016.

アフリカ系米国人における心不全試験

A-HeFT 試験

34

The African American Heart Failure Trial

Michael E. Hochman

我々は,黒人患者において硝酸イソソルビドとヒドララジンの併用療法が心不全の進行を遅延させる強力なエビデンスを示すことができた。将来的な展望としては,この治療によく反応するような患者層を人種や民族を超えて特定するために,遺伝子型や表現型の解析や特定を進めることである。

—— Taylor et al.[1]

研究課題：アフリカ系米国人の末期心不全を治療するのに,硝酸イソソルビドとヒドララジンの併用療法は効果があるのか[1]。

研究資金提供：NitroMed 社

研究開始：2001 年

研究発表：2004 年

研究実施場所：米国の 161 施設

研究対象：18 歳以上のアフリカ系米国人で,ニューヨーク心臓協会(New York Heart Association：NYHA)クラスⅢまたはⅣの心不全(軽度労作または安静時に心不全症状がある)患者。駆出率低下(35%以下,または45%未満で重度の左室拡大)と,さらに,標準的な心不全治療〔アンジオテンシン変換酵素(angiotensin-converting enzyme：ACE)阻害薬,β遮断薬など〕を受けていることも対象となる条件であった。

　研究者らは後ろ向きの観察研究にて,アフリカ系米国人が硝酸イソソルビドとヒドララジンの併用療法によく反応していることを示していたため,この患者層で研究を行った。さらに,アフリカ系米国人についての心血管研究が歴史的に少ないことも考慮されている。

研究除外対象：直近の心血管イベント，臨床的に重度の弁膜症，症候性低血圧，試験期間中に死亡が予想されるような疾患の合併

被験者数：1,050 人

研究概要：A-HeFT 試験デザインの概要は，図 34.1 を参照。

```
アフリカ系米国人でクラスⅢかⅣの心不全
              ↓
           ランダム化
          ↙         ↘
硝酸イソソルビド-ヒドララジン    プラセボ
```

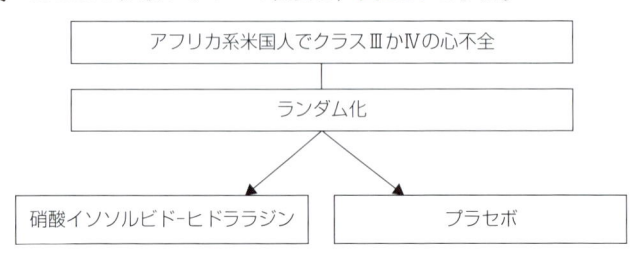

図 34.1 研究デザインの概要

介入内容：硝酸イソソルビド-ヒドララジン群に割り付けられた患者には，硝酸イソソルビド 20 mg とヒドララジン 37.5 mg を含有する錠剤 1 錠を初期量として 1 日 3 回投与した。忍容性があれば，2 錠を 1 日 3 回に増量した。プラセボ群の患者には，プラセボ錠を同じプロトコルに従い投与した。

経過観察：平均 10 か月

エンドポイント(評価項目)：
　一次アウトカム：死亡，心不全による初めての入院，生活の質(QOL)の変化を含む複合スコア

結果

- プラセボ群の死亡率が明らかに高かったことが判明した時点で試験は早期に中断された(表 34.1 参照)。
- 硝酸イソソルビド-ヒドララジン群の 47.5% が頭痛を訴え，プラセボ群では 19.2% だった。
- 硝酸イソソルビド-ヒドララジン群の 29.3% がめまいを訴え，プラセボ群では 12.3% だった。
- 硝酸イソソルビド-ヒドララジン群の平均収縮期血圧降下は 1.9 mmHg であり，プラセボ群では 0.8 mmHg だった。

表 34.1 主要結果のまとめ

アウトカム	硝酸イソソルビド-ヒドララジン群	プラセボ群	P 値
死亡	6.2%	10.2%	0.02
心不全による初めての入院	16.4%	24.4%	0.001
QOL の変化[a]	−5.6	−2.7	0.02
複合スコア[b]	−0.1	−0.5	0.01

[a] QOL はミネソタ心不全質問票(Minnesota Living with Heart Failure Questionnaire：MLHFQ)を使用して評価。スコアが低いと QOL が高いことを示す。すなわち，硝酸イソソルビド-ヒドララジン群の患者のほうが QOL が高いと報告された。
[b] 複合スコアが高いということは，アウトカムがよいことを示している。すなわち，硝酸イソソルビド-ヒドララジン群のほうがよいアウトカムが得られた。

批判と制限事項：A-HeFT 試験は末期心不全の患者しか対象としなかった。そのため，硝酸イソソルビドとヒドララジンの併用が，より軽度の心不全で効果があるかどうかは不明である。

硝酸イソソルビド-ヒドララジン群のほうが，明らかに頭痛とめまいの発生率がプラセボ群よりも高かった。すなわち，これらの薬剤は十分に注意して使用しなければならないことを示している。

関連研究と有用情報：

- V-HeFT (Vasodilator Heart Failure Trial) I 試験は，ACE 阻害薬を服用していない男性の心不全患者において硝酸イソソルビド-ヒドララジンがプラセボよりも効果があることを示した[2]。
- V-HeFT II 試験は，ACE 阻害薬であるエナラプリルが男性の心不全患者において硝酸イソソルビド-ヒドララジンよりも優れていることを示した[3]。
- 米国循環器学会(American College of Cardiology：ACC)／米国心臓協会(American Heart Association：AHA)のガイドラインは，ACE 阻害薬，β 遮断薬，利尿薬による標準治療を受けていても，中等度から重度心不全を呈するアフリカ系米国人患者には硝酸塩とヒドララジンの併用による治療を推奨している[4]。

要点と結果による影響：A-HeFT 試験は，アフリカ系米国人の NYHA クラス III か IV で駆出率が低下している心不全患者において，硝酸イソソルビド-ヒドララジンが標準的な心不全治療に追加された場合にアウトカム改善につながることを示した。A-HeFT はアフリカ系米国人に焦点を当てており，この患者層における臨床研究は歴史的に少なかったこともあるため，非常に重要な意義があると考えられている。

| 臨床症例 | アフリカ系米国人の心不全患者に対する硝酸イソソルビドとヒドララジンによる治療 |

症例病歴：

66歳の白人男性でNYHAクラスⅣの心不全（安静時に症状あり）で駆出率が30％の患者が，症状のコントロールができていないためにあなたの外来を受診した。リシノプリル，カルベジロール，スピロノラクトン，アムロジピン，フロセミド，アスピリン，アトルバスタチン，シタロプラム（選択的セロトニン再取り込み阻害薬），ガバペンチン，ロラゼパムを服用している。診察では，心拍数は72拍/分，血圧130/84 mmHgである。肺雑音などはなく，レベル1～2＋の下腿浮腫がみられる。

A-HeFT試験の結果に基づいて，あなたは患者の心不全治療を最適化するために投与薬を変更すべきか。

解答例：

A-HeFT試験は，アフリカ系米国人のNYHAクラスⅢまたはⅣで駆出率が低下している心不全患者において，硝酸イソソルビドとヒドララジンの併用が標準的な心不全治療に追加された場合にアウトカム改善につながることを示した。症例の患者が白人であることを除けば，この試験の典型的な患者層に当てはまる。白人だからこの試験の結果は当てはまらないと議論する者もいるだろうが，白人が多くを占めるような不均衡な患者層の臨床試験結果に基づいて黒人がたびたび治療されていることを考えると，この白人患者は硝酸イソソルビド-ヒドララジンのよい適応になるのではないだろうか。

一方で，この症例の患者はすでに10種類の薬剤を服用しており，硝酸イソソルビド-ヒドララジンを追加することでますます複雑な薬物療法になってしまう。そのため，患者の症状コントロールを改善するためには，硝酸イソソルビド-ヒドララジンを追加するよりも，すでに服用している薬の投与量を増やす（おそらくリシノプリル）ほうが好ましいかもしれない。硝酸イソソルビド-ヒドララジンを追加するならば，低血圧やその他の副作用（頭痛とめまい）を注意深く観察すべきである。

文献

1. Taylor AL et al. Combination of isosorbide dinitrate and hydralazine in blacks with heart failure. *N Engl J Med.* 2004; 351(20): 2049-2056.
2. Cohn JN et al. Effect of vasodilator therapy on mortality in chronic congestive heart failure: results of a Veterans Administration cooperative study. *N Engl J Med.* 1986; 314(24): 1547-1552.
3. Cohn JN et al. A comparison of enalapril with hydralazine-isosorbide dinitrate in the treatment of chronic congestive heart failure. *N Engl J Med.* 1991; 325(5): 303-310.

4. Hunt SA et al. 2009 focused update incorporated into the ACC/AHA 2005 Guidelines for the Diagnosis and Management of Heart Failure in Adults: a report of the American College of Cardiology Foundation/American Heart Association Task Force on Practice Guidelines: developed in collaboration with the International Society for Heart and Lung Transplantation. *Circulation.* 2009; 119(14): e391.

心原性ショックを伴う心筋梗塞に対する大動脈内バルーンポンプサポート

35 IABP-SHOCK II 試験

Intra-Aortic Balloon Support for Myocardial Infarction with Cardiogenic Shock

Steven D. Hochman

心筋梗塞と心原性ショックを伴う患者に対する大動脈内バルーンパンピング (intra-aortic balloon pumping：IABP) は，標準治療に比較した際，30日死亡率を減少しなかった。

—— Thiele et al.[1]

研究課題：心筋梗塞による心原性ショックをもつ患者において，標準治療に加えた IABP は生存率を改善するだろうか[1]。

研究資金提供：多数のドイツ政府機関，ライプチヒ大学，そして大動脈内バルーンポンプのメーカーである Maquet Cardiopulmonary 社と Teleflex Medical 社

研究開始：2009年

研究発表：2012年

研究実施場所：ドイツの37施設

研究対象：心原性ショックを合併した急性心筋梗塞 (ST上昇型と非ST上昇型) で血行再建術の予定となる患者。心原性ショックは，以下のどちらかを満たす場合と定義した。

- 収縮期血圧が少なくとも30分間 90 mmHg 未満，あるいは，
- 「収縮期血圧 90 mmHg より上を保つためのカテコールアミン」依存，肺うっ血，そして臨床上あるいは検査上での臓器ダメージのエビデンス (たとえば，意識障

害や血清乳酸値の上昇)の組み合わせ

研究除外対象：90歳より上の患者，「心原性ショックの機械的な原因(たとえば，乳頭筋断裂)」をもつ患者，「30分を超える蘇生を受けた」あるいは登録前に12時間以上続くショック状態を伴った患者，心臓本来の活動性がない患者，そして「固定瞳孔散大を伴う昏睡状態」にある患者。6か月以内の死亡の高リスクを伴う，他の共存疾患を有する患者もまた除外された。

被験者数：600人

研究概要：臨床試験デザインの概要は，図35.1を参照。

```
急性心筋梗塞による心原性ショック
        ↓
      ランダム化
      ↙      ↘
    IABP    ルーチンケア
```

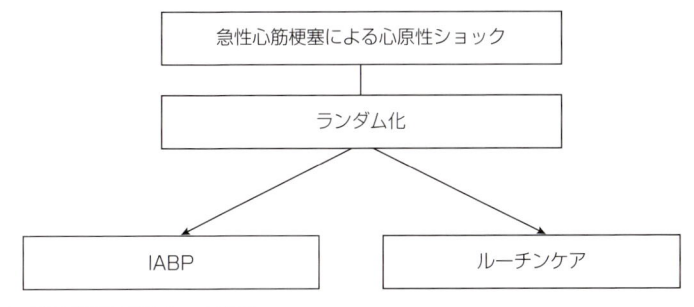

図35.1 臨床試験デザインの概要

介入内容：IABP群にランダム化された患者は，担当医の裁量で，予定された血行再建術前あるいは術後のどちらかでデバイスを挿入された。カテコールアミンなしで少なくとも30分間，収縮期血圧が90 mmHgより上になるまでポンプサポートは維持され，達成した時点でポンプは離脱された。

ルーチンケア群の患者では，心筋ポンプ作用不全に至る機械的な合併症(たとえば，心室壁あるいは乳頭筋断裂など)が生じない限り，IABPは行わなかった。

担当医の裁量で，両群の患者は血行再建術〔経皮的冠動脈インターベンション(percutaneous coronary intervention：PCI)あるいは冠動脈バイパス(coronary artery bypass grafting：CABG)〕と，付加的な治療を受けた。

経過観察：30日

エンドポイント(評価項目)：
　一次アウトカム：全死亡率
　二次アウトカム：再梗塞と脳卒中

結果

- 両群のベースラインの特徴は同様で，平均年齢は70歳，被験者の69%は男性であった。
- ルーチンケア群にランダム化された患者の10%がIABPを受けた(そのほとんどのケースで，これらのポンプは研究プロトコルに反して挿入された)。IABP群にランダム化された患者の4.3%は，デバイスを挿入されなかった。
- intention-to-treat分析あるいはper-protocol分析では，両群の間に30日死亡率の差は出なかった(表35.1)。
- 患者がST上昇型心筋梗塞(segment elevation myocardial infarction：STEMI)かnon-STEMIか，そして患者がIABPを受けたのは血行再建術の前か後かといった，事前に設定したすべてのサブグループを通して，結果は同様であった。

表35.1 主要結果のまとめ

変数	IABP群	ルーチンケア群	P値
30日死亡率 (intention-to-treat分析)	39.7%	41.3%	0.69
30日死亡率 (per-protocol解析)	37.5%	41.4%	0.35
再梗塞	3.0%	1.3%	0.16
院内発症の脳卒中	0.7%	1.7%	0.28

批判と制限事項：ルーチンケア群の患者のかなり(10%)が研究プロトコルに反してIABPを受けており，それは本試験の結果に影響を与えているかもしれない。しかし，per-protocol分析(患者を，受ける予定だった治療ではなく実際に受けた治療をもとに分析するもの)でもやはり，IABPの有用性を証明することはできなかった。

本試験における患者全体の死亡率は40%であり，それは心原性ショックと急性心筋梗塞をもつ患者に対するものとしては，比較的低い。そのため，より重度もしくはより急速に悪化する患者に対しては，本試験の結果が適用されない可能性はある。

関連研究と有用情報：

- この試験の追跡解析も，1年後に両群で同様の死亡率を示した(IABP群52% vs. ルーチンケア群51%)[2]。
- 2009年に行われた，いくつかの観察研究を用いた10,000人以上の患者のメタ解析でも，心原性ショックに対するIABPの死亡率に対するベネフィットは，示し

えなかった[3]。

- 米国循環器学会（American College of Cardiology：ACC）/ 米国心臓協会（American Heart Association：AHA）の 2013 年のガイドラインは，IABP のルーチンでの使用を推奨していない．しかし，「薬物療法ですぐに安定しない，STEMI 後の心原性ショック患者に対しては，IABP が有用かもしれない」と，ガイドラインでは述べられている（そういった患者は，IABP-SHOCK II 試験では十分に示されていないため）[4]。

要点と結果による影響：IABP-SHOCK II 試験は，心筋梗塞と心原性ショックをもつ患者で，IABP を受けた者と受けていない者の死亡率に差が出ないことを証明した．「薬物療法ですぐに安定しない」患者（IABP-SHOCK II 試験では十分に示されていない）に対しては，IABP が有用かもしれないと，ACC/AHA ガイドラインは述べている．しかし現在，心筋梗塞と心原性ショックをもつ患者へのルーチンでの使用を，推奨はしていない．

臨床症例　心筋梗塞後の心原性ショック

症例病歴：

　糖尿病，脂質異常症，そして高血圧を伴う 68 歳男性が，妻と歩いている最中に突然倒れ，救急車で搬送された．救急外来到着時には，血圧 78/40 mmHg で心拍数 120 拍/分であった．心電図では，II，III，aVF に ST 上昇を認めた．どのようにこの患者を治療すべきか．

解答例：

　この患者は，ST 上昇型下壁心筋梗塞と心原性ショックが最も疑われる．PCI か CABG による早期の血行再建術が治療の主軸であり，できるだけ早く，この患者は血行再建術を行う必要がある．患者は循環動態が不安定であり，補液と薬物療法で即座に蘇生する必要がある．本患者に IABP によるベネフィットはおそらくないであろうことを，IABP-SHOCK II 試験の結果は示唆している．しかし，昇圧薬を含む他の治療にもかかわらず，もしこの患者が循環動態的に不安定のままであれば，IABP による治療は有益かもしれないことを，ACC/AHA ガイドラインは示唆している（そのような患者は，IABP-SHOCK II 試験では十分に示されていない）．

文献

1. Thiele H et al. Intraaortic balloon support for myocardial infarction with cardiogenic shock. *N Engl J Med*. 2012; 367: 1287.
2. Thiele H et al. Intra-aortic balloon counterpulsation in acute myocardial infarction. *Lancet*.

2013 Nov; 382(9905): 1638-1645.
3. Sjauw KD et al. A systematic review and meta-analysis of intra-aortic balloon pump therapy in ST-elevation myocardial infarction: should we change the guidelines? *Eur Heart J.* 2009; 30: 459.
4. O'Gara PT et al. 2013 ACCF/AHA guideline for the management of ST-elevation myocardial infarction: a report of the American College of Cardiology Foundation/American Heart Association Task Force on Practice Guidelines. *Circulation.* 2013; 127(4): e362-425.

SECTION 9

呼吸器／集中治療

Pulmonary and Critical Care Medicine

重篤な患者の血糖管理での強化療法 vs. 従来型療法
NICE-SUGAR 研究

Intensive versus Conventional Glucose Control in Critically Ill Patients

Kristopher Swiger

> この……集中治療室(intensive care unit：ICU)における成人を用いた研究では，従来型血糖管理に比し，強化血糖管理は絶対的な死亡リスクを増加させることを，我々は見いだした……。
>
> —— The NICE-SUGAR Investigators[1]

研究課題：重篤な患者に対する積極的な目標血糖値(81〜108 mg/dL)は，従来の目標値(＜180 mg/dL)に比べ，異なるアウトカムをもたらすだろうか[1]。

研究資金提供：公的機関(public granting agencies)である，オーストラリア国立保健医療研究審議会(Australian National Health and Medical Research Council)，ニュージーランド保健研究審議会(Health Research Council of New Zealand)，そしてカナダ保健研究所(Canadian Institute for Health Research)

研究開始：2004 年

研究発表：2009 年

研究実施場所：オーストラリア，カナダ，ニュージーランド，そして米国の 42 病院(38 の大学病院および 4 の市中病院)における，内科および外科 ICU

研究対象：少なくとも 3 日間の ICU 滞在が予期され，48 時間は経口摂取が予期されない，18 歳以上の内科および外科 ICU 患者

研究除外対象：担当医が登録に反対で，本人あるいはその代理人を通して，同意がとれない患者。入院時診断が糖尿病性ケトアシドーシスあるいは高浸透圧状態であった患者もまた，除外された。低血糖の既往あるいは低血糖に陥るリスク因子の

ある患者も，除外となった。

被験者数：6,104人

研究概要：研究デザインの概要は，図36.1を参照。

```
        ICU 患者
           │
         ランダム化
         ┌───┴───┐
   強化血糖管理      従来型血糖管理
(目標値81～108 mg/dL) (目標値＜180 mg/dL)
```

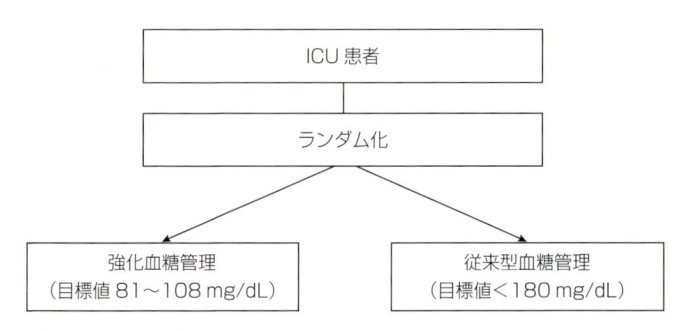

図36.1 研究デザインの概要

介入内容：患者はランダムに，目標血糖値81～108 mg/dLの強化血糖管理群と，目標血糖値＜180 mg/dLの従来型血糖管理群に，それぞれ割り付けられた。両群で，(可能ならば)血糖値測定のサンプルは動脈カテーテルから採取され，そして血糖測定器，血液ガス分析機，あるいは中央検査室の分析機で測定された。インスリンは，持続静注にて投与された。患者が食事摂取を始めたりICUから退院した場合，介入は終了した。が，もし患者が90日以内にICUに再入院となった場合，介入を再開した。

経過観察：90日

エンドポイント(評価項目)：
　一次アウトカム：いかなる原因であれ，90日以内の死亡
　二次および三次アウトカム：原因別死亡率，人工呼吸管理の期間，腎代替療法の期間，新たに発症した臓器不全，そして病院およびICU滞在日数

結果

- 強化血糖管理群の患者は従来型血糖管理群に比し有意に，より多くのインスリンを投与される傾向にあり，そして平均血糖値もより低い傾向にあった(表36.1)。
- 90日で，強化血糖管理群の患者は従来型血糖管理群の患者に比べ，有意に高い死亡率を示した(表36.1)。

- 強化血糖管理群の患者は従来型血糖管理群に比べ，重度低血糖をより頻回に経験していた(表 36.1)。
- 外科的 vs. 非外科的患者の糖尿病の有無，重度敗血症の有無，そして APACHE (acute physiology and chronic health evaluation) スコア＞25 の有無を比較した事前のサブグループ解析では，主要な違いは観察されなかった。
- 強化血糖管理群の患者では，全心血管原因死亡率が，コントロール群に比較して有意に高かった(42.6% vs. 35.8%, $P=0.02$)。しかし，他の特有の死亡原因では差がなかった。
- 人工呼吸管理あるいは腎代替療法の期間，臓器不全の発症，そして ICU と病院の滞在日数は，両群で同様であった。

表 36.1　主要結果のまとめ

	強化血糖管理	従来型血糖管理	P 値
インスリン治療	97.2%	69.0%	<0.001
平均 1 日インスリン投与量	50.2 単位/日	16.9 単位/日	<0.001
血糖の時間加重平均値	118 mg/dL	145 mg/dL	<0.001
90 日死亡率	27.5%	24.9%	0.02
重度低血糖	6.8%	0.5%	<0.001

批判と制限事項：非盲検試験であるという点と，ICU に少なくとも 3 日間は滞在するであろう患者を選ぶというその主観的な基準が，本研究では批判されている。加えて，NICE-SUGAR 研究では以前のいくつかの研究とは異なった血糖目標値を選択しており，その点が他の研究との比較を困難にしている。さらに，強化血糖管理群に割り付けられた患者のかなりの部分で，血糖目標値に到達していない。

関連研究と有用情報：
- NICE-SUGAR 研究以前に，外科 ICU[2] と内科 ICU[3] の患者を用いた 2 つの試験でそれぞれ，強化血糖管理(目標値 80〜110 mg/dL)と従来型管理(目標値 180〜200 mg/dL)を比較している。外科 ICU での試験では，強化血糖管理群において 1 年後に死亡率の低下を認めた (4.6% vs. 8.0%, $P<0.04$)。しかし，内科 ICU 患者においては，死亡率に違いを認めなかった。
- 米国集中治療医学会(Society of Critical Care Medicine) から出た 2012 年の Surviving Sepsis ガイドラインでは，重度の敗血症をもつ患者においては血糖目標値＜180 mg/dL を推奨している[4]。
- 米国臨床内分泌学会(American Association of Clinical Endocrinologists) と米

国糖尿病学会（American Diabetes Association）は，血糖値が 180 mg/dL を超える重篤な患者に対しては，目標血糖値 140～180 mg/dL でのインスリン治療の開始を推奨している[5]。

要点と結果による影響：ICU 患者の目標血糖値を 108 mg/dL 以下においた強化血糖管理は，目標値＜180 mg/dL の従来の血糖目標に比べ死亡率を上昇させることを，NICE-SUGAR 研究は示した。ICU 患者における，特に外科患者に対する，適切な目標血糖値に関してまだ議論はあるものの，ほとんどのガイドラインは現在，従来の目標値である 180 mg/dL 未満を推奨している。

臨床症例　ICU における血糖モニタリング

症例病歴：

56 歳の男性が，医療関連肺炎による低酸素性呼吸不全のために内科 ICU に入院した。患者は人工呼吸管理となっている。既往には 2 型糖尿病があり，家でインスリンを使用している。患者の入院時血糖は 150 mg/dL であった。患者が ICU に滞在している間，どれくらいの血糖目標値をあなたは目指すべきか。

解答例：

NICE-SUGAR 研究は，目標血糖値 81～108 mg/dL の強化血糖管理が，目標値 180 mg/dL 未満の従来型血糖管理に比べ，全死亡率を上昇させることを示した。本患者は NICE-SUGAR 研究に包含された典型的な患者像であり，血糖目標値を 180 mg/dL 未満におくことはそれよりも積極的な目標に比べて，適切であると思われる。

文献

1. Finfer S et al. Intensive versus conventional glucose control in critically ill patients. *N Engl J Med.* 2009; 360(13): 1283-1297.
2. Van den Berghe G et al. Intensive insulin therapy in critically ill patients. *N Engl J Med.* 2001; 345: 1359.
3. Van den Berghe G et al. Intensive insulin therapy in the medical ICU. *N Engl J Med.* 2006; 354: 449.
4. Dellinger RP et al. Surviving sepsis campaign: international guidelines for management of severe sepsis and septic shock: 2012. *Crit Care Med.* 2013; 41(2): 580-637.
5. Moghissi ES et al. American Association of Clinical Endocrinologists and American Diabetes Association consensus statement on inpatient glycemic control. *Endocr Pract.* 2009; 15(4): 353-369.

重症患者における赤血球輸血
TRICC 試験

Red Cell Transfusion in Critically Ill Patients

Michael E. Hochman

> 我々の発見は，重症患者において赤血球輸血開始の指標としてヘモグロビン(Hb)値 7.0 g/dL を使用するのは……制限なく開始する方法（10.0 g/dL から開始）と少なくともほぼ同等か，むしろ優れている可能性があることを示している。
>
> —— Hébert et al.[1]

研究課題：集中治療室(intensive care unit：ICU)の患者はいつ赤血球輸血を開始すべきか[1]。

研究資金提供：カナダ医学研究審議会(Medical Research Council of Canada)，Bayer 社による制限のない資金(Bayer 社の資金はカナダ医学研究審議会の資金が確保された後に与えられた)

研究開始：1994 年

研究発表：1999 年

研究実施場所：カナダにある 25 の ICU

研究対象：内科または外科 ICU 入院の成人で，Hb 値が 9.0 g/dL 未満かつ臨床的に体液量正常な患者

研究除外対象：多量の活動性出血（消化管出血で 12 時間で Hb 値が 3 ポイント低下するなど），慢性貧血（入院 1 か月前に Hb 値 9.0 g/dL 未満が確認されている），妊娠中の患者

被験者数：838 人

研究概要：TRICC 試験デザインの概要は，図 37.1 参照。

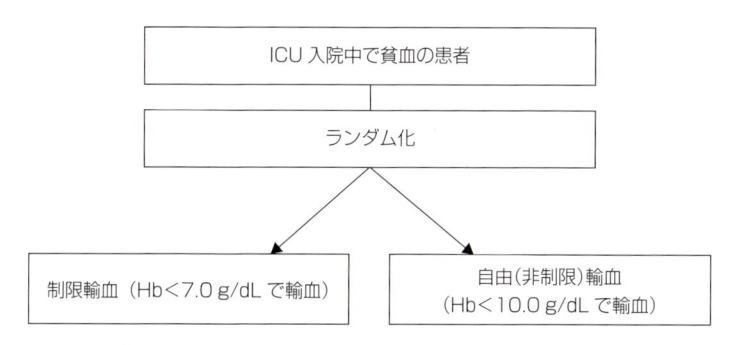

```
        ┌─────────────────────────┐
        │ ICU 入院中で貧血の患者 │
        └─────────────────────────┘
                    │
        ┌─────────────────────────┐
        │      ランダム化         │
        └─────────────────────────┘
           │                    │
           ▼                    ▼
┌─────────────────┐   ┌─────────────────────┐
│ 制限輸血        │   │ 自由（非制限）輸血  │
│（Hb<7.0 g/dL    │   │（Hb<10.0 g/dL       │
│  で輸血）       │   │  で輸血）           │
└─────────────────┘   └─────────────────────┘
```

図 37.1　研究デザインの概要

介入内容：該当する Hb 値まで低下した時点で白血球除去されていない赤血球輸血が行われ，1 単位ずつ投与した。輸血後 Hb 値を測定し，必要に応じて追加の輸血をした。

経過観察：30 日

エンドポイント（評価項目）：
　一次アウトカム：30 日死亡率
　二次アウトカム：60 日死亡率，多臓器不全

結果

- ICU 入院の主原因は，約 30％の患者が呼吸器疾患，20％が心疾患，15％が消化器疾患で，20％が外傷であった。
- 制限群には平均 2.6 単位の輸血を試験中に投与し，自由群は平均 5.6 単位だった。
- 毎日の平均 Hb 値は，制限群が 8.5 g/dL で，自由群が 10.7 g/dL であった。
- 表 37.1 で示すように，制限群と自由群で 30 日死亡率に有意差はなかったが，サブグループ解析によると，より若く健康な患者における 30 日死亡率の比較では制限群のほうが有意に低かった。
- 別の心疾患に絞ったサブグループ解析では，制限群と自由群で 30 日死亡率に有意差はなかった。ただし，急性冠動脈疾患の患者では，有意差はなかったが自由群でアウトカムがよかった[2]。
- 心疾患イベント（肺水腫と心筋梗塞）は，自由群で有意に多かった。

表 37.1　主要結果のまとめ

アウトカム	制限群	自由群	P 値
30 日死亡率	18.7%	23.3%	0.11
60 日死亡率	22.7%	26.5%	0.23
多臓器不全[a]	5.3%	4.3%	0.36

[a] 3 臓器以上の臓器不全。

批判と制限事項：重症心疾患を有する多数の患者が，主治医の判断で試験に参加しなかった。さらに，この試験で使用した赤血球輸血は白血球除去されていなかった。現在では白血球除去した赤血球輸血が標準的に使用される施設が多く，そのほうが輸血関連合併症は少ないだろう。

関連研究と有用情報：

- 制限と自由輸血戦略を比較した試験のレビューでは「重症心疾患がなければ，エビデンスは制限輸血戦略の選択を支持している」としながらも，「この保守的な輸血戦略は，より大規模な臨床試験にて身体機能，病状，死亡率の評価を，特に心疾患を有する患者で行わなければならない」とした[3]。
- 制限輸血戦略の選択は，待機的冠動脈バイパス術を受ける患者[4]，股関節骨折の手術を受けた患者[5]，最近外傷性脳損傷のあった患者[6]，小児集中治療患者[7]で支持されている。
- 急性上部消化管出血の患者では，制限輸血戦略（Hb 閾値 7 g/dL 以下）が，自由輸血戦略（Hb 閾値 9 g/dL 以下）よりも優れていることを示した[8]。
- 股関節骨折の高齢入院患者を含む小規模の試験で，自由輸血戦略（Hb 閾値 10 g/dL 以下）と制限輸血戦略（Hb 閾値 8 g/dL 以下）を比較した。この試験では自由輸血戦略で死亡率の低下が示されたが，この結果はさらに大規模な試験で繰り返されるべきだろう[9]。
- 本研究とほかの研究に基づき，ガイドラインではほとんどの重症患者に Hb 閾値 7 g/dL 未満での輸血を推奨している[10]。

要点と結果による影響：ほとんどの重症患者において，Hb 値が 7.0 g/dL 未満に低下するまで赤血球輸血を待機することは，Hb 値が 10.0 g/dL 未満に低下してから輸血するのと同等またはより好ましいようである。これらの知見は，この試験から除外された慢性貧血の患者には当てはまらない。また，活動性心筋虚血の患者にも当てはめることができない。なぜなら，これらの患者はこの試験では少なく不十分で，輸血閾値 7.0 g/dL のほうが有意差は出なかったがアウトカムが悪かった。

臨床症例　重症患者への赤血球輸血

症例病歴：

74 歳の女性で骨髄異形成症候群の患者が，肺炎のため内科病棟に入院した。問診では，過去 3 か月間で疲労感が増悪してきていることを訴えている。彼女の入院時 Hb 値は 8.0 g/dL であり，4 か月前に測定された 10.5 g/dL から低下している。

TRICC 試験の結果に基づくと，この患者に赤血球輸血を行うべきだろうか。

解答例：

TRICC 試験は，ほとんどの重症患者において，Hb 値が 7.0 g/dL 未満に低下するまで赤血球輸血を待機することは，Hb 値が 10.0 g/dL 未満に低下してから輸血するのと同等もしくはより好ましいことを示した。しかしながら，この症例の患者は重症ではなく，TRICC 試験の結果を適用すべきではない。彼女の疲労感は骨髄異形成症候群による貧血が原因と考えられる。赤血球輸血は，彼女にはよい適応になるだろう。

文献

1. Hébert PC et al. A multicenter, randomized, controlled clinical trial of transfusion requirements in critical care. *N Engl J Med.* 1999; 340(6): 409-417.
2. Hébert PC et al. Is a low transfusion threshold safe in critically ill patients with cardiovascular diseases? *Crit Care Med.* 2001; 29(2): 227.
3. Carless PA et al. Transfusion thresholds and other strategies for guiding allogeneic red blood cell transfusion. *Cochrane Database Syst Rev.* 2010; (10): CD002042.
4. Bracey AW et al. Lowering the hemoglobin threshold for transfusion in coronary artery bypass procedures: effect on patient outcome. *Transfusion.* 1999; 39(10): 1070.
5. Carson JL et al. Liberal or restrictive transfusion in high-risk patients after hip surgery. *N Engl J Med.* 2011; 365(26): 2453.
6. Robertson CS et al. Effect of erythropoietin and transfusion threshold on neurological recovery after traumatic brain injury: a randomized clinical trial. *JAMA.* 2014 Jul 2; 312(1): 36-47.
7. Lacroix J et al. Transfusion strategies for patients in pediatric intensive care units. *N Engl J Med.* 2007; 356(16): 1609-1619.
8. Villanueva C et al. Transfusion strategies for acute upper gastrointestinal bleeding. *N Engl J Med.* 2013; 368(1): 11-21.
9. Foss NB et al. The effects of liberal vs. restrictive transfusion thresholds on ambulation after hip fracture surgery. *Transfusion.* 2009; 49(2): 227.
10. Napolitano LM et al. Clinical practice guideline: red blood cell transfusion in adult trauma and critical care. *Crit Care Med.* 2009; 37(12): 3124.

> **訳　者　コ　メ　ン　ト**
>
> 敗血症性ショックの患者における輸血基準（Hb値 7.0 g/dL vs. 9.0 g/dL）に関するランダム化比較試験 TRISS 試験（Transfusion Requirements in Septic Shock）〔*N Engl J Med.* 2014 9；371(15)：1381-91〕が発表され，アウトカムが変わらないことが示された。

慢性閉塞性肺疾患の急性増悪に対する非侵襲的人工呼吸管理

Noninvasive Ventilation for Acute Exacerbations of Chronic Obstructive Pulmonary Disease

Adel Boueiz

慢性閉塞性肺疾患（chronic obstructive pulmonary disease：COPD）による急性呼吸不全で入院した患者のなかでも，選別した患者に対する非侵襲的人工呼吸管理は，挿管の必要性を不要にし，そのため合併症の発生と死亡率を減少し，入院期間を短くしうる。

—— Brochard et al.[1]

研究課題：非侵襲的人工呼吸管理は，COPD の急性増悪をもつ患者に対して効果的であろうか[1]。

研究資金提供：記載なし

研究開始：1990 年

研究発表：1995 年

研究実施場所：欧州の 5 病院（フランス 3，イタリア 1，スペイン 1）

研究対象：2 週未満の呼吸困難，呼吸性アシドーシス，重炭酸の上昇，そして以下の 3 つの基準のうち 2 つを伴う，COPD の急性増悪で入院となった COPD の既往のある成人患者：

- 呼吸数＞30 回/分
- 動脈血酸素分圧（PaO_2）＜45 mmHg
- 動脈血 pH＜7.35

研究除外対象：入院前に気管切開または気管内挿管となった患者，呼吸数＜12 回/分あるいは入院時に気管内挿管を必要とした患者，そして 12 時間以内に鎮静薬を

投与された患者。加えて，「低換気性脳症あるいは低酸素症とは関連のない中枢神経系障害」を伴う患者，過去5日以内に心停止のあった患者，顔面変形のある患者，そして気管内挿管を望まない患者は，それぞれ除外された。

被験者数：85人

研究概要：研究デザインの概要は，図38.1を参照。

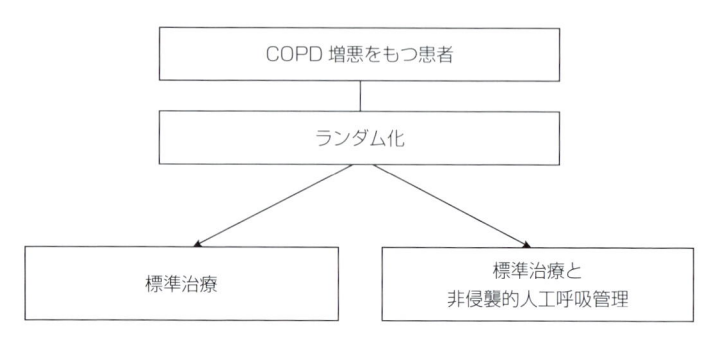

図 38.1　研究デザインの概要

介入内容：すべての患者は鼻カニューレによって最大流量5 L/分の酸素を投与され，酸素飽和度＞90％をその目標とした。患者にはまた，ヘパリン皮下注，抗菌薬，気管支拡張薬の投与，および電解質異常の補正管理が行われた（以後，標準治療と呼ぶ）。

標準治療に加え，非侵襲的人工呼吸管理群では1日最低6時間の非侵襲的陽圧換気（noninvasive positive-pressure ventilation：NPPV）が行われた。NPPVの期間は，患者の臨床状態に基づき延長可能とした。NPPVは口鼻マスクを通して行われ，患者の自発吸気努力をトリガーとしたプレッシャーサポートが行われた。プレッシャーサポートは最初20 mmHgに設定したが，酸素飽和度＞90％を目標に調整可能とした。NPPV使用中に患者が呼吸停止を来した場合，マスクはトリガーなしにプレッシャーコントロールサイクルを供給する設定とした。

挿管の基準は，以下に挙げたメジャー基準の1つでもある場合，もしくはマイナー基準のうち少なくとも2つが存在する場合，とした（表38.1）。もしNPPVの離脱直後に，2つのマイナー基準で挿管の基準を満たす場合，挿管に進む前にNPPVを再使用可能とした。

表 38.1 挿管の基準

メジャー基準	マイナー基準
呼吸停止	呼吸数＞35 回/分かつそれが入院時よりも多い状態
意識消失もしくは喘ぎを伴う一時的な呼吸停止	動脈血 pH＜7.3 かつそれが入院時よりも低い状態
鎮静を必要とする不穏	酸素投与にもかかわらず，PaO_2＜45 mmHg の状態
心拍数＜50 拍/分で覚醒喪失を伴う	脳症スコアの上昇
収縮期血圧＜90 mmHg を伴う不安定な循環動態	

経過観察：退院あるいは死亡，どちらか先に生じたほうまで

エンドポイント（評価項目）：

一次アウトカム：気管内挿管と人工呼吸管理の必要性

二次アウトカム：病院滞在日数，入院時にはなかった合併症の発症（たとえば，感染，心筋梗塞，あるいは肺塞栓），換気アシストの期間，そして院内死亡率

結果

- 両群の患者は，抗菌薬，気管支拡張薬，副腎皮質ステロイド，そして利尿薬を用いた類似した治療を受けた。
- 標準治療群における患者と比較し，非侵襲的人工呼吸管理群では有意に，気管内挿管を必要とする患者が少なかった（表 38.2）。
- 非侵襲的人工呼吸管理群に比し標準治療群で，病院滞在日数と全体の合併症率は高かった（表 38.2）。
- 標準治療に比べ非侵襲的人工呼吸管理群で，院内死亡率は低かった（表 38.2）。気管内挿管の使用により，この違いは消失した。このことは，非侵襲的人工呼吸管理でみられたベネフィットが，挿管を必要とする患者数の少なさに起因することを示唆している。

表38.2 主要結果のまとめ

	標準治療	非侵襲的人工呼吸管理	P値
気管内挿管の必要性	74%	26%	<0.001
入院日数	35±33日	23±17日	0.02
入院時存在しなかった合併症の頻度	48%	16%	0.001
院内死亡率	29%	9%	0.02

批判と制限事項：鼻カニューレの細い先端から供給される酸素には，最大流量5 L/分と制限があり，酸素投与が不十分で，そのため不適切な内科的治療に終わってしまったかもしれない。このことが，標準治療群において観察された通常以上に高い挿管率(74%)を引き出し，非侵襲的人工呼吸管理の見かけのベネフィットを誇張した可能性があろう。予期したよりも高い挿管率はまた，研究対象患者が典型的なCOPD患者よりも重症であった可能性を示唆し，研究結果の一般化を制限することとなる。

関連研究と有用情報：
- 標準治療とNPPVを比較した，14のランダム化比較試験と758人の患者でのメタ解析では，NPPVが死亡率(22% vs. 11%)，挿管率(33% vs. 16%)，そして治療不全(42% vs. 20%)の減少をもたらすことが示された[2]。
- 15のランダム化比較試験を用いた他のメタ解析の結果では，重度のCOPD増悪をもつ患者でのみ，NPPVのベネフィットが認められた。重度COPDの定義は，ベースラインのpHが7.3未満，あるいはコントロール群の死亡率が10%より大きいもの，とされた[3]。
- Global Initiative for Chronic Obstructive Lung Disease(GOLD)は，呼吸性アシドーシス(pH<7.35および／または動脈血二酸化炭素分圧($PaCO_2$)>45 mmHg)，あるいは呼吸筋疲労を伴う重度呼吸困難をもつ急性COPD増悪において，NPPVを開始することを推奨している[4]。

要点と結果による影響：急性COPD増悪をもつ患者に対して，NPPVは気管内挿管の必要性を減少し，合併症率と死亡率を下げ，そして病院滞在日数を短くした。GOLDは現在，重度のCOPD増悪を伴う患者に対しては，NPPVを推奨している。

臨床症例　COPD 増悪の管理

症例病歴：

　69 歳の男性が，3 日間にわたる膿性痰を伴う進行性咳嗽と増悪する呼吸困難を主訴に来院した。患者は 2 年前に COPD と診断され，必要に応じて気管支拡張薬を使用している。患者は，1 日 1 箱を喫煙している。身体診察上，患者は中度の呼吸困難があり，その呼吸数は 35 回/分，酸素飽和度は室内気吸入下で 88%，両側の呼気喘鳴を伴っていた。室内気吸入下での動脈血ガス分析では，pH 7.30，$PaCO_2$ 61 mmHg，そして PaO_2 53 mmHg であった。本患者では，どの治療が最も適切であろうか。

解答例：

　本患者は，増悪する呼吸困難，喀痰排出量，そして膿性痰といった重度 COPD 増悪の定義を満たしており，短時間作用型の気管支拡張薬（$β_2$ 作動薬と抗コリン作動薬），副腎皮質ステロイド全身投与，そして抗菌薬を用いた，内科的な管理が必要となる。加えて，入院時の呼吸性アシドーシスの存在を考えた際，NPPV の開始により気管内挿管，合併症，そして死亡率のリスクを下げ，患者の入院日数が短くなるであろう。

文献

1. Brochard L et al. Noninvasive ventilation for acute exacerbations of chronic obstructive pulmonary disease. *N Engl J Med*. 1995 Sep 28; 333(13): 817-822.
2. Ram FS, Picot J, Lightowler J, Wedzicha JA. Non-invasive positive pressure ventilation for treatment of respiratory failure due to exacerbations of chronic obstructive pulmonary disease. *Cochrane Database Syst Rev*. 2004; CD004104.
3. Keenan SP, Sinuff T, Cook DJ, Hill NS. Which patients with acute exacerbation of chronic obstructive pulmonary disease benefit from noninvasive positive-pressure ventilation? A systematic review of the literature. *Ann Intern Med*. 2003; 138: 861.
4. Global Initiative for Chronic Obstructive Lung Disease (GOLD). Global strategy for the diagnosis, management, and prevention of chronic obstructive pulmonary disease: revised 2013. www.goldcopd.org. Accessed December 9, 2013.

急性呼吸促迫症候群／急性肺障害に対する低1回換気量による人工呼吸管理

ARDSNet 試験

Low Tidal Volume Ventilation in Acute Respiratory Distress Syndrome / Acute Lung Injury

Kristopher Swiger

急性肺障害(acute lung injury：ALI)と急性呼吸促迫症候群(acute respiratory distress syndrome：ARDS)をもつ患者に対し，低1回換気量での人工呼吸管理は…死亡率を下げ，そして人工呼吸管理を必要としない日数を増やした。
—— The ARDS Network Investigators[1]

研究課題：ALI／ARDS をもつ患者は，低1回換気量による人工呼吸で管理されるべきか[1]。

研究資金提供：米国国立心肺血液研究所(National Heart, Lung, and Blood Institute：NHLBI)

研究開始：1996 年

研究発表：2000 年

研究実施場所：米国の 10 の大学センター

研究対象：挿管された，そして欧米コンセンサス会議(American-European Consensus Conference)における ALI／ARDS の定義[2]を満たす成人患者。その定義は以下のとおり：

1. 動脈血酸素分圧(PaO_2)と吸入酸素濃度(FiO_2)の比率が 300 以下
2. 肺浮腫に矛盾しない，胸部 X 線上での両側浸潤影
3. 左房圧の上昇所見なし

2012年のベルリン分類(Berlin Classification)によって，研究施行時にALIとして定義されていたものは，現在は軽度ARDSに当たる．

研究除外対象：研究対象の基準に当てはまってから36時間経っていた場合，その患者は除外された．加えて，次のグループは除外対象となった：小児，妊婦，頭蓋内圧亢進や「自発呼吸を妨げる神経筋疾患」といった，重症の併存疾患をもつ患者，重度慢性呼吸器疾患，慢性肝疾患，あるいは「6か月後の予測死亡率が50％以上」となる他の併存疾患をもつ患者

被験者数：861人

研究概要：研究デザインの概要は，図39.1を参照．

```
        ALIやARDSをもつ患者
                │
             ランダム化
            ┌────┴────┐
    低1回換気量(6 mL/kg)   従来1回換気量(12 mL/kg)
```

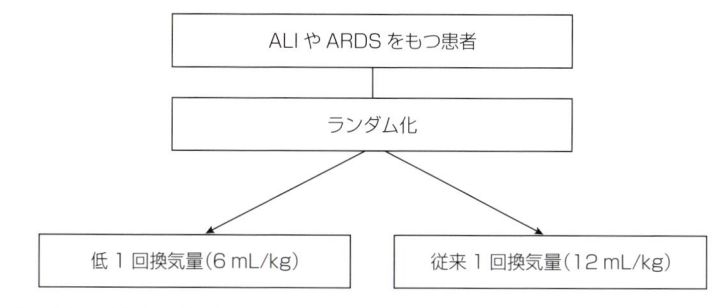

図39.1　研究デザインの概要

介入内容：患者はすべて，ボリュームコントロール換気を受けた．従来1回換気量群では，患者にはまず，予測体重で12 mL/kgの1回換気量で管理を開始した．その後，プラトー圧で50 cm水柱かそれより下を保つよう必要に応じて，予測体重で1 mL/kgずつ，1回換気量を段階的に下げていった．低1回換気量群の患者では，最初6 mL/kgの1回換気量で管理を始めた．その後，プラトー圧で30 cm水柱を超えないよう必要に応じて，予測体重で1 mL/kgずつ，1回換気量を段階的に下げていった．

経過観察：180日

エンドポイント(評価項目)：
　一次アウトカム：退院前死亡，そして入院1〜28日までの人工呼吸管理なしの日数
　二次アウトカム：臓器不全なしの日数

結果

- 低1回換気量の使用が有用だとはっきりした時点で，本試験は早期に中止となった(表39.1)。
- プラトー圧(これは，人工呼吸器吸気時において末梢気道内および肺胞内の圧に相当する)は，低1回換気量で治療した群で，有意に低かった。
- 呼気終末陽圧呼吸(positive end-expiratory pressure：PEEP)とFiO_2は1日目と3日目で，低1回換気量群で有意に高かった。だが，絶対的な違いは小さく，臨床的に意味があるかどうかは疑わしいものであった。7日目には，これらの測定値は従来の換気量を用いた群で高くなっていた。

表39.1 主要結果のまとめ

アウトカム	低1回換気量	従来1回換気量	P値
退院前死亡	31.0%	39.8%	0.007
人工呼吸管理なしの日数	12	10	0.007
呼吸器系以外の臓器不全のない日数	15	11	0.006

批判と制限事項：従来1回換気量群で，これまでにないほどの高いプラトー圧が本試験では用いられた，と主張する者もいる。もしそうなら，それは患者に有害であり，低1回換気量群のベネフィットを過大評価することになったろう。だが，大多数の従来の換気量群における患者のプラトー圧は，45 cmH$_2$O 未満であった。

関連研究と有用情報：
- 10のランダム化試験を用いた2つのメタ解析の結果は，ARDSNet試験の結果と合致していた[3,4]。
- 2012年のSurviving Sepsis Campaignガイドラインは，敗血症によるARDS患者に対する人工呼吸管理の1回換気量の目標として，予測体重で6 mL/kgを推奨している。

要点と結果による影響：ALIやARDSをもつ患者において，低1回換気量での人工呼吸管理により，院内死亡率は低下し，人工呼吸器に依存しない生存日数や臓器不全のない生存日数は増加した。末梢気道内や肺胞内の圧を制限し，穏やかに換気を行うことが，ARDS患者を管理するうえで適切な戦略であることが，本試験で確かめられた。

臨床症例　低1回換気量による呼吸管理

症例病歴：

　79歳の女性が，股関節部骨折で入院した。入院5日目，患者は進行性に低酸素状態となり，院内肺炎と診断，低酸素性呼吸不全に対し人工呼吸管理が必要となった。胸部X線上，両側びまん性の肺胞浸潤影を認めた。患者のPaO_2は，FiO_2 80%で100 mmHgであった。

　ARDS Network Investigatorsによる結果に基づいた場合，どのようにこの患者を治療すべきだろうか。

解答例：

　問いのなかで示された研究は，低1回換気量が院内死亡率を下げ，人工呼吸管理生存日数を減らすことを示した。これは，プラトー圧と肺膨張の低下に起因する。

　問いの患者は典型的なARDSリスク患者であり，ARDS Network Investigatorsによって研究対象となった患者像である。ARDS患者に対し推奨される人工呼吸管理戦略は，予測体重を用いて8 mL/kgの1回換気量で開始する，ボリュームコントロール換気である。プラトー圧を30 cmH$_2$O未満に下げ，さらに酸素化と換気を可能な限り正常に維持しうるならば，さらに，予測体重を用いた6 mL/kgの換気量（これはARDS Network Investigatorsによって示された数字である）に下げるべきである。

文献

1. The ARDS Network. Ventilation with lower tidal volumes as compared with traditional tidal volumes for ALI and ARDS. *N Engl J Med.* 2000; 342: 1301-1308.
2. Bernard GR et al. The American-European Consensus Conference on ARDS: definitions, mechanics, relevant outcomes and clinical trial coordination. *Am J Respir Crit Care Med.* 1994; 149: 818-824.
3. Petrucci N, Iacovelli W. Ventilation with lower tidal volumes versus traditional tidal volumes in adults for acute lung injury and acute respiratory distress syndrome. *Cochrane Database Syst Rev.* 2004; 2: CD003844. doi: 10.1002/14651858.CD003844.pub2.
4. Putensen C et al. Meta-analysis: ventilation strategies and outcomes of the acute respiratory distress syndrome and acute lung injury. *Annals Intern Med.* 2009 Oct; 151(8): 566-576.
5. Dellinger RP et al. Surviving sepsis campaign: international guidelines for management of severe sepsis and septic shock, 2012. *Intensive Care Med.* 2013; 39(2): 165-228. doi: 10.1007/s00134-012-2769-8.

40 集中治療室における人工呼吸管理中の成人患者に対するルーチン vs. オンデマンド胸部X線撮影

Comparison of Routine versus On-Demand Chest Radiographs in Mechanically Ventilated Adults in the Intensive Care Unit

Adel Boueiz

我々の研究の結果，オンデマンド（必要に応じた）戦略で，胸部X線の使用量は激減を示した。そのうえで，人工呼吸管理の期間，集中治療室（intensive care unit：ICU）滞在日数，そして死亡率は両者で同様であった。
— Hejblum et al.[1]

研究課題：人工呼吸管理中の成人患者に，毎日のルーチンでの胸部X線撮影は必要であろうか。それとも，必要に応じてで十分か[1]。

研究資金提供：パリとその近郊の公立病院システムである Assistance Publique-Hôpitaux de Paris

研究開始：2006年

研究発表：2009年

研究実施場所：フランス，パリの21 ICU（内科ICU 13，外科ICU 2，そして混合6。17は大学病院内）

研究対象：人工呼吸管理を受けているICUの成人患者

研究除外対象：2日未満の人工呼吸器使用患者はプロトコル上は登録されたものの，解析には含まなかった。

被験者数：849 人

研究概要：研究デザインの概要は，図 40.1 を参照。

```
              人工呼吸管理中の患者
                     │
              ICU でランダム化
                     │
        ┌────────────┴────────────┐
  オンデマンド胸部 X 線撮影を    最初の    ルーチン胸部 X 線撮影を
    用いる 10 の ICU          治療期間      用いる 11 の ICU
        │                                         │
  ルーチン胸部 X 線撮影を    第 2 の    オンデマンド胸部 X 線撮影を
    用いる 10 の ICU         治療期間      用いる 11 の ICU
```

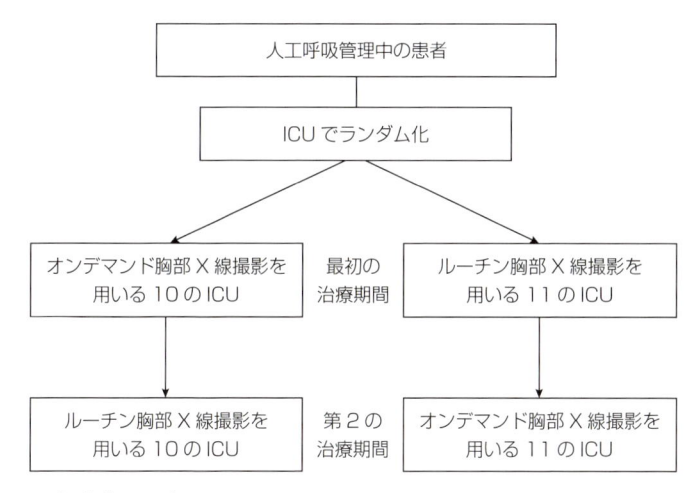

図 40.1　研究デザインの概要

介入内容：両群におけるすべての患者は挿管後，最初の胸部 X 線撮影を受けた。

ルーチン胸部 X 線群では，すべての人工呼吸管理患者はその臨床的な状態にかかわらず，朝の回診時に胸部 X 線を撮影された。患者はまた，経過を通して必要だと思われた時に，随時胸部 X 線撮影を受けた。

オンデマンド群では，臨床所見から必要と思われたときにのみ胸部 X 線を撮影した。

それぞれの ICU は，20 人の患者が登録され，その経過観察を終えるまで（ICU からの退院あるいは 30 日間の人工呼吸管理，どちらか先に生じたほう），プロトコルに従った。この後 1 週間の休止期間（washout period）を挟んで，それぞれの ICU はその戦略を交換した（すなわち，オンデマンドアプローチを用いていた ICU 患者はルーチン胸部 X 線アプローチへ，その逆もまた同様に）。

経過観察：30 日間の人工呼吸管理，あるいは ICU からの退院，どちらか最初に生じたほう

エンドポイント（評価項目）：

一次アウトカム：人工呼吸管理中の患者 1 人 1 日あたりの平均胸部 X 線撮影数（挿管後の最初の撮影は除外）。

二次アウトカム：人工呼吸管理日数，ICU 滞在日数，そして ICU 死亡率

結果

- オンデマンド胸部X線群へとランダム化された患者では，ルーチン群に割り付けられた患者に比べて，人工呼吸器使用患者1人1日あたりの平均胸部X線撮影数の32%の減少を認めた(表40.1)。
- オンデマンド群で撮影された胸部X線数は少ないにもかかわらず，なんらかの介入が必要な臨床的に意味をもつ胸部X線の撮影数で，両群間に違いはみられなかった(表40.1)。
- 人工呼吸管理日数，ICU滞在日数，そしてICU死亡率は，いずれも両群間で同様であった(表40.1)。

表40.1 主要結果のまとめ

	オンデマンド	ルーチン	P値
人工呼吸管理中の患者1人1日あたりの胸部X線の平均撮影数	0.75	1.09	<0.001
診断あるいは治療のために追加介入が必要となる胸部X線撮影数	729	728	0.77
人工呼吸管理の平均期間(日)	9.9	9.8	0.90
ICU滞在の平均期間(日)	13.21	13.96	0.28
ICU死亡率	32%	31%	有意差なし[a]

[a] 実際のP値は報告されていない。

批判と制限事項：人工呼吸管理中の患者で，1人1日あたりオーダーされた胸部X線撮影数の有意な減少を本研究は示したものの，死亡率と罹患率に臨床的に重要な違いがあることを言い切るには，統計的なパワーが不足していた。加えて，本研究の著者らは必要に応じて胸部X線をオーダーする際，具体的にどのような時にそれを行うのか，実際の基準を示していない。最後に，人工呼吸管理中の患者に対し，ルーチンでの胸部X線撮影なしでの管理がどれくらいの期間安全なのか，本研究は示していない。

関連研究と有用情報：

- 7,078人のICU患者におけるルーチン vs. オンデマンドの胸部X線撮影を比較した8つの試験のメタ解析は，2つの戦略における死亡率，入院およびICU滞在日数，そして人工呼吸管理日数が，いずれも同様であったことを示した[2]。
- 人工呼吸管理中の急性呼吸不全をもつ患者の管理に対する，米国集中治療医学会

(Society of Critical Care Medicine) のガイドラインは，最初に胸部 X 線を撮影し，その後は臨床的に必要性がある場合のみ，胸部 X 線の撮影を推奨している[3]。

- 米国放射線学会 (American College of Radiology) は，急性の心肺疾患をもつ患者に対し，臨床的な状態に従って必要な際にのみ，胸部 X 線を撮影することを推奨している[4]。

要点と結果による影響：重篤で人工呼吸管理を行われている患者において，必要がある場合のみ胸部 X 線撮影を受けている者は，毎日受けている患者に比べ，より少ない X 線数で，同様なアウトカムを示した。これらの結果は，幅広い ICU 患者を用いた多くの研究で再現されている。こういった所見に基づき，ガイドラインは人工呼吸管理中の患者に対し，必要がある場合のみの胸部 X 線撮影を推奨している。

臨床症例　ICU における胸部 X 線撮影

症例病歴：
　尿路性敗血症と多臓器障害を伴う 60 歳の女性が ICU 入院となり，増悪する低酸素性呼吸不全で挿管，人工呼吸管理となった。本試験の結果に基づくと，ICU におけるこの患者の経過を追うために，胸部 X 線撮影をどのように用いるべきか。

解答例：
　ルーチンに対し，特定の臨床状態に応じて胸部 X 線をオーダーすることで (すなわち，オンデマンド)，患者のアウトカムに悪影響を及ぼすことなく，人工呼吸管理 1 日あたりの胸部 X 線オーダー数は少なくなることが予想される。そのため，オンデマンドアプローチを選択すべきである。

文献

1. Hejblum G et al. Comparison of routine and on-demand prescription of chest radiographs in mechanically ventilated adults: a multicentre, cluster-randomised, two-period crossover study. *Lancet.* 2009; 374(9702): 1687-1693.
2. Oba Y, Zaza T. Abandoning daily routine chest radiography in the intensive care unit: meta-analysis. *Radiology.* 2010; 255(2): 386-395.
3. Task Force on Guidelines, Society of Critical Care Medicine. Guidelines for standard of care for patients with acute respiratory failure on mechanical ventilator support. *Crit Care Med.* 1991; 19: 275-278.
4. Expert Panel on Thoracic Imaging. ACR appropriateness criteria routine chest radiographs in intensive care unit patients. *J Am Coll Radiol.* 2013; 10(3): 170-174.

41 敗血症の早期目標指向型治療

Early Goal-Directed Therapy in Sepsis

Michael E. Hochman

重症敗血症と敗血症性ショックの早期診断と治療は，短期的にも長期的にも有意なベネフィットがある。

—— Rivers et al.[1]

研究課題：敗血症における早期診断と治療はアウトカムを改善するか[1]。

研究資金提供：ヘンリーフォード・ヘルスシステム研究資金 (Henry Ford Health Systems Fund for Research)，ウェザビー・ヘルスケア蘇生学研究助成金 (Weatherby Healthcare Resuscitation Fellowship)

研究開始：1997年

研究発表：2001年

研究実施場所：米国ミシガン州デトロイトのヘンリーフォード病院

研究対象：救急室に運ばれた重症敗血症または敗血症性ショックの成人患者。試験に参加する患者は，感染症が疑われ，全身性炎症反応症候群 (systemic inflammatory response syndrome：SIRS) の4つの基準のうち最低でも2つ満たし，収縮期血圧が90 mmHg以下とした。ほかに，感染症の疑いがあり，最低でも2つのSIRS基準を満たし，血清乳酸値が4.0 mmol/L以上でも参加が認められた（表41.1）。

表41.1　SIRSの基準

体温	≦36℃（96.8°F），または≧38℃（100.4°F）
心拍数	≧90拍/分
呼吸数	≧20回/分，または動脈血二酸化炭素分圧（$PaCO_2$）<32 mmHg
白血球数	≧12,000/μL，または≦4,000/μL，または未熟顆粒球≧10%

研究除外対象：妊娠している患者，急性症状(脳卒中，急性冠症候群，急性肺水腫，喘息重積，消化管出血など)の合併がある患者，中心静脈カテーテル挿入が禁忌の患者

被験者数：263人

研究概要：臨床試験デザインの概要は，図41.1を参照。

```
重症敗血症または敗血症性ショック
          ↓
       ランダム化
        ↙     ↘
    標準治療    早期目標指向型治療（EGDT）
```

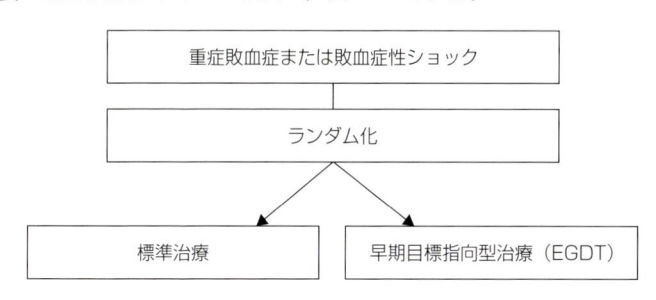

図41.1　研究デザインの概要

介入内容：標準治療群の患者はすぐに集中治療コンサルテーションを受け，集中治療室(intensive care unit：ICU)にできるだけ早く入院した。その後の治療は集中治療チームの判断により行われ，循環動態の目標値に基づく以下のようなプロトコルが与えられた。

- 中心静脈圧(central venous pressure：CVP) 8～12 mmHgを達成するために，500 mLの晶質液のボーラスを30分おきに投与する。
- 平均動脈圧(mean arterial pressure：MAP) 65 mmHg以上を維持するために昇圧薬を使用する。
- 目標尿量値 0.5 mL/kg/時以上

　早期目標指向型治療(early goal-directed therapy：EGDT)群の患者は同様のプロトコルに基づき治療したが，専用のラインを用いて中心静脈血酸素飽和度($S_{cv}O_2$)のモニタリングも行われた。

- $S_{cv}O_2$が70％未満の場合は，ヘマトクリット30％以上を達成できるように赤血球輸血が行われた。
- 輸血が有効でない場合は，ドブタミンを忍容量まで投与した。

　さらに最も重要な治療として，EGDT群の患者には救急室に運ばれて**すぐに6時間**の積極的治療をした。

経過観察：60 日

エンドポイント（評価項目）：
一次アウトカム：院内死亡率

結果

- 最初の 6 時間で，EGDT 群のほうが，標準治療群よりも多くの輸液，輸血，強心薬を投与された。
- 最初の 6 時間で，EGDT 群のほうが，標準治療群よりも高い平均 MAP と平均 $S_{cv}O_2$ を示した。さらに，CVP，MAP，尿量の複合目標を到達した患者の割合も多かった。
- 7〜72 時間では，EGDT 群のほうが，標準治療群よりも循環動態指標がよく，輸液，輸血，昇圧薬，人工呼吸管理が少なかった。
- EGDT 群のほうが，標準治療群よりも死亡率が低かった（表 41.2 参照）。

表 41.2　主要結果のまとめ

アウトカム	標準治療群	EGDT 群	P 値
入院期間[a]	18.4 日	14.6 日	0.04
60 日死亡率	56.9%	44.3%	0.03
院内死亡率	46.5%	30.5%	0.009

[a] 退院まで生存した患者について。

批判と制限事項：EGDT のプロトコルは複数の介入が含まれており，それらすべてが敗血症患者の最適なアウトカムを達成するために必要と証明されたわけではない。特に，以下に記載した最近の研究では，$S_{cv}O_2$ 測定値に基づく積極的な赤血球輸血やドブタミン投与は必要ないだろうと示している。

関連研究と有用情報：
- 敗血症患者の循環動態管理に $S_{cv}O_2$ 測定値と乳酸クリアランス値の利用を比較した試験では，2 つとも同等であることが示されている[2]。
- EGDT と「中心静脈カテーテルの留置，循環作動薬の投与，輸血の必要のないプロトコルに基づく標準治療」と通常のケアを比較した試験では，治療戦略間でアウトカムに違いはなかった[3]。この追跡研究は，敗血症の治療には侵襲的モニタリングと循環動態指標の積極的な設定はおそらく必要ないが，「早期診断…早期

の抗菌薬投与，早期の適切な輸液による蘇生，そして循環の妥当性の臨床的評価」に焦点をおくべきだとしている[4]。言い換えると，この研究では循環動態指標の積極的な設定ではなく，敗血症の早期診断と治療により適切なアウトカムが得られることが明確になっており，我々の理解を再認識させてくれる。
- ほかの後続の試験も，早期に抗菌薬を投与することと，明確な循環動態の目標を設定せずに輸液を用いる標準治療に対し，EGDTのほうが優れていることを示すことができなかった[5]。

要点と結果による影響：早期に積極的治療を受けた重症敗血症と敗血症性ショックの患者は，積極的治療を受けなかった患者よりもアウトカムがよかった。追跡研究は，早期積極的治療によるベネフィットは主に積極的な循環動態モニタリングや循環動態指標の設定ではなく，敗血症の早期診断，早期抗菌薬投与，輸液蘇生そして綿密な臨床モニタリングによるものであると示している。敗血症と診断されたら，抗菌薬，輸液蘇生，そして綿密な臨床モニタリングをすぐに始めるべきである。

臨床症例　　早期目標指向型治療

症例病歴：

48歳の健康な男性が「非常につらい」といって救急外来を受診した。前日より熱感と疲労感があり，緑色の膿性痰を伴う咳をし始めた。外来受診2時間前から症状が増悪し，現在は震えを伴い疲労感が増し，軽度から中等度の呼吸困難が出現し始めた。身体所見は体温39℃（102.2°F），心拍数126拍/分，呼吸数24回/分，血圧86/60 mmHgである。検査データは白血球数18,000/μLで40％の未熟顆粒球を伴い，血清乳酸値は3.0 mmol/Lである。彼の胸部X線画像は右中肺野の浸潤影を認める。

EGDTに関するこの臨床試験と鍵となる追跡研究に基づくと，この患者が救急外来に来院した段階でどのように治療すべきか。

解答例：

この患者は重症敗血症の基準を満たす。彼はすぐ抗菌薬と輸液蘇生で治療されるべきだ。最近の研究によると，$S_{cv}O_2$測定値に基づいた侵襲的循環動態モニタリングは必要ないようだ。しかし，この患者は臨床的評価で綿密にモニタリングすべきであり，必要ならば乳酸値を測定する。これらの評価に基づいて組織内灌流を最適化するために，輸液と昇圧薬を使用すべきである。

文献

1. Rivers E et al. Early goal-directed therapy in the treatment of severe sepsis and septic shock. *N Engl J Med.* 2001; 345(19): 1368-1377.

2. Jones AE et al. Lactate clearance vs. central venous oxygen saturation as goals of early sepsis therapy: a randomized clinical trial. *JAMA*. 2010; 303(8): 739-746.
3. The ProCESS Investigators. A randomized trial of protocol-based care for early septic shock. *N Engl J Med*. 2014 May 1; 370(18): 1683-1693.
4. Lilly CM. The ProCESS trial—a new era of sepsis management. *N Engl J Med*. 2014 May 1; 370(18): 1750-1751.
5. ARISE Investigators; ANZICS Clinical Trials Group, Peake SL, Delaney A, Bailey M, Bellomo R, Cameron PA, Cooper DJ, Higgins AM, Holdgate A, Howe BD, Webb SA, Williams P. Goal-directed resuscitation for patients with early septic shock. *N Engl J Med*. 2014 Oct 16; 371(16): 1496-506.

42 ショックの治療に対する ドパミン vs. ノルアドレナリン

Dopamine versus Norepinephrine in the Treatment of Shock

Adel Boueiz

すべてのタイプのショック患者でノルアドレナリンとドパミンを比較した結果，28日死亡率は同様であった。しかし，ドパミンでは不整脈リスクの増加を認めた。心原性ショック患者の一部では，ノルアドレナリンはドパミンに対し，死亡率の優位性を示した。

—— De Backer et al.[1]

研究課題：ショック患者に対し，ドパミンとノルアドレナリン，どちらがよりよい第1選択の昇圧薬であろうか[1]。

研究資金提供：欧州集中治療研究ネットワーク(European Critical Care Research Network)

研究開始：2003年

研究発表：2010年

研究実施場所：ベルギー，オーストリア，そしてスペインにおける8つのセンター

研究対象：適切な輸液蘇生（少なくとも1Lの晶質液あるいは0.5Lの膠質液）にもかかわらず，平均動脈圧(mean arterial pressure：MAP)が70 mmHg未満，あるいは収縮期血圧が100 mmHg未満で，意識障害，「皮膚斑紋」，尿量減少，あるいは血清乳酸値の上昇といった「組織低循環」の所見を伴う，というショックの定義に当てはまる18歳以上の患者

研究除外対象：研究登録の少なくとも4時間前に昇圧薬を投与された患者，「重度の不整脈（たとえば，心拍数＞160拍/分の心房細動頻脈や心室頻拍）」をもつ患者，あるいは脳死と診断された患者

被験者数：1,679 人

研究概要：研究デザインの概要は，図 42.1 を参照。

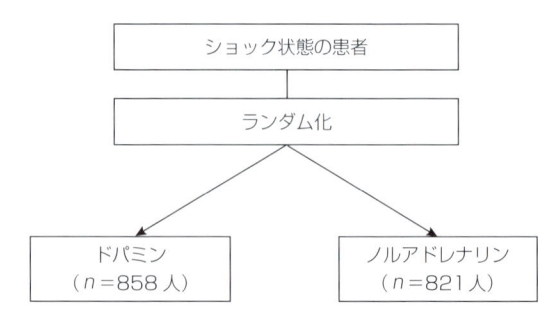

```
        ┌──────────────────┐
        │  ショック状態の患者  │
        └─────────┬────────┘
                  │
            ┌─────▼─────┐
            │  ランダム化  │
            └─────┬─────┘
           ┌──────┴──────┐
           ▼             ▼
     ┌─────────┐   ┌──────────────┐
     │ ドパミン  │   │ ノルアドレナリン │
     │(n=858人)│   │  (n=821人)   │
     └─────────┘   └──────────────┘
```

図 42.1 研究デザインの概要

介入内容：患者は体重に基づいた量で，ドパミンあるいはノルアドレナリンを開始された。投与量は担当医の裁量により適宜調整され，最大量はドパミンで $20\,\mu g/kg/$分，ノルアドレナリンで $0.19\,\mu g/kg/$分を超えないものとした。ランダム化以前に使用していた昇圧薬はどのようなものであれ中止され，可及的すみやかに研究対象薬に変更された。最大量の研究対象薬にもかかわらず，なお患者が低血圧の場合，ノルアドレナリンが開始された。

経過観察：28 日

エンドポイント(評価項目)：
　一次アウトカム：28 日での全死亡率
　二次アウトカム：集中治療室(intensive care unit：ICU)あるいは院内での死亡率，6 か月と 12 か月での死亡率，昇圧薬によるサポートを必要としない日数，そして有害事象の出現

結果

- 両群間で，死亡率に差はなかった(表 42.1)。
- ノルアドレナリン群の患者はドパミン群の患者に比べ，昇圧薬によるサポートが少なくて済んだ。
- ノルアドレナリン群に比べ，ドパミン群の患者により多く不整脈がみられた(24.1% vs. 12.4%, $P<0.001$)。
- 前もって定めたサブグループ解析では，心原性ショックをもつ患者間で，ノルア

ドレナリン群の患者の 28 日死亡率は有意に低かった（$P=0.03$）。

表 42.1　主要結果のまとめ

期間	ドパミン群	ノルアドレナリン群	P 値
死亡率			
ICU 入院中	50.2%	45.9%	0.07
入院期間中	59.4%	56.6%	0.24
28 日	52.5%	48.5%	0.10
6 か月	63.8%	62.9%	0.71
12 か月	65.9%	63.0%	0.34

批判と制限事項：研究者らは，1 L の晶質液あるいは 0.5 L の膠質液投与にもかかわらず低血圧の患者を研究対象に含めた。しかし，これは輸液抵抗性のショックの定義としてはさほど厳格ではない。研究者らはまた，ショック状態の改善の定義をはっきりと述べていない，という点で批判を受けている。

関連研究と有用情報：
- ドパミンによって治療を受けたショック患者が，ノルアドレナリンによる治療に比べより高い ICU（43% vs. 36%，$P=0.02$）ならびに入院時（50% vs. 42%，$P=0.01$）死亡率を示したという観察研究により，本研究はその施行を促された[2]。
- 敗血症性ショックをもつ 1,408 人の患者を含んだ 6 つのランダム化試験のメタ解析では，ドパミンを投与された患者がノルアドレナリンを投与された患者に比べて，より高い 28 日死亡率ををもつことが示された（54% vs. 49%，リスク比 1.12，95%信頼区間 1.01 〜 1.20）[3]。
- 米国集中治療医学会（Society of Critical Care Medicine）の 2012 年の敗血症に対するガイドラインは，敗血症に対する昇圧薬の第 1 選択として，ノルアドレナリンを推奨している[4]。

要点と結果による影響：ショック患者において，ノルアドレナリンで治療を受けた患者とドパミンで治療を受けた患者の死亡率に有意な差はなかった。だが，不整脈の出現はノルアドレナリン群で少なく，死亡率は心原性ショックをもつ患者の一部でより低かった。本研究および他の研究の結果は，ノルアドレナリンがドパミンに比べて，ショックの管理に対して優れていることを示唆している。そしてガイドラインは現在，第 1 選択の昇圧薬としてノルアドレナリンを推奨している。

臨床症例　敗血症性ショックに対する第 1 選択の昇圧薬

症例病歴：

急性骨髄性白血病をもつ 49 歳の女性が，好中球減少症，上行性胆管炎，そして敗血症性ショックのため，ICU に入院した。救急室到着時，患者は晶質液静注にて蘇生され，広域スペクトラム抗菌薬を開始，そしてショックに対し挿管された。ICU でのバイタルサインは，体温 37.2℃（99.0°F），心拍数 110 拍/分，血圧 80/40 mmHg，そして呼吸数 20 回/分。患者は乏尿であった。本研究の結果に基づくと，この患者に対する管理として，適切な次のステップは何か。

解答例：

はじめに，昇圧薬投与の前にこの患者が適切に輸液による蘇生を受けたかどうかを確認することが大切である。もし昇圧薬投与が必要であれば，ノルアドレナリンが推奨される第 1 選択薬である。

文献

1. De Backer D et al. Comparison of dopamine and norepinephrine in the treatment of shock. *N Engl J Med.* 2010 Mar 4; 362(9): 779-789.
2. Sakr Y et al. Does dopamine administration in shock influence outcomes? Results of the Sepsis Occurrence in Acutely Ill Patients (SOAP) Study. *Crit Care Med.* 2006 Mar; 34(3): 589-597.
3. De Backer D, Aldecoa C, Njimi H, Vincent JL. Dopamine versus norepinephrine in the treatment of septic shock: a meta-analysis. *Crit Care Med.* 2012; 40(3): 725-730.
4. Surviving Sepsis Campaign Guidelines Committee, Society of Critical Care Medicine. Surviving sepsis campaign: international guidelines for management of severe sepsis and septic shock, 2012. *Crit Care Med.* 2013; 41(2): 580-637.

人工呼吸管理が必要な重篤な患者に対する静注鎮静薬,その毎日の中断

43

Daily Interruption of Sedative Infusions in Critically Ill Patients Undergoing Mechanical Ventilation

Laalitha Surapaneni

> 鎮静薬の毎日の中断は,人工呼吸管理の期間,集中治療室(intensive care unit:ICU)の入院期間,そしてベンゾジアゼピン使用量を減少させる。
> —— Kress et al.[1]

研究課題：人工呼吸管理を受ける重篤な患者に対する静注鎮静薬の毎日の中断は人工呼吸管理期間と ICU の入院期間を短縮するか[1]。

研究資金提供：報告なし

研究開始：報告なし

研究発表：2000 年

研究実施場所：米国の 1 内科 ICU

研究対象：人工呼吸管理中で,持続鎮静薬投与が必要な重篤な患者

研究除外対象：外部施設からの入院で,すでに鎮静薬を投与されている患者,妊娠中の患者,そして心停止から蘇生した患者。研究登録後 48 時間以内に死亡した,あるいは抜管された患者もまた,除外対象とした。

被験者数：128 人

研究概要：研究デザインの概要は,図 43.1 を参照。

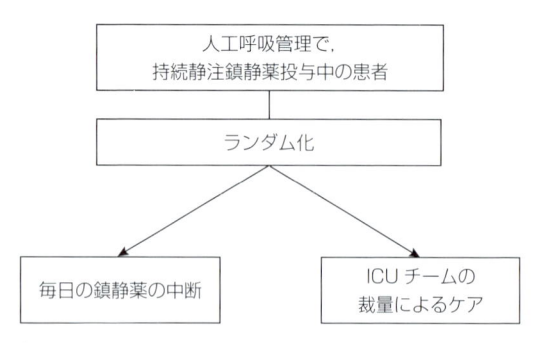

図 43.1 研究デザインの概要

介入内容：両群の患者はミダゾラムかプロポフォール，どちらかを受けるようにランダム化され，またすべての患者は鎮痛薬としてモルヒネを投与された。研究登録後 48 時間以降，患者が覚醒し指示に従えるようになるかあるいは不快感や興奮状態を指し示すまで，介入群の患者は 1 日 1 回，研究医師により持続静注鎮静薬を中断した。以下の少なくとも 3 つを行える場合，患者は「覚醒」と分類された。声に反応して開眼する，眼で検者に反応する，刺激に反応して両手を握る，刺激に反応して舌を突出する。その後，必要に応じて，静注鎮静薬は以前の半量で再開された。介入群とコントロール群両方で，抜管のタイミングの決定も含め，ほかのすべての内科治療に関する決定は担当医の裁量に任された。

経過観察：退院，あるいは死亡，どちらか先に来たほうまで

エンドポイント(評価項目)：
　一次アウトカム：人工呼吸管理期間，ICU 入院期間，そして入院期間
　二次アウトカム：日中どのポイントでも，患者が覚醒していた日数の割合 (%)，ミダゾラムあるいはプロポフォール，そしてモルヒネの総投与量，さらに患者による挿管チューブの自己抜去といった，患者の興奮から生じる有害事象

結果

- 毎日の静注鎮静薬の中断を受けた患者は，コントロール群の患者に比べ人工呼吸管理期間は少なく，ICU 入院期間も短縮しており，さらにより多い覚醒日数の割合を示した(表 43.1)。
- ミダゾラムで鎮静を受けた患者では，ミダゾラムとモルヒネの総投与量はコントロール群に比べ介入群でより低かった(それぞれ，$P=0.05$ と $P=0.09$)。両群でプロポフォールの量に違いはみられなかった。

- 介入群に比べコントロール群では，意識状態の変化に対する評価のため，より多くの診断検査〔コンピュータ断層撮影 (computed tomography：CT)，磁気共鳴画像 (magnetic resonance imaging：MRI)，そして腰椎穿刺など〕が必要であった (16 vs. 6, $P=0.02$)。
- 両群の間に，有害事象や死亡率で有意な違いはみられなかった。

表 43.1　主要結果のまとめ

変数	介入群	コントロール群	P値
人工呼吸管理期間	4.9日	7.3日	0.004
ICU入院期間	6.4日	9.9日	0.02
入院期間	13.3日	16.9日	0.19
覚醒日数の割合	85.5％	9.0％	<0.001

批判と制限事項：介入群でみられたベネフィットは，介入群における鎮静の制限によってというよりも，むしろコントロール群における鎮静過多によるものではないか，と批判する者もいる。加えて，本研究は内科 ICU 患者を対象に行われており，神経内科疾患あるいは外科 ICU の患者に対して一般化しえないかもしれない。さらにいえば，自己抜管といった合併症における差異を探知するには，本研究は十分な検出力をもたず，また心血管エンドポイントの評価がなされていない。

関連研究と有用情報：
- 336 人の患者を用いた研究では，毎日の鎮静を制限することで従来の鎮静管理に比べ，1 年死亡率の低下，人工呼吸管理なしの期間増加，ICU 入院期間の減少，入院期間の減少，そして短期認知障害の減少が示された[2]。
- プロトコルによって行う静注鎮静管理のうち，毎日の静注鎮静の制限の有無で430 人の患者をランダム化した試験では，両群に違いを認めなかった。これらの所見は，効果的な鎮静離脱のプロトコルが毎日の鎮静制限と同じくらいに効果的である可能性を示唆している[3]。
- 米国集中治療医学会 (Society of Critical Care Medicine) のガイドラインは，人工呼吸管理中の ICU の成人患者に対して毎日の鎮静中断，あるいは浅い鎮静を心掛けることを推奨している[4]。

要点と結果による影響：これは人工呼吸管理中の内科 ICU 患者に対する毎日の鎮静中断が，持続静注鎮静から患者を離脱させる際，安全かつ効果的，そしてコストを配慮した戦略であることを証明した，最初の研究である。その後の研究で，プロ

トコルに沿った鎮静離脱もまた，その効果的な戦略となることが示された。臨床ガイドラインは現在，人工呼吸管理中の成人 ICU 患者に対し，毎日の完全な，あるいはほぼ完全な鎮静薬中断を推奨している。

> **臨床症例　重篤な患者に対する鎮静**
>
> **症例病歴：**
> 　58 歳の男性が肺炎に続発した呼吸不全のため挿管され，ICU に入院となった。挿管を容易にするために etomidate が使用された。しかし，etomidate の効果が薄れるにつれ，患者は覚醒，そして興奮し，ラインやチューブを自己抜去しようとした。鎮静のためにミダゾラムが，そして鎮痛のためにモルヒネが，それぞれ開始された。2 日間の鎮静と挿管の後，患者の Ramsay 鎮静スケールは 6 点（ICU 鎮静グレードスケールで 6，これは深い鎮静を示唆する）であった。本研究の結果に基づくと，この患者の鎮静はどのように管理されるべきか。
>
> **解答例：**
> 　人工呼吸管理中の重篤な患者に対する毎日の鎮静中断が，人工呼吸管理期間，ICU 入院期間，そして意識状態の変化の評価のための神経学的診断検査の必要性を減少させることを，Kress の研究は証明した。
> 　研究結果に基づくと，この患者の鎮静（ミダゾラムによる）と鎮痛（モルヒネによる）は，患者が覚醒し指示に従うことができるようになるまで，1 日 1 回中断すべきである。いったん覚醒したら，患者の管理をしている医師は鎮静のための持続静注を再開すべきか，評価すべきである。
> 　患者が興奮状態，または不快感を示した時点で，鎮静は再開されるべきである。24 時間後，患者に対し鎮静中断を行い，再評価されるべきである。

文献

1. Kress JP, Pohlman AS, O'Connor MF, Hall JB. Daily interruption of sedative infusions in critically ill patients undergoing mechanical ventilation. *N Engl J Med.* 2000; 342: 1471.
2. Girard TD et al. Efficacy and safety of a paired sedation and ventilator weaning protocol for mechanically ventilated patients in intensive care (Awakening and Breathing Controlled trial): a randomised controlled trial. *Lancet.* 2008; 371: 126.
3. Mehta S et al. Daily sedation interruption in mechanically ventilated critically ill patients cared for with a sedation protocol: a randomized controlled trial. *JAMA.* 2012; 308: 1985.
4. Barr J et al. Clinical practice guidelines for the management of pain, agitation, and delirium in adult patients in the intensive care unit. *Crit Care Med.* 2013; 41(1): 263-306.

44 人工呼吸器から患者を離脱させる4つの方法の比較

A Comparison of Four Methods of Weaning Patients from Mechanical Ventilation

Laalitha Surapaneni

1日1回自発呼吸管理を試みることで，間欠的強制換気(intermittent mandatory ventilation：IMV)に比べ約3倍，プレッシャーサポート換気に比較して約2倍の早さで抜管することができた。

— Esteban et al.[1]

研究課題：最初の自発呼吸トライアルが不成功に終わった患者に対する，人工呼吸器離脱のためのベストな方法は何か[1]。

研究資金提供：米国退役軍人リサーチサービス(Veterans Affairs Research Service)

研究開始：1992年

研究発表：1995年

研究実施場所：スペインの14の内科／外科系の集中治療室(intensive care unit：ICU)

研究対象：「急性呼吸不全の大本の原因が消失あるいは改善しており」，そして呼気終末陽圧(positive end-expiratory pressure：PEEP) 5 cmH$_2$O 未満での動脈血酸素分圧(PaO_2)と吸入酸素濃度(FiO_2)の比が200より高い，24時間以上の人工呼吸管理を受けている患者。ランダム化されたすべての患者は，2時間の自発呼吸トライアルでの抜管が不成功に終わっている。

研究除外対象：ヘモグロビン 10 g/dL 未満か深部温が 38℃(100.4°F)以上の患者。さらに，持続鎮静，血管作動薬，あるいは気管切開が必要な患者

被験者数：130 人

研究概要：研究デザインの概要は，図 44.1 を参照。

```
        ┌─────────────────────┐
        │ 2 時間の自発呼吸トライアルが │
        │   不成功に終わった，   │
        │   人工呼吸管理中の患者   │
        └──────────┬──────────┘
                   │
              ┌────┴────┐
              │ ランダム化 │
              └────┬────┘
      ┌────────┬──┴──┬────────┐
┌─────┴─────┐         ┌─────┴─────┐
│ 間欠的強制換気 │         │  1 日 1 回の  │
│           │         │ 自発呼吸トライアル │
└───────────┘         └───────────┘
┌───────────────┐   ┌───────────────┐
│ プレッシャーサポート換気 │   │ 間欠的自発呼吸トライアル │
└───────────────┘   └───────────────┘
```

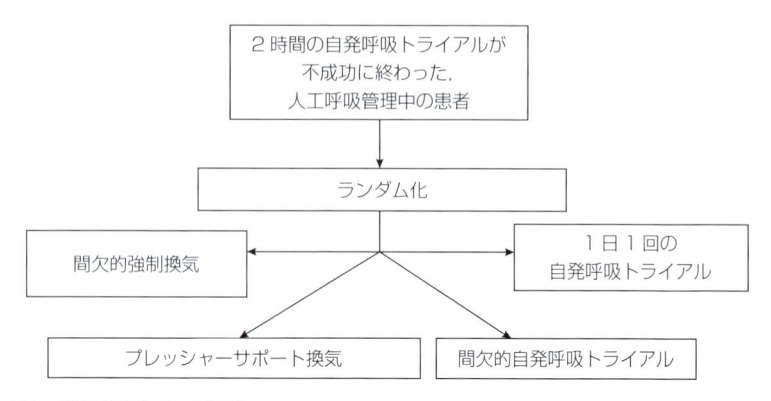

図 44.1　研究デザインの概要

介入内容：2 時間の自発呼吸トライアルが失敗に終わった患者は「離脱困難」と名づけられ，そして以下の 4 つの離脱戦略のうちの 1 つにランダム化された。

1. 間欠的強制換気：人工呼吸器を当初の呼吸数の半分に設定し，患者が耐えうるレベルで少なくとも 1 日 2 回呼吸数を減らしていった。患者が呼吸数 5 回/分に 2 時間耐えることができた場合，患者は抜管された。
2. プレッシャーサポート換気：18 cmH$_2$O でプレッシャーサポート換気を開始し，患者が耐えうるレベルで少なくとも 1 日 2 回，圧を減らしていった。患者が 5 cmH$_2$O のプレッシャーサポート換気に 2 時間耐えることができた場合，患者は抜管された。
3. 間欠的自発呼吸トライアル：自発呼吸トライアルは最低でも 1 日 2 回試みられ，トライアルとトライアルの間は，人工呼吸管理とした。これらのトライアルの時間は少しずつ長くし，患者が 2 時間のトライアルに耐えることができた場合，患者は抜管された。
4. 1 日 1 回の自発呼吸トライアル：自発呼吸トライアルを 1 日 1 回行い，トライアルとトライアルの間は，人工呼吸管理とした。同じく，患者が 2 時間のトライアルに耐えられた場合，患者は抜管とした。

経過観察：抜管を試みた後 48 時間，あるいはもし抜管が不成功に終わった場合，研究登録したときから 14 日

エンドポイント（評価項目）：抜管成功に先立つ離脱の期間の中央値と，離脱成功

率。離脱成功は，研究登録後 14 日以内に抜管し再挿管の必要がなかったもの，と定義された。

結果

- 研究登録資格のある患者 546 人のうち，416 人(76%)は最初の 2 時間の自発呼吸トライアルに続いて抜管に成功し，ランダム化はされなかった。
- 離脱成功率は，1 日 1 回の自発呼吸トライアルが間欠的強制換気(成功率比 2.83，$P < 0.006$)やプレッシャーサポート換気(成功率比 2.05，$P < 0.04$)に比べてより高かった。1 日 1 回の自発呼吸トライアルと間欠的自発呼吸トライアルの抜管成功率は同様であった(表 44.1)。
- 抜管成功に先立つ離脱期間は，1 日 1 回の自発呼吸トライアルと間欠的自発呼吸トライアルで最も短かった(表 44.1)。

表 44.1　主要結果のまとめ

アウトカム	間欠的強制換気	プレッシャーサポート換気	間欠的自発呼吸トライアル	1 日 1 回の自発呼吸トライアル
離脱期間の中央値	5 日	4 日	3 日	3 日
離脱成功	69%	62%	82%	71%
14 日目での人工呼吸管理	17%	11%	3%	3%

批判と制限事項：この研究は，全死亡率，入院期間，そして他の重要な臨床アウトカムといったエンドポイントを考慮していない。加えて，患者人口の幅広い選択にもかかわらず，サンプルサイズは小さく，そして患者は 14 日しか経過観察されていない。

関連研究と有用情報：

- 自発呼吸トライアルを用いた人工呼吸器からの離脱方法と担当医の裁量に任せた離脱方法を比較した 300 人の患者を用いた試験では，自発呼吸トライアルの患者でより短い離脱試み期間，呼吸不全に関連した合併症の減少，さらに総管理コストの減少を示した[2]。

要点と結果による影響：人工呼吸器からの離脱が困難な患者に対し，1 日 1 回，

あるいは間欠的な自発呼吸トライアルは他の離脱方法に比べ，より短い離脱期間でより高い抜管成功率を示した。自発呼吸トライアルにおいては，1日1回と間欠的自発呼吸トライアル，両者の離脱成功率に差はみられなかった。だが，1日1回のほうがよりシンプルである。この研究に登録資格を有した患者の76%が自発呼吸トライアルのみで抜管されており，他の離脱テクニックを必要としなかった点は，特筆すべきである。

臨床症例　人工呼吸器からの離脱のモード

症例病歴：

65歳の男性が誤嚥性肺炎の診断で呼吸困難に対し挿管され，8日にわたる抗菌薬治療を受けた。彼は現在覚醒しており，指示に従っている。そしてFiO_2 30%かつPEEPなしで酸素飽和度は99%である。呼吸数は22回/分。自発呼吸トライアルが試みられたが，患者は20分以内に呼吸困難となり，酸素飽和度は85%まで落ちてしまった。そのため，人工呼吸管理が再開された。

本研究の結果に基づくと，どのモードでの人工呼吸器離脱法をこの患者に用いるべきか。

解答例：

最初の自発呼吸トライアルが失敗に終わった患者に対し，自発呼吸トライアルを用いた人工呼吸器からの離脱が，間欠的強制換気やプレッシャーサポート換気を用いた離脱よりも優れていることを，本研究は示している。自発呼吸トライアルは，より高い成功可能性を示しており，また人工呼吸管理の期間も短かった。1日1回の自発呼吸トライアルは，間欠的自発呼吸トライアルとほぼ同様の効果があると思われ，さらにそれは，離脱に対してはよりシンプルなプロトコルとなる。

この患者は，本研究の患者群と同様であり，自発呼吸トライアルを用いた離脱を試みるべきである。1日1回のトライアルで十分であると思われる。

文献

1. Esteban A et al. A comparison of four methods of weaning patients from mechanical ventilation. Spanish Lung Failure Collaborative Group. *N Engl J Med.* 1995; 332: 345.
2. Ely EW et al. Effect on the duration of mechanical ventilation of identifying patients capable of breathing spontaneously. *N Engl J Med.* 1996; 335: 1864.

SECTION 10

高齢者と緩和ケア

Geriatrics and Palliative Care

高齢者の不眠症に対する行動療法 vs. 薬物療法

Behavioral versus Pharmacological Treatment for Insomnia in the Elderly

Michael E. Hochman

> これらの研究結果によると，行動療法と薬物療法は単独でも組み合わせでも，短期的な治療としては高齢者の不眠症に有効である…。経過を追跡したところ，行動療法のほうが長期的に有効であるという結果が出た。
> — Morin et al.[1]

研究課題：高齢者に対する不眠症の治療としては，認知行動療法と薬物療法，2つの組み合わせのどれがいちばんよいのだろうか[1]。

研究資金提供：米国国立精神衛生研究所(National Institute of Mental Health)

研究開始：1990年代中頃

研究発表：1999年

研究実施場所：米国ヴァージニア州にある大学病院

研究対象：55歳以上の成人で，入眠障害もしくは睡眠維持障害の不眠症が最低でも6か月以上持続している患者。入眠障害は入眠までに30分以上かかるのが週3晩以上あることと定義され，睡眠維持障害は入眠後，少なくとも30分以上，途中で覚醒してしまうことが週3晩以上あることと定義された。この試験に参加するためには，さらに日中の易疲労感などの症状があることが必要であった。

　試験参加者は医師への周知や新聞広告などで募集された。ボランティアには，睡眠専門医，臨床心理士と医師による徹底的なスクリーニング評価がなされ，試験参加者が絞り込まれた。結果として，集まったボランティアの半分以下が試験対象となった。

研究除外対象：不眠症がその他の疾患や薬剤による患者，睡眠時無呼吸の患者，

定期的に睡眠薬を服用している患者，重度の精神疾患がある患者，介護老人福祉施設などの施設に入所している患者や認知症がある患者

被験者数：78 人

研究概要：臨床試験デザインの概要は，図 45.1 を参照。

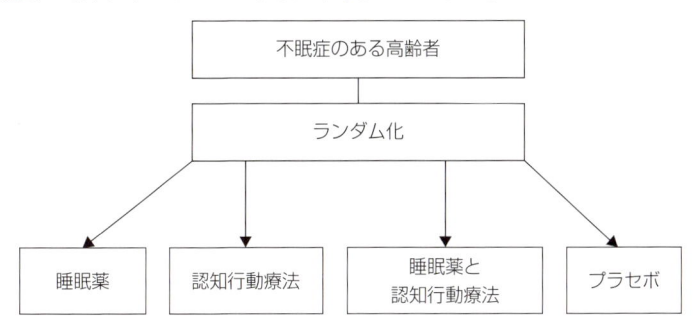

```
        不眠症のある高齢者
              │
           ランダム化
    ┌─────┬─────┬─────┐
  睡眠薬  認知行動療法  睡眠薬と    プラセボ
                    認知行動療法
```

図 45.1　研究デザインの概要

介入内容：認知行動療法に割り付けられた患者は，臨床心理士による週 1 回，90 分間のグループ・セッションを 8 週間受けた。この療法中は睡眠をとるための時間の割合を増やすため，ベッドで過ごす時間を制限するよう指導された。さらに，寝室は寝るためだけに使用し，15 〜 20 分で入眠することができなかった場合には寝室から退室するように指導された。最後に，認知行動療法のセッションでは，睡眠にまつわる正しくない四方山話（たとえば，すべての人が 8 時間睡眠をとらなくてはならないなど）に触れながら，睡眠衛生に関してや，睡眠のパターンが正常な加齢とともにどのように変化するかなどを解説した。

薬物療法に割り付けられた患者は，temazepam を就寝 1 時間前に服用するように指導された。患者は精神科医の診察を毎週受けて薬物療法に関して指導を受けた。temazepam の初期用量は 7.5 mg であり，最大 30 mg まで担当医の判断で漸増された。患者は temazepam を最低週に 2 〜 3 回使用するように指導されたが，一応，毎晩服用しても薬が足りるように与えられた。

認知行動療法と薬物療法の組み合わせに割り付けられた患者は上述の両方の治療を受けた。

プラセボに割り付けられた患者は，temazepam 群の投与スケジュールに合わせてプラセボの薬を投与された。

治療終了時に，担当医により普段行っている治療が再開されたが，経過観察は 24 か月間継続された。

経過観察：24 か月

エンドポイント（評価項目）：患者により記録されている睡眠日記と睡眠ポリグラフ計により測定された睡眠時間，睡眠障害指数（Sleep Impairment Index）のスコア（不眠症の臨床的重症度を評価する質問票で睡眠障害，日中の機能，睡眠障害による悩み，睡眠に関する全体的な満足度などをみている）

結果

- 63％の患者は混在型睡眠障害（入眠障害と睡眠維持障害の両方），28％の患者は睡眠維持障害のみ，そして，わずか6％の患者が入眠障害のみであった。
- 試験参加者における不眠症状の平均期間は17年であり，77％の患者には睡眠薬の服薬歴があった。
- 治療遵守率はすべてのグループで高かった。認知行動療法群に割り付けられた患者は97％のセッションに参加し，薬物療法群に割り付けられた患者は就寝前，すべての夜の約75％服薬した。
- 睡眠日記から読み取れる睡眠パターンは，プラセボと比較してすべての群で改善した（$P<0.05$，表45.1参照）。
- 睡眠ポリグラフ計による睡眠パターンはどの群も似たようなパターンを示したが，組み合わせ群のみが，プラセボと比較して統計学的に有意な改善を示した（認知行動療法と薬物療法はそれぞれ単独では有意差を見いだせない改善を示した）。
- 組み合わせは，認知行動療法と薬物療法のそれぞれ単独よりも効果的である傾向を示したが，統計学的有意差を示すことはできなかった。
- 認知行動療法と組み合わせ療法は，患者報告による睡眠障害指数のスコアの改善が，薬物療法のみよりも（$P=0.01$）もしくはプラセボのみよりも（$P=0.002$）大きかった。
- 薬物療法群よりも認知行動療法群のほうが，睡眠パターンの改善が24か月以降も持続した。

表45.1 主要結果のまとめ

合計睡眠時間（分）[a]	認知行動療法群	薬物療法群	組み合わせ群	プラセボ群
治療開始前	322	340	290	331
治療開始後	352	384	332	351
24か月経過観察時	387	352	331	331

[a] これらのデータは，患者により記録されている睡眠日記から得られたものである。睡眠ポリグラフ計も同様のパターンを示した。

批判と制限事項：この研究は，研究プロトコルにとても従順な患者を注意深く選択して参加させている。この試験の結果は研究外では適用できないのではないだろうか。たとえば，実際の臨床現場では，この試験の患者のように，確実に認知行動療法のセッションに出席するようなことはないのではないだろうか。

この試験での認知行動療法では，臨床心理士と8回に及ぶセッションで治療を行った。このような治療はすべての臨床現場で用意するのは難しく，費用も高額になるだろう。

これは明らかな理由によるものではあるが，認知行動療法を受けた患者も治療医も盲検はされていない。盲検していないことにより，バイアスが生じた可能性はある。たとえば，認知行動療法に割り付けられた患者は，プラセボでなく「本当に」治療を受けているということがわかっているので，睡眠パターンについて改善を報告することが多くなるのではないだろうか。

この試験のサンプル数は小さい(78人)ので，この試験の検出力は3つの治療による効果の小さな差を検出するには不十分であった。

関連研究と有用情報：
- 不眠症に対して認知行動療法と薬物療法を比較した臨床試験では，若い成人でも高齢者でもこの試験と同様の結果を報告している[2-4]。
- 認知行動療法と，認知行動療法と薬物療法(ゾルピデム)の組み合わせ療法を比較している試験では，最初は組み合わせ療法のほうが認知行動療法のみよりもわずかに優れていることが示された。しかしながら，組み合わせ療法の患者のなかでも，最終的に薬物を漸減して中止した患者にいちばん有効性を認めた[5]。
- ある解析では，一般的な睡眠薬を服用している患者でより高い死亡率が示された。しかし，これはランダム化試験ではないので，薬物が死亡率を上昇させたとは証明できない[6]。
- 多くの専門家が，慢性不眠症に対して認知行動療法単独もしくは(重症例で)認知行動療法と薬物療法の併用を第1選択として推奨する。もし，薬物が使用されたのであれば，数週間のみの使用にとどめるのが理想的である。

要点と結果による影響：認知行動療法，薬物療法，その組み合わせによる3つの治療群すべてにおいて，プラセボと比較して不眠症の改善を認めた。組み合わせ療法は，最初最も効果的であるようにみえたが，結果として患者報告による症状は薬物療法のみよりも，組み合わせ療法もしくは認知行動療法のほうが大きく改善した。重要なこととして，認知行動療法が長期的な経過観察結果では最も効果的であったことが挙げられる。

臨床症例　　高齢者における不眠症

症例病歴：
　76歳の女性があなたの外来を受診した。夫が突然亡くなり，2週間経つ。不眠を訴えており，何かできないか相談したいという。問診をさらに進めると，不眠症は数年前から存在しており，夫の突然死で急激に症状が悪くなったという。1週間以上も「全くといっていいほど」眠れておらず，日中は常に疲労感がありイライラするという。さらに，女性は悲しそうでもある。
　この試験の結果に基づき，あなたはこの女性の不眠症をどのように治療すべきか。

解答例：
　この女性には慢性的な不眠症が存在しており，夫の死に伴い，急激に症状が悪くなっている。彼女の急激な心理的苦痛を考えると，彼女のような高齢者はうつになりやすいので，精神状態を綿密にモニタリングすることが重要である。彼女には，このつらい時期には定期的に外来を受診するか，電話にて状況を相談すること，もしくは正式なカウンセリングを提案してもよい。また，なるべく家族や友人と過ごすことを勧めるべきである。
　不眠症を治療するには薬物療法を避けることが望ましく，認知行動療法を含んだ行動修正を中心にすべきである。具体的には，睡眠のときだけ寝室を使用し，入眠が難しいときには寝室から出て，睡眠衛生を改善し，ベッドで過ごす時間の制限を行うべきである。このような治療を行うことにより，最終的には薬物療法よりも持続した睡眠パターンの改善につながるであろう。
　もしこの戦略がうまくいかなかったら，もしくは患者がこの急性期の間は薬物療法を行いたいと強く望んだら，ベンゾジアゼピンやゾルピデムのような低用量の睡眠薬を短い期間処方するのは合理的である。ただし，高齢者における薬物療法では，鎮静がかかりすぎてしまうような副作用が起きやすいこともあり，注意を要する。

文献

1. Morin CM et al. Behavioral and pharmacological therapies for late-life insomnia: a randomized controlled trial. *JAMA*. 1999; 281(11): 991-999.
2. Jacobs GD et al. Cognitive behavior therapy and pharmacotherapy for insomnia: a randomized controlled trial and direct comparison. *Arch Intern Med*. 2004; 164(17): 1888-1896.
3. Sivertsen B et al. Cognitive behavioral therapy vs. zopiclone for treatment of chronic primary insomnia in older adults. *JAMA*. 2006; 295(24): 2851-2858.
4. McClusky HY et al. Efficacy of behavioral vs. triazolam treatment in persistent sleep-onset insomnia. *Am J Psychiatry*. 1991; 148(1): 121-126.
5. Morin CM et al. Cognitive behavioral therapy, singly and combined with medication, for

persistent insomnia: a randomized controlled trial. *JAMA*. 2009; 301(19): 2005.
6. Weich S et al. Effect of anxiolytic and hypnotic drug prescriptions on mortality hazards: retrospective cohort study. *BMJ*. 2014; 348: g1996.

高齢者に対する高血圧治療
HYVET 試験

Treatment of Hypertension in the Elderly

Kristopher Swiger

> 超高齢者に対する目標血圧 150/80 mmHg の到達を目指した高血圧治療は有益であり，脳卒中からの死亡，いかなる原因からの死亡，そして心不全のリスクを減少させる，というユニークな証拠を，我々の結果は示した。
> —— Beckett et al.[1]

研究課題：80 歳を超えた患者に対する高血圧治療は有益か[1]。

研究資金提供：寄付金による研究と福祉を目的とした組織である英国心臓基金 (British Heart Foundation)，そしてインダパミドの製薬メーカーである Servier グループ

研究開始：2000 年

研究発表：2008 年

研究実施場所：欧州，中国，オーストラリア，そしてチュニジアにおける 195 のセンター

研究対象：高血圧の既往があり，2 か月間すべての降圧薬服用を中止し，毎日プラセボ 1 錠を服用した 80 歳以上の患者。この試験導入期間に，もし患者が継続的に収縮期血圧 160〜190 mmHg かつ拡張期血圧＜110 mmHg を示した場合（研究開始時には，患者の拡張期血圧が 90 mmHg 以上であることもまた必要とした。しかし，この必要条件は研究の途中で緩和されることとなった。これは，収縮期高血圧のみの患者も研究対象とするためであった），患者は本研究に登録資格を有するものとした。

研究除外対象：研究対象薬に禁忌，あるいは「降圧薬で治療が必要な心不全」を有する患者。腎障害，基準値から外れた血清カリウム値，あるいは痛風，最近の出血性脳卒中や認知症といった他の症状を有する患者もまた，除外対象とした。二次性

高血圧をもつ患者もまた，除外された。

被験者数：3,845 人

研究概要：研究デザインの概要は，図 46.1 を参照。

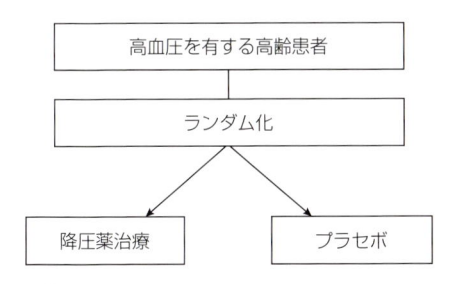

図 46.1　研究デザインの概要

介入内容：積極的治療群の患者には，インダパミド徐放薬 1.5 mg（サイアザイド系利尿薬）を開始し，担当医の裁量でペリンドプリル 2 mg あるいは 4 mg を追加し，血圧を 150/80 mmHg より下げることを目標とした。プラセボ群の患者には，降圧薬らしく見えるプラセボ錠が投与された。もし追加降圧薬が 3 か月以上用いられた場合，あるいは研究薬での最大限の治療にもかかわらず 2 回連続で来院時血圧が 220/110 mmHg を超えた場合，患者は本研究から除外された。

経過観察：中央値 1.8 年

エンドポイント（評価項目）：
　一次アウトカム：致死性あるいは非致死性脳卒中
　二次アウトカム：全死亡率，心血管死亡，そして致死性脳卒中

結果

- ベースラインの特徴は両群で同様で，平均年齢は 84 歳，被験者の 61% は女性であった。着座時のベースラインの平均血圧は 173/91 mmHg であった。
- 二度目の中間分析で積極的治療群での死亡ベネフィットが明白となったため，本試験は途中終了となった。
- 血圧は両群で低下したが，積極的治療群でより顕著であった。そして，積極的治療群でより多くの患者が目標血圧を達成した（＜150/80 mmHg，表 46.1）。
- 研究発表時，プラセボ群に比べ積極的治療群で脳卒中の発症は減少していたもの

の，有意ではなかった。しかし，2012年に発表されたアップデートした結果では，積極的治療群で脳卒中の有意な減少（致死性脳卒中で21%の減少）がみられた[2]（表46.1）。
- 全死亡率はプラセボ群に比べ，積極的治療群で32%低かった（表46.1）。
- カリウム値，尿酸値，血糖値，あるいはクレアチニン値で両群間に差はなかった。
- 重度の有害事象はプラセボ群でより多かった。そして，研究薬剤関連と分類されたイベント報告は5つのみであった（そのうち2つは，積極的治療群からである）。

表46.1　主要結果のまとめ

アウトカム	積極的治療	プラセボ	P値
着座時の血圧の低下平均	−29.5/12.9 mmHg	−14.5/6.8 mmHg	報告なし
目標血圧を達成した患者の割合（＜150/80 mmHg）	48.0%	19.9%	＜0.001
致死性，非致死性脳卒中の割合	1,000人-年あたり11.7例	1,000人-年あたり17.3例	0.04 [a]
全死亡率	1,000人-年あたり47.2例	1,000人-年あたり59.6例	0.02
致死性脳卒中の割合	1,000人-年あたり6.5例	1,000人-年あたり10.7例	0.046

[a] 致死性，非致死性脳卒中に対する数字は2012年に発表されたものである。オリジナルの研究が発表されている間，追加データが収集された。

批判と制限事項：本研究の対象者は一般人口の同年代と比べ，より健康的にみえる（心血管疾患の率が低い）。そのため，本結果は幅広い対象には当てはまらない可能性がある。加えて，有害事象が明らかには追跡あるいは報告されていない。たとえば，患者は来院時に着座時と起立時の血圧を測定し，起立性低血圧の有無を評価されている。が，起立性低血圧の発症数は報告されていない。これは高齢者に対する降圧薬治療の副作用としてよくあるものである。

関連研究と有用情報：
- 15,693人の患者を用いた8つの試験のメタ解析では，降圧薬治療を受けた収縮期血圧＞160 mmHgかつ60歳以上の患者の心血管罹患率と死亡率は，未治療のままの患者に比べて低下することが示された。最も多くのベネフィットがみられたのは，70歳以上の男性患者であった[3]。
- 2014年の，エビデンスに基づく成人患者の高血圧治療に対するガイドラインでは，60歳以上の患者に対する治療として，目標血圧を＜150/90 mmHgとした降

圧薬の使用を推奨している[4]。

要点と結果による影響：80 歳以上の患者への高血圧治療が全死亡率に対するベネフィットをもたらすことを，本研究は証明した。慎重なアプローチが必要ではあるが，注意深く選別した患者に対しては，高齢者の高血圧治療はベネフィットがリスクを上回るようである。

臨床症例　高齢者における高血圧

症例病歴：

前立腺肥大症と脂質異常症の既往のある 83 歳の男性が，ルーチンの経過観察のために来院した。以前の診察で，患者の血圧はおよそ 165/85 mmHg であった。現在，患者は降圧薬を飲んでおらず，その血圧は座位で 170/76 mmHg, 立位で 168/74 mmHg であった。

次のステップとして，あなたは患者に血圧計を購入し，自宅で 2 週間毎日血圧をチェックするように勧めた。その次の来院時に，彼は血圧の記録シートを見せてくれた。平均収縮期血圧は 170 mmHg, 平均拡張期血圧は 76 mmHg であった。本試験の結果に基づくと，この患者の高血圧の管理に対する次のベストステップは何か。

解答例：

この高齢患者は収縮期高血圧を有しており，本試験に登録した患者群と同様の条件である。最初のステップとして，体重減少，塩分制限，そして運動量の増加といったライフスタイルの改善をまずは勧めるとよいだろう。もし患者の血圧が十分に下がらない場合，降圧薬のリスクとベネフィットについて患者と話し合う必要がある。降圧薬には起立性低血圧，疲労感，そして電解質異常といった副作用が伴うことがあるものの，高齢者における高血圧治療が心血管イベントと死亡率を低下させることを質の高い研究が示したという点は，特に患者に説明すべきである。リスクとベネフィットに関して理解した後，患者が内科的治療を決めたのであれば，ガイドラインの推奨に基づいて，サイアザイド系利尿薬，アンジオテンシン変換酵素阻害薬，あるいはアンジオテンシン受容体拮抗薬などの開始を考慮する。高齢患者に対し降圧薬治療を開始する際には，起立性低血圧と電解質異常に対して，注意深いモニタリングが必要である。

文献

1. Beckett N et al. Treatment of hypertension in patients 80 years of age and older. *New Eng J Med.* 2008; 358: 1887-1898.
2. Beckett N et al. Immediate and late benefits of treating very elderly people with hypertension:

results from the active treatment extension to hypertension in the very elderly randomised controlled trial. *BMJ.* 2012; doi: 10: 1136/bmj.d7541.
3. Staessen JA et al. Risks of untreated and treated isolated systolic hypertension in the elderly: meta-analysis of outcome trials. *Lancet.* 2000; 355(9207): 865.
4. James PA et al. 2014 Evidence-Based Guideline for the Management of High Blood Pressure in Adults: Report From the panel members appointed to the Eighth Joint National Committee (JNC 8). *JAMA.* 2013;(epub ahead of print): doi: 10.1001/jama.2013.284427.

47 認知症患者に対する栄養チューブの使用

Use of Feeding Tubes in Patients with Dementia

Steven D. Hochman

認知症患者に対する栄養チューブの使用は生存率に対し治療効果がないことを，最近の研究は示した。

— Teno et al.[1]

研究課題：栄養摂取サポートが必要な認知症患者に対する経皮的内視鏡下胃瘻造設術(percutaneous endoscopic gastrostomy：PEG)による栄養チューブ挿入は，その生存率を改善するか[1]。

研究資金提供：米国国立衛生研究所(National Institutes of Health)の一部である，米国国立老化研究所(National Institute on Aging)

研究開始：1999 年

研究発表：2012 年

研究実施場所：米国の老人ホーム

研究対象：認知症の診断をもつ，老人ホームにおけるメディケア登録患者で，認知パフォーマンススケール(Cognitive Performance Scale：CPS)によって初めて食事摂取の問題を指摘された者。

CPS は，メディケアあるいはメディケイド公認の老人ホームにおけるすべての患者に対して行われている，〔最小基本データ(minimum data set)として〕検証されたスケールである。4 あるいは 5 から 6 への変化は，摂食に対し患者が手伝いを必要としていることを示している。CPS に基づいた適正基準を満たした場合に，患者は登録された。

本研究期間中，請求データ(claims data)とメディケアの最小基本データの情報に基づき，およそ 5％の患者が PEG チューブの挿入を受けた。PEG チューブの挿入を行うかどうかの決定は，患者，患者の家族，そしてケアチームの裁量によってなさ

れたため，この研究はランダム化されていない。

研究除外対象：昏睡状態の患者，登録前6か月間に栄養チューブの挿入が試みられた患者，あるいは適正基準を満たしてから2週間以内に死亡した患者

被験者数：36,492人。そのうち5.4%がPEGチューブの挿入を受けた。

研究概要：研究デザインの概要は，図47.1を参照。

```
        認知症があり，摂食の手伝いが必要な患者
           ↙                           ↘
  研究期間中にPEGチューブを      研究期間中にPEGチューブを
     挿入された患者               挿入されなかった患者
```

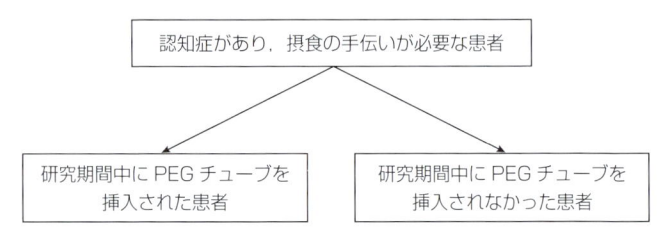

図 47.1　研究デザインの概要

介入内容：PEGチューブ挿入群の患者は，研究期間中にPEGチューブの挿入を受けた。一方，コントロール群の患者は受けなかった。両群の患者は1年間，あるいはメディケアのデータベースで死亡が確認されるまで経過観察された。

経過観察：1年間あるいは死亡，いずれか先に生じたほう

エンドポイント(評価項目)：研究登録日から死亡日までの日数として定義される生存期間。本結果を混乱させたであろうさまざまな因子に対して，生存期間には調整が加えられた。それらの因子としては，社会人口学的な特徴，アドバンス・ケア・プランニング(advanced care planning)，同時発症の内科診断および臨床的症状(たとえば，脱水症や感染症)，患者の機能状態，そして死亡率を予測する2つのスコア，などが含まれる。

結果

- 患者の平均年齢は85歳で，78%は女性であった。
- 栄養チューブはアフリカ系米国人あるいはヒスパニックの患者，およびアドバンス・ケア・プランニングの記載がない患者に挿入される傾向にあった。
- 栄養チューブを挿入された患者の平均生存期間は177日であり，栄養チューブ挿入の有無で，患者間の生存に有意な差は認めなかった(調整ハザード比1.03，

95%信頼区間0.94〜1.13）。
- 登録後4か月以内に栄養チューブ挿入を受けた患者群と登録後4か月以降に受けた患者群の間で，生存期間に差は認めなかった。

批判と制限事項：本研究はランダム化試験ではない。そして，混乱をもたらしうる因子に対しどれほど厳密な調整を試みたとしても，研究者がすべてを制御することはできなかったであろう。特に，栄養チューブを挿入された患者はされなかった患者に比べ，より重症だった可能性が高い。たとえ研究者が，両群間での罹患率の差に対し調整を加えたとしても。その結果として，PEGチューブ挿入のベネフィットが不明瞭になってしまった可能性はある。

関連研究と有用情報：
- 7つの観察研究からなるシステマティック・レビューでは，重度の認知症患者に対するPEGチューブ挿入の生存ベネフィットを示すことはできなかった[2]。
- 重度の認知症のある178人の患者を用いた観察研究では，人工栄養と人工的水分補給が開始された患者と，開始したものの中止となった患者の間に，不快感のレベルの差はなかった[3]。
- 重度認知症をもち，摂食の手伝いが必要な入院患者に対する分析では，PEGチューブの挿入が褥瘡のリスクを下げたり，すでにある褥瘡の改善に寄与することはなかった[4]。
- 認知症患者に対するPEGチューブ挿入の影響を評価した，いかなるランダム化試験も今のところ存在しない。
- 米国老年医学会（American Geriatrics Society）の重度認知症高齢患者に対する栄養チューブの使用に関する声明では，注意深く用手的に患者に摂食させることを推奨し，栄養チューブの使用を奨励していない[5]。

要点と結果による影響：摂食困難のある認知症患者に対するPEGチューブの挿入が，生存率の改善に寄与しないことを，本研究は示している。加えて，栄養チューブの挿入タイミングに関しても，それが摂食困難発症後，早かろうと遅かろうと，生存率に影響はなかった。本研究はランダム化されていないため，計測しえない混乱因子が栄養チューブ挿入のベネフィットを，不明瞭にしてしまった可能性はある。それでも，本研究とほかのいくつかの研究結果に基づき，米国老年医学会は現在，重度認知症のある高齢患者への栄養チューブの使用を推奨していない。

| 臨床症例 | 認知症患者に対する栄養チューブ |

症例病歴：

　Alzheimer病の既往のある85歳の男性が，増悪する日常生活の活動実施困難と短期記憶の減少のため，老人ホームへ入所となった．入所時には，患者は問題なく自分自身で食事がとれていた．入所後3か月で患者は体重が3.6 kg減り，自分自身で食べることができなくなってきた．しかし，まだ患者は自分自身のことを，時折助けを借りながらも行うことができている．本研究の結果に基づくと，この患者とその家族にどのような助言を与えるべきか．

解答例：

　多くの認知症患者と同様，本患者も摂食困難の悪化と，それに伴う体重減少を経験している．いまだ患者は自分自身で食事がとれており，認知パフォーマンススケールに基づくと，患者はまだ最も重度の認知症レベルには至っていない（そしてそのため，患者は本研究の参加基準に当てはまっていない）．だが，患者はすぐにそのステージに至る可能性がある．患者やその家族とケアのゴールを話し合う際には，現状で栄養チューブの挿入が生存率を高めることを示すデータは存在しないことを，彼らに示す必要がある．データ自体，完璧なものではないにしても．さらに，栄養チューブの挿入が，患者の快適さや他の健康アウトカムを改善しないことも他の研究で示されている．こういったデータから米国老年医学会のガイドラインは現在，本患者のような患者に対してPEGチューブの挿入を推奨していない．もし患者の摂食困難が進行してきた場合，この情報は，患者やその家族がPEGチューブの挿入を受けるべきかどうかを決定する，その一助となるはずである．

文献

1. Teno JM et al. Does feeding tube insertion and its timing improve survival? *J Am Geriatr Soc.* 2012; 60: 1918.
2. Sampson EL, Candy B, Jones L. Enteral tube feeding for older people with advanced dementia. *Cochrane Database Syst Rev.* 2009: CD007209.
3. Pasman HR et al. Discomfort in nursing home patients with severe dementia in whom artificial nutrition and hydration is forgone. *Arch Intern Med.* 2005; 165: 1729.
4. Teno JM et al. Feeding tubes and the prevention or healing of pressure ulcers. *Arch Intern Med.* 2012; 172: 697.
5. American Geriatrics Society Executive Committee. Feeding tubes in advanced dementia position statement. May 2013. http://www.americangeriatrics.org/files/documents/feeding.tubes.advanced.dementia.pdf

非小細胞肺がんに対する早期緩和医療

Early Palliative Care in Non-Small-Cell Lung Cancer

Michael E. Hochman

転移性非小細胞肺がん(non-small-cell lung cancer：NSCLC)に対する標準的な腫瘍治療と早期緩和医療の統合は，約2か月間の生存期間延長につながり，臨床的に有意な生活と気分の質の向上が得られた。

—— Temel et al.[1]

研究課題：転移性NSCLCの患者の生活の質(QOL)は，早期緩和医療により向上するのだろうか。また，早期緩和医療による生存期間への影響は何か[1]。

研究資金提供：米国臨床腫瘍学会(American Society of Clinical Oncology)のCareer Development Awardと，2つのがん財団法人

研究開始：2006年

研究発表：2010年

研究実施場所：米国の1大学関連病院

研究対象：外来通院中の患者で転移性NSCLCを8週間以内に診断された患者。さらに患者は，米国東海岸がん臨床試験グループ(Eastern Cooperative Oncology Group：ECOG)のパフォーマンスステータス(performance status：PS)が0，1もしくは2 (0＝無症状，1＝症状はあるが歩行可能，2＝症状があり1日のうちベッドで過ごす時間は＜50％)，である必要がある。

研究除外対象：すでに緩和医療を受けている患者

被験者数：151人

研究概要：臨床試験デザインの概要は，図 48.1 を参照。

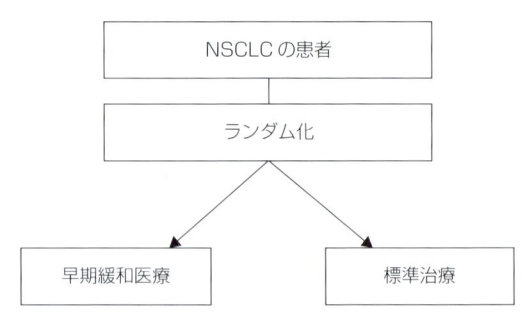

```
        ┌─────────────┐
        │  NSCLC の患者  │
        └──────┬──────┘
               │
        ┌──────▼──────┐
        │  ランダム化   │
        └──┬───────┬──┘
           │       │
    ┌──────▼──┐ ┌──▼──────┐
    │ 早期緩和医療 │ │  標準治療  │
    └─────────┘ └─────────┘
```

図 48.1　研究デザインの要約

介入内容：早期緩和医療群の患者は試験参加後 3 週間以内に緩和医療医もしくは看護師の診察を受け，その後は最低でも月に 1 回は診察を受けた。追加の緩和医療診察は必要に応じて行われた。緩和医療の診察は感情的症状と身体的症状に焦点を当てて評価を行い，診療の目標や医療連携の確立まで話し合われた。

標準治療群の患者は，患者，患者の家族もしくは腫瘍内科医が必要としたときのみ緩和医療の診察を受けた。

両群の患者とも研究期間中，標準的ながん治療を受けた。

経過観察：一次解析に 12 週，生存時間分析に 1 年

エンドポイント（評価項目）：

一次アウトカム：生活の質スコアのベースラインから 12 週経過後までの変化。生活の質スコアは FACT-L (Functional Assessment of Cancer Therapy-Lung) の項目の一部を使い評価された。項目には身体的健康感と機能的健康感 (functional well-being) が含まれ，「肺がんにみられる 7 つの特異的な症状」も合わせて評価された。

二次アウトカム：Hospital Anxiety and Depression scale と PHQ-9 (Patient Health Questionnaire-9) を用いて評価された抑うつ状態，医療資源の利用，心肺蘇生を希望するかどうかの記録，そして生存期間

結果

- 早期緩和医療群の患者は平均 4 回の診察を受けた。
- 標準治療群の 14% の患者は試験開始後 12 週間以内に緩和医療の診察を受けた。
- 早期緩和医療群のほうが標準治療群よりも，生活の質，抑うつ状態，生存期間延

長において，好ましい結果が得られた（表 48.1 参照）。

表 48.1 主要結果のまとめ

アウトカム	早期緩和医療群	標準治療群	P 値
生活の質スコアの変化[a]	+2.3	−2.3	0.04
抑うつ症状[b]	16%	38%	0.01
積極的な終末期医療[c]	33%	54%	0.05
心肺蘇生に関する記録	53%	28%	0.05
生存期間の中央値	11.6 か月	8.9 か月	0.02

[a] スコアは 0〜84 までの範囲で，高いスコアは生活の質がよいことを示している。ベースラインでは，早期緩和医療群の平均値が 56.2 で，標準治療群が 55.3 であった。
[b] Hospital Anxiety and Depression Scale にて評価。PHQ-9 による評価でも同様のパターンを示した。
[c] 研究者らは，死亡するまでの 14 日以内に化学療法を受けていたら，もしくはホスピスの診療を受けなかったら，またはホスピスに死亡する 3 日前以内に入所していたら，積極的な終末期医療を受けたと判断した。

批判と制限事項：早期緩和医療の効果が特定の介入から得られたものなのか，緩和医療チームからの追加診療時間とチームによる注意喚起により得られたものなのか，明確ではない。

関連研究と有用情報：
- 追跡の質的解析によると，介入群で行われた緩和医療は「症状とどう向き合うか，病気とのつき合い方，病気に対する理解を深める，予後についての理解」を強調していたことがわかった[2]。
- ENABLE（Educate Nuture Advise Before Life Ends）II 試験では，進行がんに対して緩和医療介入で生活や気分の質が改善されるが，症状の重さや入院・救急受診は減らなかったことが示された[3]。事後解析にて介入には生存期間に有意な効果がないことが示された（緩和医療群の生存期間中央値は 14 か月だったのに対し，標準治療群は 8.5 か月，$P=0.14$）[3]。ENABLE II 試験はほとんど電話による介入であった。
- 早期緩和医療による介入が効果的であるとするデータが多く出てきたため，最近，米国臨床腫瘍学会は転移性がんで症状が重い患者に関しては早期緩和医療による介入を推奨している[4]。

要点と結果による影響：NSCLC 診断後の緩和医療コンサルテーションでは，生活の質向上や抑うつ症状の改善などの効果のみならず，生存期間延長も認められた。

NSCLCやおそらくは他の進行がんに対する標準治療の一環として，早期緩和医療は導入されるべきである。

> ### 臨床症例　　早期緩和医療コンサルテーション
>
> **症例病歴：**
>
> 　74歳の女性が転移性卵巣がんの診断を受けた。彼女はがんセンターにあるあなたの外来を2週間後に受診した。治療方針に関する説明のほかに，あなたは緩和医療への受診も勧めるべきだろうか。
>
> **解答例：**
>
> 　この試験では，NSCLCの患者のみ対象であったが，進行がんの患者に対する緩和医療サービスが，生活の質の向上や，抑うつ症状の改善に効果的であることが示された。さらに，早期の緩和医療コンサルテーションにより生存期間延長も認められた。
>
> 　転移性卵巣がんは転移性NSCLCと同様，予後不良である。ステージⅢもしくはⅣの卵巣がんの5年生存率は50%以下である。転移性卵巣がん患者における早期緩和医療による効果は，良質なデザインの臨床試験で評価はされていないが，この臨床試験の結果を考慮に入れると，おそらくは早期緩和医療による介入は効果的であろうことが予想される。そのため，彼女の感情的症状と身体的症状の管理や現実的な治療目標を設定することを手伝ってくれる緩和医療の専門家に紹介することは正しいことだろう（注意すべきは緩和医療がホスピスとは違うということだ。ホスピスは終末期を対象としており，目標は生存期間を延長することではなく，苦しみのないようにすることである。緩和医療は重篤な病気を抱え，生存期間を延長する，もしくは完治を目指すために頻回に治療を受けている患者に対して生活の質を改善することである）。

文献

1. Temel JS et al. Early palliative care for patients with metastatic non-small-cell lung cancer. *N Engl J Med.* 2010; 363(8): 733-742.
2. Yoong J et al. Early palliative care in advanced lung cancer: a qualitative study. *JAMA Intern Med.* 2013; 173(4): 283-290.
3. Bakitas M et al. Effects of a palliative care intervention on clinical outcomes in patients with advanced cancer: the Project ENABLE II randomized controlled trial. *JAMA.* 2009; 302(7): 741-749.
4. Smith TJ et al. American Society of Clinical Oncology provisional clinical opinion: the integration of palliative care into standard oncology care. *J Clin Oncol.* 2012; 30(8): 880.

SECTION 11

メンタルヘルス

Mental Health

49 うつ病の初期治療
Initial Treatment of Depression

Michael E. Hochman

> うつ病の治療として薬物療法で治療しても精神療法にて治療しても回復する確率は同等であるが，精神療法では臨床的改善経過が緩慢となるだろう。
> —— Schulberg et al.[1]

研究課題：うつ病の治療として薬物療法と精神療法のどちらのほうが有効性は高いのだろうか。さらに，これらの治療はプライマリ・ケア医による通常の治療よりも優れているのだろうか[1]。

研究資金提供：米国国立精神衛生研究所（National Institute of Mental Health）

研究開始：1991 年

研究発表：1996 年

研究実施場所：ピッツバーグ大学（University of Pittsburgh）の関連施設である4つの外来クリニック

研究対象：18〜64 歳で DSM-Ⅲ-R[2] で大うつ病の診断基準を満たし，Hamilton Rating Scale-Depression（HRS-D）[3] で 17 のうち最低 13 スコアを満たす患者。これらは精神科医により判定された。
　HRS-D スケールを後述する。DSM-Ⅲ-R におけるうつ病の診断基準は DSM-Ⅳ の基準とほぼ同じであり，抑うつに加え，以下の症状が存在する：

- 興味喪失
- 食欲障害
- 睡眠障害
- 精神運動性の変化
- 気力の減退
- 罪責感
- 思考力や集中力の減退

- 死についての思考，自殺念慮

研究除外対象：他の内科・精神科疾患があり，ランダムに治療群に割り付けることができない患者。さらに，気分障害のために現在治療を受けている患者も除外された。

被験者数：276人

研究概要：臨床試験デザインの概要は，図49.1を参照。

```
          うつ病の患者
               │
           ランダム化
          ┌────┼────┐
          ↓    ↓    ↓
       薬物療法 精神療法 プライマリ・ケア医
                     による通常の治療
```

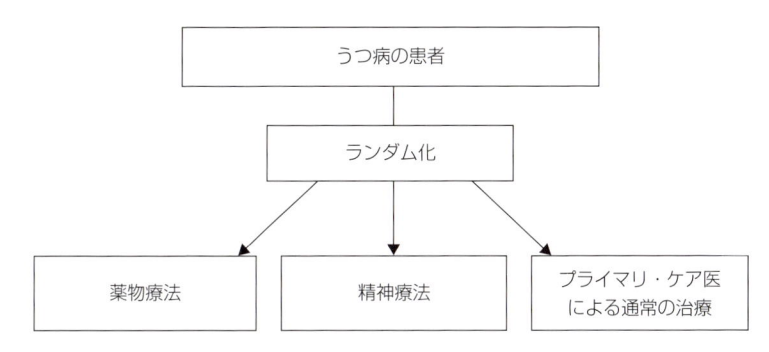

図49.1 研究デザインの概要

介入内容：薬物療法群に割り付けられた患者は，ノルトリプチリンが薬物療法のトレーニングを受けた家庭医もしくは一般内科医により投与された。各患者はかかりつけの外来クリニックで治療を受けたが，処方医は患者の主治医ではなかった。患者はノルトリプチリン25 mgから開始され，投与量調節のために週に1回もしくは2週に1回受診した。臨床的改善がみられ，ノルトリプチリンの治療血中濃度域(190～570 nmol/L)に入ったら，1か月に1回の受診ペースに変更され，変更からさらに6か月間受診した。

　精神療法群に割り付けられた患者は，精神科医もしくは臨床心理士による対人精神療法で治療を受けた。患者はかかりつけの外来クリニックにて週に1回，16週間に及ぶ治療を受け，さらに維持療法を月に1回，4か月間行った。

　プライマリ・ケア医による通常の治療群に割り付けられた患者は主治医がいつもしているように治療を受けた。

経過観察：8か月

エンドポイント(評価項目)：HRS-Dの平均値。さらに，HRS-Dスコアが7以下の患者をうつ病から「回復した」とみなし，その割合を算出した。

HRS-D はよく使用されるうつ病のスコアリング・システムであり，うつ症状の重症度を評価している。臨床医により行われる。20 以上で中等度以上のうつ病とみなされる。この研究では，最低でも HRS-D スコアが 13 以上あることが前提であり，試験参加前のベースラインの平均値は 23 であった。以下に，17 の評価項目の例を挙げる：

- 抑うつ気分
  0：なし
  1：質問をすればこのような気分を認める
  2：自然とこのような気分を言語的に口に出す
  3：口に出さずとも顔の表情，態度，声や泣いてしまうことなどで非言語的にこのような気分があることを伝えてくる
  4：伝えてくることは，自然と口に出す言語的コミュニケーションも非言語的コミュニケーションもほとんどこのような気分のことだけである

結果

- 研究に参加した患者の平均年齢は 38 歳であり，80%以上が女性であった。
- HRS-D スコアのベースラインの平均値は 23 であった。
- 薬物療法に割り付けられた患者の 33%が，精神療法の 42%が 8 か月間の治療を完了した。
- 通常の治療群では 63%の患者がなんらかの精神科療法で治療され，45%が試験開始から 2 か月以内に抗うつ薬の処方を受けた。
- ノルトリプチリンと精神療法は両方とも通常の治療よりも有効性が高かったが，ノルトリプチリンと精神療法の 2 群間では，うつ症状の有意差を認めなかった(表 49.1 参照)。
- ノルトリプチリンのほうが精神療法よりも改善が早かった (表 49.1 には記載されていない)。

表 49.1　主要結果のまとめ

アウトカム	ノルトリプチリン群	精神療法群	通常の治療群	有意差検定[a]
試験終了時のHRS-Dの平均値	9.0	9.3	13.1	ノルトリプチリンと精神療法は両方とも通常の治療よりも有効性が高かったが，ノルトリプチリンと精神療法の2群間では有意差を認めなかった
うつ病からの回復割合(HRS-D≦7)	48%	46%	18%	ノルトリプチリンと精神療法は両方とも通常の治療よりも有効性が高かったが，ノルトリプチリンと精神療法の2群間では有意差を認めなかった

[a] 実際のP値は報告されず。

批判と制限事項：通常の治療群に割り付けられていた患者を治療するプライマリ・ケア医のなかには，患者がうつ病と診断されたことをすぐには知らされなかった者もいた。これによって治療開始が遅れたかもしれず，通常の治療群のアウトカムが悪かった原因かもしれない。

うつ病の治療はこの試験が遂行されてから進化している。たとえば，うつ病治療の第1選択薬はノルトリプチリンではなく，副作用のより少ない選択的セロトニン再取り込み阻害薬(selective serotonin reuptake inhibitor：SSRI)である[4]。しかしながら，SSRIと精神療法を比較した最近の試験でも，この試験と同様の結果が報告されている[5,6]。

最後に，薬物療法群の33%，精神療法群の42%しか，8か月間のすべての治療を完遂できなかった。このことは，これらの治療法でもうつ病を治療することは難しいことを示している。

関連研究と有用情報：
- 抗うつ薬と精神療法を比較した他の試験でも，同様の結果を報告している[5-8]。
- いくつかの研究では，薬物療法と精神療法の組み合わせのほうが，どちらか1つの治療法のみよりもわずかに有効性が高いことを報告している。これは特に慢性の重症うつ病にて顕著であった[9]。
- 医療政策研究所(Agency for Health Care Policy and Research)のガイドラインでは，薬物療法もしくは精神療法のどちらも，軽度から中等度のうつ病治療を開始するのに適していると結論づけている。しかしながら，重症うつ病の患者は治療薬の投与を受けるべきであるとしている[10]。

要点と結果による影響：プライマリ・ケアにおけるうつ病の患者では，初期治療として薬物療法（ノルトリプチリン）でも精神療法でも同等の有効性を認めるが，症状の改善は薬物療法のほうがわずかに早かった。この試験で使用された薬物療法と精神療法のプロトコルはプライマリ・ケア医による通常の治療よりも優れていた。このことにより，うつ病の治療が標準化される必要があることが浮き彫りとなっている。

臨床症例　うつ病の初期治療

症例病歴：

52歳の女性が，ここ2か月間，「気分が落ち込む」ということであなたのプライマリ・ケア・クリニックに来院した。彼女は人生のストレスが自分を非常にイラつかせているという。彼女は以前にも抑うつ気分があったようだが，このために医者にかかろうと思ったのは初めてである。あまり睡眠がとれていないこと，気力が出ないこと，そして罪責感や不適切感を頻繁に感じている。食欲，精神運動性の変化，集中力に問題なく，自殺念慮や死についての反復思考などは認めない。

この試験の結果を踏まえて，この患者にはどのような治療の選択肢があるのだろうか。

解答例：

この試験では，精神療法と薬物療法は両方ともうつ病の初期治療として同等に有効であることを示したが，薬物療法のほうが，臨床的改善が早いようである。

症例の患者は軽度のうつ病の症状を呈している。質の高い精神療法を受けることができることが前提ではあるが，精神療法でも治療できるし，薬物療法（副作用を考慮すると，SSRIを使用することになるだろう）でも治療できる。患者に治療の選択肢を提示して，どちらで治療を受けたいか希望を聞くべきである。

文献

1. Schulberg HC et al. Treating major depression in primary care practice. *Arch Gen Psychiatry*. 1996; 53: 913-919.
2. American Psychiatric Association. *Diagnostic and statistical manual of mental disorders,* Third Edition, Revised. Washington, DC: Author, 1987.
3. Hamilton M. A rating scale for depression. *J Neurol Neurosurg Psychiatry*. 1960; 23: 56-62.
4. Mulrow CD et al. Efficacy of newer medications for treating depression in primary care patients. *Am J Med.* 2000; 108(1): 54.
5. Chilvers C et al. Antidepressant drugs and generic counseling for treatment of major depression in primary care: randomized trial with patient preference arms. *BMJ.* 2001; 322: 1-5.

6. DeRubeis RJ et al. Cognitive therapy vs. medications in the treatment of moderate to severe depression. *Arch Gen Psychiatry.* 2005; 62: 409-416.
7. Schulberg HC et al. The effectiveness of psychotherapy in treating depressive disorders in primary care practice: clinical and cost perspectives. *Gen Hosp Psychiatry.* 2002; 24(4): 203.
8. Cuijpers P et al. The efficacy of psychotherapy in treating depressive and anxiety disorders: a meta-analysis of direct comparisons. *World Psychiatry.* 2013 June; 12(2): 137-148.
9. Pampallona S et al. Combined pharmacotherapy and psychological treatment for depression: a systematic review. *Arch Gen Psychiatry.* 2004; 61(7): 714.
10. Depression Guideline Panel. *Depression in primary care: treatment of major depression: clinical practice guideline.* US Dept. of Health and Human Services, Public Health Service, Agency for Health Care Policy and Research. AHCPR publication 93-0551, Rockville, MD 1993.

アルコール離脱症状に対する症状に応じた治療 vs. 既定量治療

Symptom-Triggered versus Fixed-Dose Therapy for Alcohol Withdrawal

Kristopher Swiger

> アルコール離脱症状を発症した患者に対する，ベンゾジアゼピンを用いた症状に応じた治療は，治療期間とベンゾジアゼピン投与量の両方を減少させ，さらに離脱症状に対する標準的な既定スケジュール治療とほぼ同等の効果を示した。
>
> —— Saitz et al.[1]

研究課題：アルコール離脱症状を有する患者に対し，ベンゾジアゼピン投与はその所見と症状に基づいて行うべきか，あるいはあらかじめ設定した投与量とスケジュールで行うべきか[1]。

研究資金提供：本研究で使用されたクロルジアゼポキシドを供給する Roche 研究所

研究開始：1992 年

研究発表：1994 年

研究実施場所：米国におけるアルコール解毒ユニット 1 か所

研究対象：アルコール離脱症状に対する治療のために，米国退役軍人病院アルコール解毒ユニット(Veterans Affairs Medical Center Alcohol Detoxification Unit)に入院したアルコール関連疾患(alcohol use disorder)の患者

研究除外対象：「入院を必要とする急性内科疾患あるいは精神科疾患を伴う」患者，痙攣の既往のある患者，服用のできない患者。「麻薬製剤，ベンゾジアゼピン，バルビツール，クロニジン，あるいは β 遮断薬を現在使用中，あるいは離脱中」の患者もまた，除外対象とした。

被験者数：101 人

研究概要：研究デザインの概要は，図 50.1 を参照。

```
アルコール離脱症状を有する患者
           │
        ランダム化
         ↙     ↘
   症状に応じた治療   既定スケジュール治療
```

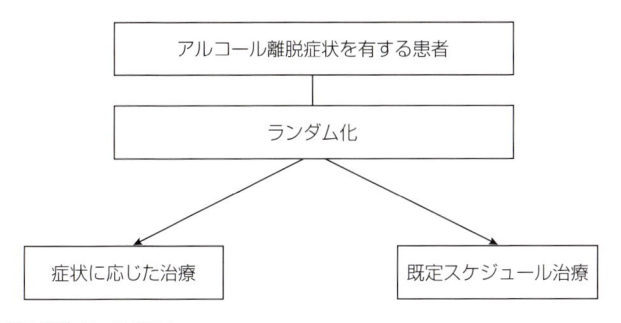

図 50.1　研究デザインの概要

介入内容：両群の患者は入院時とその後 8 時間ごとに，アルコール離脱症状の重症度の評価を受けた。患者はまた，ベンゾジアゼピン投与の 1 時間後にも評価された。評価は CIWA-Ar スケール（Clinical Institute Withdrawal Assessment for Alcohol, revised scale）を用いて行われ，そのスコアは 0 ～ 67 であった（BOX 50.1）。

BOX 50.1　CIWA-Ar スケール

以下のそれぞれの項目を，0 ～ 7 でスコアリングする（0 は何もない場合，7 は最も重度の場合）。
- 嘔気と嘔吐
- 自律神経亢進状態（頻脈や発汗）
- 不安状態
- 興奮状態
- 振戦
- 頭痛
- 聴覚異常
- 視覚異常
- 触覚異常
- 意識（0 ～ 4 のスケールで評価し，0 は見当識のある状態，4 は完全に見当識がない状態）

それぞれのスコアを合計し，全体のスコアを算出する。

既定スケジュール群の患者は，その CIWA-Ar スコアにかかわらず，入院後から「6 時間おきに 12 回のクロルジアゼポキシドを投与された (50 mg を 4 回投与の後，25 mg を 8 回投与)」。もし患者が傾眠，もしくは薬を拒んだ場合，既定スケジュール量は投与されなかった。加えて，CIWA-Ar スコアが 8 以上の患者に対しては，25〜100 mg (投与量は担当看護師の裁量で決定) の範囲でクロルジアゼポキシドの追加投与が行われた。既定スケジュール量が終了し，患者の CIWA-Ar スコアが投薬なしで 8 未満になるまで，本プロトコルを継続した。

　症状に応じた治療群の患者は，CIWA-Ar スコアが 8 以上の場合にのみクロルジアゼポキシドが与えられた。同様に，その投与量は 25〜100 mg で，担当看護師の裁量で決定した。CIWA-Ar スコアが投薬なしでも 8 未満になるまで，本プロトコルを継続した。

経過観察：退院後 30 日

エンドポイント(評価項目)：
　一次アウトカム：入院から最後のベンゾジアゼピン投与までの期間，さらに投与されたベンゾジアゼピンの総量
　二次アウトカム：症状に応じて投与されたベンゾジアゼピンの回数とその総量(中央値)，アルコール離脱症状の重症度，AMA (against medical advice)[*1]で病院を去った患者の割合，幻覚，痙攣，あるいは振戦せん妄 (delirium tremens) の発症の複合，そしてリハビリ，再入院，経過観察のコンプライアンスの割合

結果

- 薬剤治療期間とベンゾジアゼピンの量は，既定スケジュール群に比べ症状に応じた治療群でより低かった(表 50.1)。
- 症状に応じて投与した回数と，それらで投与されたベンゾジアゼピンの総量の中央値は，両群で同様であった(表 50.1)。
- AMA で病院を去った患者数，あるいは痙攣，幻覚，振戦せん妄の発症に，両群間で差はなかった。
- 両群の患者の 30 日以内のアルコール離脱症状による再入院は，ほぼ同様であった。そして，退院後のリハビリ施設への入所あるいは外来治療へのコンプライアンス維持も，ほぼ同様であった。

---

*1 訳者注 ── 医師のアドバイスに反すること。

表50.1 主要結果のまとめ

結果	症状に応じた治療群	既定スケジュール群	P値
治療期間(中央値)	9時間	68時間	<0.001
ベンゾジアゼピン総量(中央値)	100 mg	425 mg	<0.001
症状に応じた投与回数(中央値)	2	2	有意差なし[a]
症状に応じた総投与量(中央値)	100 mg	163 mg	有意差なし[a]
最も高いCIWA-Arスコア(平均)	11	11	0.73

[a] どちらのケースでも $P > 0.05$ ではあったが，実際の P 値は報告されていない。

批判と制限事項：本研究では，現在痙攣を有する，あるいは過去に痙攣の既往のある患者，内科あるいは精神科疾患を合併している患者，そして他の麻薬や薬を使用中の患者，あるいは離脱しようとしている患者が除外された。これは，結果の一般化を制限するであろう。特に，過去もしくは現在痙攣をもつ患者では，少なくとも1回のベンゾジアゼピンのスケジュール投与は有効かもしれない。これは痙攣再発の予防になるためだ[2]。

さらに，本研究は特別な訓練を受けた看護師が働くアルコール解毒ユニットにおいて行われており，これは本アプローチが他の条件にも当てはまるかどうかという問いを投げかける。最後に，本研究はパワー不足であり，AMAによる患者の離院や経過観察のコンプライアンスといった，いくつかの二次アウトカムでの違いをはっきりとは示せなかった。

関連研究と有用情報：
- 救急科[3]，内科病棟[4]，そしてアルコール治療ユニット[5]で行われたほかのいくつかの研究では，本研究と同様の結果が示された。
- 米国薬物依存症会議(American Society of Addiction Medicine)のガイドラインは，アルコール離脱症状に対し，ベンゾジアゼピンの症状に応じた使用を推奨している[6]。

要点と結果による影響：アルコール離脱症状を有する患者に対し，症状に応じた治療は既定スケジュール治療と同等な効果をもち，さらにより短い治療期間とより少ないベンゾジアゼピン総量で治療可能であった。症状の報告が可能な患者で，かつ離脱の所見と症状を継続して評価しうるユニットでケアされる患者にのみ，これ

らの結果はその適応が可能となるかもしれない．仮にそうだとしても，症状に応じたベンゾジアゼピン治療はアルコール離脱症状を有する患者に対し，現在推奨される戦略である．

> **臨床症例　アルコール離脱症状**
>
> **症例病歴：**
>
> 　慢性閉塞性肺疾患（chronic obstructive pulmonary disease：COPD），重度のアルコール関連疾患，そしてアルコール離脱症状の既往歴のある 54 歳の男性が，COPD 増悪のため来院した．最初の診察では，患者は 2 L 鼻カニューレで楽に呼吸をしており，喘鳴もわずかであった．患者は最後のアルコール摂取が入院 24 時間前であると言っており，「震え」や「不安症」が始まってきていると心配している．患者は，アルコール離脱症状が始まっていると疑われる．
>
> 　本研究の結果に基づくと，この患者の離脱症状に対する最も適切な戦略は何か．
>
> **解答例：**
>
> 　症状に応じたベンゾジアゼピン治療が既定スケジュール治療と同等な効果があり，そしてより短い治療期間と少ないベンゾジアゼピン量で治療可能となることを，本研究は示した．この患者は，本研究に含まれた患者の典型例である．そのため，理想的にはアルコール離脱症状に関する十分なトレーニングを受けたスタッフが働く環境で，既定スケジュール治療よりもむしろ，症状に応じた治療で患者を治療することが好ましい．

文献

1. Saitz R et al. Individualized treatment for alcohol withdrawal: a randomized double-blind controlled trial. *JAMA*. 1994; 272: 519.
2. D'Onofrio G et al. Lorazepam for the prevention of recurrent seizures related to alcohol. *N Engl J Med*. 1999; 340(12): 915-919.
3. Cassidy EM et al. Symptom-triggered benzodiazepine therapy for alcohol withdrawal syndrome in the emergency department: a comparison with the standard fixed dose benzodiazepine regimen. *Emerg Med J*. 2012; 29: 802.
4. Jaeger TM, Lohr RH, Pankratz VS. Symptom-triggered therapy for alcohol withdrawal syndrome in medical inpatients. *Mayo Clin Proc*. 2001; 76: 695.
5. Daeppen JB et al. Symptom-triggered vs fixed-schedule doses of benzodiazepine for alcohol withdrawal: a randomized treatment trial. *Arch Intern Med*. 2002; 162: 1117.
6. Mayo-Smith MF. Pharmacologic management of alcohol withdrawal. A meta-analysis and evidence-based practice guideline. American Society of Addiction Medicine Working Group on Pharmacologic Management of Alcohol Withdrawal. *JAMA*. 1997; 278(2): 144-151.

索引

和文索引

あ
アスピリン 14, 151
　——による心血管疾患の一次予防 11
アテローム硬化性
　——腎血管病変 88
　——腎動脈狭窄 88
アドバンス・ケア・プランニング 238
アフリカ系米国人の末期心不全 175
アムロジピン 141
アモキシシリン 120
アルコール
　——関連疾患 252
　——離脱症状 252
アルコール性肝硬変 107
アルドステロン拮抗薬 172
アルブミン 104
アンジオテンシン変換酵素(ACE)阻害薬 58, 141, 170
　——耐性 91
安定冠動脈疾患 150

い
異常Q波 155
イソソルビド-5-一硝酸塩 109
イマチニブ 69
医療関連肺炎による低酸素性呼吸不全 189
医療政策研究所のガイドライン 249
インスリン 40, 50, 187
インダパミド 232
インターフェロンα治療 69

う
ウェザビー・ヘルスケア蘇生学研究助成金 208
うっ血性心不全(CHF) 135
うつ病 246

え
英国医学研究審議会 47, 88
英国国民保健サービスのスコットランド行政保健省科学技術部 80
英国心臓基金 155, 232
英国腎臓研究慈善団体 88
栄養チューブの使用，認知症患者に対する 237
腋窩膿腫 117
エストロゲン 18
　——–プロゲスチン 16
エナラプリル 177
エプレレノン 172
エポエチンアルファ 93
エリスロマイシン 116

お
欧州ガイドライン 162
欧州集中治療研究ネットワーク 213
欧州臨床腫瘍学会の診療ガイドライン 62
欧州連合(EU) 26
欧米コンセンサス会議におけるALI/ARDSの定義 200
オーストラリア国立保健医療研究審議会 186

か
拡張期血圧 8
拡張性心不全 172
下大静脈フィルター 64
活動性がん患者の症候性静脈血栓塞栓症 60
カナダ医学研究審議会 190
カナダ健康福祉協会 119
カナダ保健研究所 150, 186
化膿性皮膚感染 114
カプトプリル 165
カルシウム拮抗薬 141, 146
換気／血流シンチグラフィー 65
間欠的強制換気(IMV) 221, 222
間欠的自発呼吸トライアル 222

257

肝硬変　104, 108
関節リウマチ　80
完全血液学的寛解　70
冠動脈疾患(CHD)　135
冠動脈バイパス(CABG)　181

き
気管内挿管　195, 198
救援治療　108
休止期間　205
急性呼吸促迫症候群(ARDS)　200
急性肺障害(ALI)　200
急速な肺水腫　91
境界型糖尿病　4
胸部X線　204
虚血型心筋症　173
起立性低血圧　234
金属ステント(BMS)　152
金チオリンゴ酸ナトリウム　81

く
空腹時血糖値　40
駆出率　160
果物・野菜食　7
グリピジド　41
グリベンクラミド　41
クリンダマイシン　116
クレアチニン値　106
クロピドグレル　151
クロルジアゼポキシド　254
クロルプロパミド　41

け
経頸静脈肝内門脈体循環シャント術(TIPS)　108
経口
　——　prednisone　120
　——　テオフィリン　120
経直腸的超音波ガイド下生検　27
経直腸的超音波検査　27
経皮的冠動脈インターベンション(PCI)　150, 181
経皮的内視鏡下胃瘻造設術(PEG)　237
血圧管理
　——,2型糖尿病患者　55

血液学的反応　70
結合型ウマエストロゲン　17
血行再建術　88
血漿レニン活性　106
血栓　67
血中尿素窒素(BUN)値　105
血糖管理
　——,1型糖尿病患者　50
　——,2型糖尿病患者　46

こ
抗環状シトルリン化ペプチド抗体陽性　83
高感度C反応性タンパク(CRP)　130
抗凝固薬　60
抗虚血薬　151
抗菌薬　119
　——　感受性試験　115
高血圧　6
　——　改善の食事アプローチ　6
　——　の第1選択薬　140
　——　前段階　7
高血圧治療
　——,2型糖尿病患者　40
　——,超高齢者　232
恒常的エストロゲン刺激療法　18
行動介入　8
高比重リポタンパク(HDL)値　140, 151
抗不整脈薬　146
高齢者の不眠症　226
抗レトロウイルス薬
　——,HIV感染者に対する　123
　——　療法(ART)　123
呼気終末陽圧(呼吸)(PEEP)　202, 221
呼吸性アシドーシス　198, 199
国際抗ウイルス学会米国委員会の2014年のガイドライン　126
国際標準化比(INR)　61, 112
国際腹膜透析学会(ISPD)　98
コクラン共同計画　21
コクランレビュー　21
骨浸食所見　83
骨髄穿刺　70
骨折の予防　16
コントロール食　7
コンビネーション食　7

コンピュータ断層撮影(CT)　219

さ
サイアザイド系利尿薬　140, 233
細菌遺伝学的
　──試験　115
　──反応　70
最小基本データ(minimum data set)　237
在宅酸素治療　120
再発性静脈血栓塞栓症予防　60
左室機能障害, 心筋梗塞後　165
左室駆出率(LVEF)　165, 170
サブグループ解析　161, 166, 167, 191, 214
サルブタモール　120

し
シクロスポリン　81
磁気共鳴画像(MRI)　74, 219
糸球体濾過量(GFR)　98
子宮摘出術　16
ジゴキシン　146
シタラビン　71
市中感染　115
疾患活動性スコア(DAS)　80
自発呼吸トライアル　221, 222
収縮期血圧　8, 55
収縮性心不全　172
重症心不全　170
重症敗血症　208
集中治療室(ICU)　186, 190, 209
　──の入院期間　217
重度左室機能障害　160
出血リスク　14
腫瘤　33
昇圧薬　214
症候性静脈血栓塞栓症, 活動性がん患者　60
硝酸イソソルビド　175
上部消化管出血　11
静脈血栓塞栓症　18
静脈造影法　64
静脈瘤出血　108
食事アプローチ, 高血圧改善　6
ショック　213
心筋梗塞　160, 180
　──後の左室機能障害　165

　──リスク　11
神経根障害　74
心血管イベント予防　14
心血管疾患
　──の一次予防, アスピリンによる　11
　──予防　16
　──リスク　14
心原性ショック　180
人工呼吸器の離脱戦略　221
心室造影法, 放射性ヌクレオチドによる　165
心室壁　181
振戦せん妄　254
心臓除細動器植え込み　160
心臓性胸痛疑い　155
腎代替療法　94
診断的腹腔穿刺　107
腎動脈画像検査　88
シンバスタチン　135
深部静脈血栓症(DVT)　64
心房細動　145

す
スイス医療委員会　24
推定糸球体濾過量(eGFR)　89, 93
スカンジナビア・シンバスタチン・サバイバル研究(4S)　135
ステージ1高血圧症　7
ステロイド注射　83
スピロノラクトン　170
スペイン保健研究基金　104
スルファメトキサゾール・トリメトプリム　116, 120
スルホニル尿素薬　40

せ
生活習慣改善　2
　──強化プログラム　3
正球性正色素性貧血　96
積極的な監視　29
赤血球増血剤(ESA)　96
赤血球輸血　190
絶食時脂質パネル　138
セフォタキシム　105
全身性炎症反応症候群(SIRS)の基準　208

選択的セロトニン再取り込み阻害薬(SSRI)
　　246
全米総合がん情報ネットワークのガイドライン
　　71
前立腺がん　28
　　── スクリーニング　26
前立腺生検　27
前立腺特異抗原(PSA)　26

そ

挿管の基準　197
早期腎疾患　58
早期目標指向型治療(EGDT)　209
層別解析　137
ゾルピデム　229

た

第1選択薬, 高血圧　140
大動脈内バルーンパンピング(IABP)　180
濁音界の移動　107
多形核白血球数　104
多剤病態修飾性抗リウマチ薬　80
　　── 療法プロトコル　81
ダサチニブ　71
ダルテパリン　60
単純X線検査　74
単方向胸部X線写真　32

ち

中心静脈圧(CVP)　209
中性脂肪　151
中度アルブミン尿　58
超高齢者の高血圧治療　232
直腸指診　27
治療抵抗性
　　── 高血圧　91
　　── 心不全　91
鎮静薬の中断　217

て

低換気性脳症　196
低血糖　186
低酸素症　196
低酸素性呼吸不全, 医療関連肺炎による　189
低線量CT　32

── スクリーニング　32
低比重リポタンパク(LDL)値　130, 151
低分子ヘパリン　60, 65
低用量アルドステロン拮抗薬　173
テトラサイクリン　116
典型的なアメリカンダイエット　7

と

透析導入　98
糖尿病合併症　40
糖尿病関連微小血管障害　4
糖尿病性ケトアシドーシス　53, 186
糖尿病への介入と合併症に関する疫学(EDIC)　52
糖尿病網膜症早期治療研究スケール　51
糖尿病予防プログラム　2, 4
ドキシサイクリン　120
特発性細菌性腹膜炎(SBP)　104
ドパミン　213

な

ナースプラクティショナー　120
軟部組織感染　114

に

乳がん　63
乳がんスクリーニング, マンモグラフィーによる　21
乳がんスクリーニングガイドライン
　　──, 米国がん協会(ACS)　24
　　──, 米国予防医学専門委員会(USPSTF)　24
乳頭筋断裂　181
ニュージーランド保健研究審議会　186
ニューヨーク心臓協会(NYHA)の心機能分類クラス　160, 170, 175
尿量　209
ニロチニブ　71
認知症　237
　　── 患者に対する栄養チューブの使用　237
認知パフォーマンススケール(CPS)　237

の

脳症スコア　197

脳卒中リスク　11
ノルアドレナリン　213
ノルトリプチリン　247

は

肺がんのスクリーニング　32
敗血症性ショック　194, 208
肺塞栓症予防　64
発がん性融合タンパク　69
白血病リンパ腫協会　69
鼻カニューレ　196
パフォーマンスステータス(PS)　69
　——, 米国東海岸がん臨床試験グループ　61, 241
板状硬　107
反跳痛　107

ひ

非 ST 上昇型心筋梗塞(NSTEMI)　155, 168
微小血管合併症　50
非小細胞肺がん(NSCLC)　241
非侵襲的人工呼吸管理　195
非侵襲的陽圧換気(NPPV)　196
非石灰化結節　33
非選択的β遮断薬　109
ヒト免疫不全ウイルス(HIV)　123
ヒドララジン　175
ヒドロキシクロロキン　81
費用対効果分析　4
ビリルビン値　106
貧血, 慢性腎障害からなる　93

ふ

不安定狭心症(UA)　155
フィラデルフィア染色体　69
　—— 陽性細胞　70
不整脈　214
　—— リスク　213
部分血液学的寛解　70
プラトー圧　202
フランス健康保険基金　64
フランス厚生労働省　64
フルオロキノロン系　116
プレッシャーサポート　196
　—— 換気　222

プレドニゾロン　81
プロゲスチン　18
プロポフォール　218
分子標的治療　71

へ

ベアステント　111
平均動脈圧(MAP)　209, 213
閉経後
　—— 女性　16
　—— ホルモン療法　16
米国医療研究・品質調査機構(AHRQ)　74, 123
米国インディアン医療サービス局(IHS)　2
米国がん協会(ACS)の乳がんスクリーニングガイドライン　24
米国感染症学会の臨床ガイドライン　117
米国肝臓病学会のガイドライン　106, 111
米国胸部疾患学会のガイドライン　67
米国膠原病学会ガイドライン　83
米国国立衛生研究所(NIH)　2, 11, 40, 55, 123
米国国立がん研究所(NCI)　11, 32, 69
米国国立関節炎・骨格筋・皮膚疾患研究所(NIAMS)　74
米国国立眼病研究所　50
米国国立心肺血液研究所(NHLBI)　6, 11, 16, 46, 50, 55140, 145, 200
米国国立精神衛生研究所　226, 246
米国国立糖尿病・消化器・腎疾病研究所　50
米国疾病管理予防センター(CDC)　2, 114, 132
米国集中治療医学会
　—— 2012年の敗血症に対するガイドライン　215
　—— Surviving Sepsis ガイドライン　188
　—— ガイドライン　207, 219
米国循環器学会(ACC)／米国心臓協会(AHA)
　—— 2013年のガイドライン　183
　—— ガイドライン　132, 138, 173, 177, 183
米国循環器学会(ACC)／米国心臓協会(AHA)／不整脈学会(HRS)ガイドライン　147, 162
米国食品医薬品局(FDA)　160

261

米国心臓協会(AHA)　14
米国腎臓財団の2004年のガイドライン　91
米国退役軍人省　150
　──糖尿病試験(VADT)　48
米国退役軍人病院アルコール解毒ユニット　252
米国退役軍人リサーチサービス　221
米国糖尿病学会　2, 53, 188
米国内科学会のガイドライン　29
米国肺スクリーニング試験(NLST)　32
米国東海岸がん臨床試験グループのパフォーマンスステータス(PS)　61, 241
米国放射線学会　207
米国薬物依存症会議のガイドライン　255
米国予防医学専門委員会(USPSTF)　14, 35
　──2012年のガイドライン　29
　──ガイドライン　19
　──乳がんスクリーニングガイドライン　24
米国臨床試験センター　2
米国臨床腫瘍学会
　──Career Development Award　241
　──診療ガイドライン　62
米国臨床内分泌学会　188
米国老年医学会の声明　239
ヘモグロビン(Hb) A1c　40, 46, 52, 55
ペリンドプリル　233
ベンゾジアゼピン　217, 252
ヘンリーフォード・ヘルスシステム研究資金　208

ほ
包括的疾患活動評価　80
放射性ヌクレオチドによる心室造影法　165
放射線療法　29
ボリュームコントロール換気　201
ホルモン併用療法　16, 18

ま
マイノリティヘルスリサーチオフィス　6
末期心不全, アフリカ系米国人　175
慢性骨髄性白血病(CML)　69
慢性腎障害からなる貧血　93
慢性腎臓病　98
慢性閉塞性肺疾患(COPD)　119, 195

マンモグラフィーによる乳がんスクリーニング　21

み
ミダゾラム　218
未分画ヘパリン　65

め
メチシリン感受性黄色ブドウ球菌(MSSA)　115
メチシリン耐性黄色ブドウ球菌(MRSA)　114
メトトレキサート　81
メトホルミン　2, 41, 58
メドロキシプロゲステロン酢酸エステル　17

も
モルヒネ　218
門脈圧較差　109

や
薬剤溶出性ステント(DES)　152
薬物療法＋内視鏡的バンド結紮術　108

よ
腰椎穿刺　219
腰痛　74
予防
　──, 骨折　16
　──, 心血管イベント　14
　──, 心血管疾患　11, 16

ら・り
ライプチヒ大学　180

リウマチ因子　83
リシノプリル　141, 151
リズムコントロール(洞調律維持)　145
リファンピシン　116
両側びまん性の肺胞浸潤影　203
臨床ガイドライン
　──, 米国感染症学会　117

れ・ろ・わ
レートコントロール(心拍数調節)　145
レフルノミド　81

レンサ球菌種　115

ロサルタン　151
ロスバスタチン　130

ワルファリン　60, 65, 146

数字

1型糖尿病患者　50
　── の血糖管理　50
1秒量(FEV$_1$)　119
2型糖尿病　2, 58
2型糖尿病患者　55
　── 血圧管理　55
　── 血糖管理　46
　── 高血糖治療　40
23項目修正 Roland-Morris 腰痛障害スケール　75
2012 Kidney Disease Improving Global Outcomes ガイドライン　96
2012年の Surviving Sepsis Campaign ガイドライン　202
2012年のベルリン分類　200
2014年のエビデンスに基づいた成人における高血圧治療のガイドライン　57, 143, 234

ギリシャ文字

β 遮断薬　146, 172

欧文索引

A

ACCOMPLISH（Avoiding Cardiovascular events through Combination Therapy in Patients Living with Systolic Hypertension）試験　142
ACCORD（Action to Control Cardiovascular Risk in Diabetes）試験　46
ACCORD-BP 試験　55
acenocoumarol　65
active surveillance　29
acute lung injury（ALI）　200
acute respiratory distress syndrome（ARDS）　200
ADVANCE（Action in Diabetes and Vascular Disease: Preterax and Diamicron Modified Release Controlled Evaluation）試験　48
advanced care planning　238
AFFIRM（Atrial Fibrillation Follow-up Investigation of Rhythm Management）試験　145
Agency for Health Care Policy and Research のガイドライン　249
Agency for Healthcare Research and Quality（AHRQ）　74, 123
alcohol use disorder　252
ALI/ARDS の定義
 ──, American-European Consensus Conference における　200
ALLHAT 試験（Antihypertensive and Lipid-lowering treatment to prevent Heart Attack Trial）　140
Alzheimer 病　240
AMA（against medical advice）　254
American Association for the Study of Liver Diseases のガイドライン　106, 111
American Association of Clinical Endocrinologists　188
American Cancer Society の乳がんスクリーニングガイドライン　24
American College of Cardiology（ACA）/American Heart Association（AHA）のガイドライン　132, 138, 173, 177, 183
American College of Cardiology（ACC）/American Heart Association（AHA）/Heart Rhythm Society（HRS）ガイドライン　147, 162
American College of Chest Physician のガイドライン　67
American College of Physicians のガイドライン　29
American College of Radiology　207
American College of Rheumatology ガイドライン　83
American Diabetes Association　2, 53, 188
American Geriatrics Society の声明　239
American Heart Association（AHA）　14
American Society of Addiction Medicine のガイドライン　255
American Society of Clinical Oncology
 ── Career Development Award　241
 ── 診療ガイドライン　62
American-European Consensus Conference における ALI/ARDS の定義　200
angiotensin-converting enzyme（ACE）阻害薬　58, 141, 170
 ── 耐性　91
Anthonisen 定義　120
anti-CCP 抗体陽性　83
antiretroviral therapy（ART）　123
APACHE（acute physiology and chronic health evaluation）スコア　188
ARDSNet 試験　200
Assessment of Quality of Life（AQoL）　100
Assistance Publique-Hôpitaux de Paris　204
ASTRAL（Angioplasty and Stenting for Renal Artery Lesions）試験　88
AstraZeneca 社　130
Australian National Health and Medical Research Council　186
Aventis Pharma 社　155

B

bare metal stent（BMS）　152
BARI-2D（Bypass Angioplasty Revascularization Investigation 2 Diabetes）試験　152
Bayer 社　190

BCL-ABL 69
Beckman Coulter 社 26
behavioral intervention 8
blood urea nitrogen (BUN) 値 105
Bristol-Myers Squibb 社 2, 165
British Heart Foundation 155, 232

C

CABG Patch 試験 (Coronary Artery Bypass Graft Patch Trial) 162
Canadian Institutes of Health Research 150, 186
Canadian 試験 22
Career Development Award
——, American Society of Clinical Oncology 241
CD4 値 123
Centers for Disease Control and Prevention (CDC) 2, 114, 132
central venous pressure (CVP) 209
charity Kidney Research UK 88
Chief Scientist's Office of the Scottish Executive Health Department, an agency within the United Kingdom's National Health Service 80
Child-Pugh 分類クラス 108
chlorthalidone 141
chronic myeloid leukemia (CML) 69
chronic obstructive pulmonary disease (COPD) 119, 195
CIWA-Ar スケール (Clinical Institute Withdrawal Assessment for Alcohol, revised scale) 253
CLOT (Comparison of Low-Molecular-Weight Heparin versus Oral Anticoagulant Therapy for the Prevention of Recurrent Venous Thromboembolism in Patients with Cancer) 試験 60
Cockcroft-Gault 式 98
Cognitive Performance Scale (CPS) 237
complete response 70
computed tomography (CT) 219
congestive heart failure (CHF) 135
CORAL (Cardiovascular Outcomes in Renal Atherosclerotic Lesions) 試験 91
coronary artery bypass grafting (CABG) 181
coronary heart disease (CHD) 135
COURAGE (Clinical Outcomes Utilizing Revascularization and Aggressive Drug Evaluation) 試験 150
C-reactive protein (CRP) 130
creatinine (Cr) 値 106

D

DCCT 試験 (Diabetes Control and Complications Trial) 50
deep vein thrombosis (DVT) 64
delirium tremens 254
Department of Veterans Affairs 150
Deyo-Diehl
—— Patient Satisfaction Questionnaire 75
Diabetes Prevention Program 4
Dietary Approaches to Stop Hypertension (DASH) 6
——食 7
disease activity score (DAS) 80
disease-modifying antirheumatic drug (DMARD) 療法プロトコル 81
drug-eluting stent (DES) 152
DSM (Diagnostic and Statistical Manual of Mental Disorders)-III-R 246

E

early goal-directed therapy (EGDT) 209
Early Treatment of Diabetic Retinopathy Study scale 51
Eastern Cooperative Oncology Group の performance status (PS) 61, 241
EMPHASIS-HF 試験 (Eplerenone in Mild Patients Hospitalization and Survival Study in Heart Failure) 172
ENABLE (Educate Nuture Advise Before Life Ends) II 試験 243
EPHESUS 試験 (Eplerenone Post-Acute Myocardial Infarction Heart Failure Efficacy and Survival Study) 172
Epidemiology of Diabetes Interventions and Complications (EDIT) 52

e-PTFE（extended polytetrafluoroethylene）
　　包括ステント　108
erythrocyte-stimulating agent（ESA）　96
estimated glomerular filtration rate（eGFR）
　　89, 93
Europe Against Cancer　26
European Critical Care Research Network
　　213
European guidelines　162
European Randomized Study of Screening
　　for Prostate Cancer（ERSPC）　26
European Society for Medical Oncology の診
　　療ガイドライン　62
European Union（EU）　26

F

FACT-L（Functional Assessment of Cancer
　　Therapy-Lung）　242
flash pulmonary edema　91
Food and Drug Administration（FDA）　160
forced expiratory volume in 1 second（FEV$_1$）
　　119
French Health Insurance Fund　64
French Ministry of Health　64

G

G.D. Searle & Company 社　170
General Clinical Research Center Program
　　2
Gleason 分類　28
global assessment of disease activity　80
Global Initiative for Chronic Obstructive
　　Lung Disease（GOLD）　121, 198
glomerular filtration rate（GFR）　98
Göteborg 試験　22
Guidant 社　160

H

Hamilton Rating Scale-Depression（HRS-D）
　　246
HbA1c　40, 46, 52, 55
Health and Welfare Canada　119
Health Insurance Plan 試験　22
Health Research Council of New Zealand
　　186

Henry Ford Health Systems Fund for Re-
　　search　208
HERS 試験（Heart and Estrogen/Progestin
　　Replacement Study）　18
high-density lipoprotein（HDL）値　140, 151
Hospital Anxiety and Depression scale　242
HPTN（HIV Prevention Trials Network）052
　　試験　126
human immunodeficiency virus（HIV）　123
　　── 感染者に対する抗レトロウイルス薬
　　123
HYVET試験（Hypertension in the Very Elder-
　　ly Trial）　230

I

IABP-SHOCK II（Intraaortic Balloon Pump
　　in Cardiogenic Shock II）試験　180
IDEAL（Initiating Dialysis Early and Late）試
　　験　98
Indian Health Service（IHS）　2
Infectious Diseases Society of America の臨
　　床ガイドライン　117
intensive care unit（ICU）　186, 190, 209
　　── の入院期間　217
intention-to-treat 分析　90, 182
intermittent mandatory ventilation（IMV）
　　221
International Antiviral Society-USA Panel
　　── 2014 年のガイドライン　126
international normalized ratio（INR）　61,
　　112
International Society for Peritoneal Dialysis
　　（ISPD）　98
interval cancers　34
intra-aortic balloon pumping（IABP）　180
IRIS 試験（International Randomized Study
　　of Interferon and STI571）　71

J

Johnson&Johnson 社　93
JUPITER（Justification for the Use of Statins
　　in Prevention: an Intervention Trial Eval-
　　uating Rosuvastatin）試験　130

K

Kidney Disease：Improving Global Outcomes 2012 Clinical Practice Guideline　100
Killip 分類　166

L

left ventricular ejection fraction(LVEF)　165
Leukemia and Lymphoma Society　69
low-density lipoprotein(LDL)値　130, 151

M

MADIT 試験(Multicenter Automatic Defibrillator Implantation Trial：MADIT Ⅰ)　162
magnetic resonance imaging(MRI)　74, 219
Malmö 試験　22
Maquet Cardiopulmonary 社　180
MDRD(Modification of Diet in Renal Disease)計算式　93
mean arterial pressure(MAP)　209, 213
Medical Outcomes Study 36-Item Short Form Survey(SF-36)　75
Medical Research Council of Canada　190
Medical Research Council of the United Kingdom　40, 88
Medtronic 社　88
Merck Research Laboratories 社　135
methicillin-resistant *S. aureus*(MRSA)　114
methicillin-susceptible *S. aureus*(MSSA)　115
microvascular complication　50
MUSTT 試験(Multicenter Unsustained Tachycardia Trial)　162

N

NA-ACCORD(North American AIDS Cohort Collaboration on Research and Design)試験　123
National Cancer Institute(NCI)　11, 32, 69
National Comprehensive Cancer Network の ガイドライン　71
National Eye Institute　50
National Heart, Lung, and Blood Institute (NHLBI)　6, 11, 16, 46, 50, 55, 140, 145, 200
National Institute of Arthritis and Musculoskeletal and Skin Diseases(NIAMS)　74
National Institute of Diabetes and Digestive and Kidney Diseases　50
National Institute of Mental Health　226, 246
National Institutes of Health(NIH)　2, 11, 40, 55, 123
National Kidney Foundation の 2004 年のガイドライン　91
New York Heart Association(NYHA)の心機能分類クラス　160, 170, 175
NICE-SUGAR(Normoglycemia in Intensive Care Evaluation-Survival Using Glucose Algorithm Regulation)研究　186
NitroMed 社　175
NLST 試験(National Lung Screening Trial)　32
noninvasive positive-pressure ventilation (NPPV)　196
non-small-cell lung cancer(NSCLC)　241
non-ST-elevation myocardial infarction (NSTEMI)　155
Normal Hematocrit 試験　95
Novartis 社　69

O・P

Office of Research on Minority Health　6

Parke-Davis 社　2
partial response　70
percutaneous coronary intervention(PCI)　150, 181
percutaneous endoscopic gastrostomy(PEG)　237
performance status(PS)　69
──, Eastern Cooperative Oncology Group　61, 241
per-protocol 分析　90, 182
Pharmacia 社　60
PHQ-9(Patient Health Questionnaire-9)　242

Physicians' Health Study 11
ponatinib 71
positive end-expiratory pressure(PEEP) 202, 221
prehypertension 7
PREMIER 試験 8
Prinzmetal 狭心症 135
Procrit® 93
prostate-specific antigen(PSA) 26

Q・R

QRS 間隔 161

RALES 試験(Randomized Aldactone Evaluation Study) 170
rescue therapy 108
response 70
Rhône-Poulenc 社 64
RITA3(Randomized Intervention Trial of unstable Angina)試験 155
Roche 研究所 252
Roland-Morris Back Pain Disability Scale 75

S

salvage therapy 111
SAVE 試験(Survival and Ventricular Enlargement Trial) 165
SCD-HeFT 試験(Sudden Cardiac Death in Heart Failure Trial) 162
segment elevation myocardial infarction(STEMI) 182
selective serotonin reuptake inhibitor(SSRI) 246
Servier グループ 232
SMART(Strategies for Management of Antiretroviral Therapy)試験 126
Society of Critical Care Medicine
—— 2012 年の敗血症に対するガイドライン 215
—— Surviving Sepsis ガイドライン 188
—— ガイドライン 207, 219
Spanish Health Research Fund 104
spontaneous bacterial peritonitis(SBP) 104
stage I hypertension 7

START(Strategic Timing of Antiretroviral Treatment) 128
STI571 69
STICH(Surgical Treatment for Ischemic Heart Failure)試験 152
Stockholm 試験 22
ST 合剤 116, 120
ST 上昇型心筋梗塞(STEMI) 182
sulfasalazine 81
Surviving Sepsis ガイドライン
——, Society of Critical Care Medicine 188
Swiss Medical Board 24
systemic inflammatory response syndrome(SIRS)の基準 208

T

Teleflex Medical 社 180
temazepam 226
Therapy in Patients Living with Systolic Hypertension)試験 142
TICORA(Tight Control for Rheumatoid Arthritis)研究 80
transjugular intrahepatic portosystemic shunt(TIPS) 108
TRICC(Transfusion Requirements in Critical Care)試験 190
TRISS 試験(Transfusion Requirements in Septic Shock) 194
Two-County 試験 22
typical American diet 7

U

UKPDS 試験(United Kingdom Prospective Diabetes Study) 40
United Kingdom age 試験 22
United States Preventive Services Task Force(USPSTF) 14, 35
—— 2012 年のガイドライン 29
—— ガイドライン 19
—— 乳がんスクリーニングガイドライン 24
unstable angina(UA) 155

V

Veteran's Affairs Diabetes Trial(VADT)　48
Veterans Affairs Medical Center Alcohol
　Detoxification Unit　252
Veterans Affairs Research Service　221
V-HeFT II (Vasodilator Heart Failure Trial)
　試験　177

W

washout period　204
Weatherby Healthcare Resuscitation
　Fellowship　208
W. L. Gore & Associates 社　108
Women's Health Initiative(WHI)　16
Women's Health Study　11

■表紙・扉装丁・イラスト：ソルティフロッグ デザインスタジオ（サトウヒロシ）

医師として知らなければ恥ずかしい50の臨床研究
内科医編

定価：本体3,500円＋税

2016年4月8日発行　第1版第1刷 ©

編　者　クリストファー J. スウィーガー
　　　　ジョシュア R. トーマス
　　　　マイケル E. ホックマン
　　　　スティーブン D. ホックマン

訳　者　石山　貴章・谷口　俊文
　　　　（いしやま　たかあき）（たにぐち　としぶみ）

発行者　株式会社 メディカル・サイエンス・インターナショナル
　　　　代表取締役　若松　博
　　　　東京都文京区本郷1-28-36
　　　　郵便番号 113-0033　電話(03)5804-6050

印刷：日本制作センター

ISBN 978-4-89592-848-9　C 3047

本書の複製権・翻訳権・上映権・譲渡権・公衆送信権（送信可能化権を含む）は（株）メディカル・サイエンス・インターナショナルが保有します。
本書を無断で複製する行為（複写，スキャン，デジタルデータ化など）は，「私的使用のための複製」など著作権法上の限られた例外を除き禁じられています。大学，病院，診療所，企業などにおいて，業務上使用する目的（診療，研究活動を含む）で上記の行為を行うことは，その使用範囲が内部的であっても，私的使用には該当せず，違法です。また私的使用に該当する場合であっても，代行業者等の第三者に依頼して上記の行為を行うことは違法となります。

JCOPY 〈(社)出版者著作権管理機構 委託出版物〉
本書の無断複写は著作権法上での例外を除き禁じられています。
複写される場合は，そのつど事前に，(社)出版者著作権管理機構（電話 03-3513-6969, FAX 03-3513-6979, info@jcopy.or.jp）の許諾を得てください。